TABLEAUX SYNOPTIQUES VILLERO

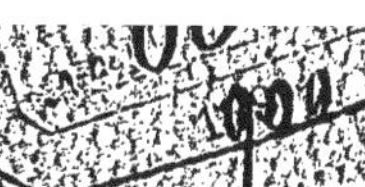

Dr LAVARÈDE

Tableaux Synoptiques de Médecine Opératoire

J.B. BAILLIÈRE & FILS

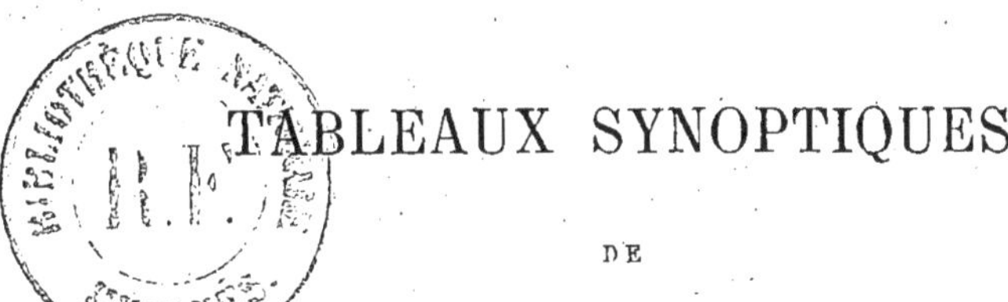

TABLEAUX SYNOPTIQUES

DE

MÉDECINE OPÉRATOIRE

LA MÉDECINE EN TABLEAUX SYNOPTIQUES

A L'USAGE DES ÉTUDIANTS ET DES PRATICIENS

COLLECTION VILLEROY

EN VENTE :

Tableaux synoptiques de Pathologie interne, par le Dr VILLEROY. *2e édition revue et corrigée.* 1899, 1 vol. in-8, 224 pages, cartonné.......... 5 fr.
Tableaux synoptiques de Pathologie externe, par le Dr VILLEROY, *2e édition revue et corrigée.* 1899, 1 vol. in-8, 200 pages, cartonné.......... 5 fr.
Tableaux synoptiques de Thérapeutique descriptive et clinique, par le Dr Henri DURAND. 1899, 1 vol. in-8, 200 pages, cartonné.......... 5 fr.
Tableaux synoptiques de Diagnostic sémiologique et différentiel, par le Dr COUTANCE. 1899, 1 vol. in-8, 200 pages, cartonné.......... 5 fr.
Tableaux synoptiques de Pathologie générale, par le Dr COUTANCE. 1899, 1 vol. in-8, 200 pages, cartonné.......... 5 fr.
Tableaux synoptiques de Symptomatologie clinique et thérapeutique, par le Dr M. GAUTIER. 1900, 1 vol. in-8, 200 pages, cartonné.......... 5 fr.
Tableaux synoptiques de Médecine opératoire, par le Dr LAVARÈDE. 1900, 1 vol. in-8 avec 150 figures, cartonné.......... 5 fr.
Tableaux synoptiques d'Hygiène, par le Dr REILLE. 1900, 1 vol. in-8. 200 pages, cart... 5 fr.

EN PRÉPARATION :

Tableaux synoptiques de Médecine légale et de Toxicologie. 1 vol. in-8, 200 p. cart.
Tableaux synoptiques d'Obstétrique. 1 vol. in-8 avec 300 figures, cartonné.
Tableaux synoptiques d'Anatomie, par le Dr BOUTIGNY. 2 vol. in-8 de 200 pages chacun, cart.

LIBRAIRIE J.-B. BAILLIÈRE ET FILS

BERNARD (Claude) et HUETTE. — **Précis iconographique de médecine opératoire et d'anatomie chirurgicale.** 1 vol. in-18 jésus de 495 pages, avec 113 planches, fig. noires. Cartonné.......... 24 fr.
BOUGLÉ et CAVASSE. — **Le premier Livre de médecine.** Manuel de propédeutique, pour le stage hospitalier, par J. BOUGLÉ, chirurgien des hôpitaux, et A. CAVASSE, interne des hôpitaux. 1897, 1 vol. in-18, 978 p. avec 97 fig., reliure peau pleine souple, tête dorée.......... 12 fr.
CHAUVEL. — **Précis d'opérations de chirurgie**, par J. CHAUVEL, professeur de médecine opératoire à l'École du Val-de-Grâce, *3e édition*, augmentée de notions sur l'*Antisepsie chirurgicale*. 1891, 1 vol. in-18, 850 p., 350 figures, cart.......... 9 fr.
CHEVALIER (Edg.). — **Chirurgie des voies urinaires.** 1899, 1 vol. in-18, 300 pages et 40 fig., cartonné.......... 5 fr.
CHRÉTIEN (H.). — **Nouveaux éléments de médecine opératoire.** 1 vol. in-18, de 528 p., avec 184 figures.......... 6 fig.
DECAYE. — **Précis de thérapeutique chirurgicale et de petite chirurgie**, *2e édition*, 1893, 1 vol. in-18 de 636 p., cart.......... 8 fr.
Encyclopédie internationale de chirurgie, par DUPLAY, GOSSELIN, VERNEUIL, BOUILLY, P. SEGOND, ED. SCHWARTZ, G. MARCHAND, PICQUÉ, OLLIER, PONCET, JEANNEL, 7 v. gr. in-8, comprenant 6.000 p. à 2 col., avec 2.768 figures.......... 122 fr. 50
GAUJOT (G.) et SPILLMANN (E.). — **Arsenal de la Chirurgie contemporaine**, 2 vol. in-8 de chacun 800 pages, avec 1.855 figures.......... 32 fr.
GLANTENAY. — **Chirurgie des centres nerveux**, par le Dr GLANTENAY, chirurgien des hôpitaux de Paris. 1897, 1 vol. in-16 de 300 pages, avec 30 figures, cart.......... 5 fr.
GROSS (F.), ROHMER, VAUTRIN et ANDRÉ. — **Nouveaux Éléments de pathologie et de clinique chirurgicales**, par F. GROSS, ROHMER, VAUTRIN et P. ANDRÉ. *Nouvelle édition*, 1900, 4 volumes in-8, de 800 pages, reliure maroquin souple, tranche dorée.......... 60 fr.
GUILLEMAIN. — **La pratique des opérations nouvelles en chirurgie.** 1895, 1 vol. in-16 de 334 pages, avec 37 fig., cartonné.......... 5 fr.
GUYON. — **Éléments de Chirurgie clinique.** 1 vol. in-8 de 672 pages, avec 63 figures. 12 fr.
LE BEC (Ed.). — **Précis de Médecine opératoire.** Aide-mémoire de l'élève et du praticien. 1 vol. in-18, avec 410 figures.......... 6 fr.
LE DENTU et DELBET. — **Traité de Chirurgie clinique et opératoire**, publié sous la direction de A. LE DENTU, professeur à la Faculté de médecine de Paris, chirurgien de l'hôpital Necker, et PIERRE DELBET, professeur agrégé à la Faculté de médecine de Paris, 10 volumes in-8 de 800 à 1.000 pages, illustrés de figures. Prix de chaque volume.......... 12 fr.
LEFERT (Paul). — **Aide-mémoire de Médecine opératoire.** 1893, 1 vol. in-18, cart.... 3 fr.
ZUCKERKHANDL et MOUCHET. — **Atlas-manuel de Chirurgie opératoire.** *Édition française* par ALB. MOUCHET. Préface par le Dr QUÉNU, professeur agrégé à la Faculté de médecine de Paris, *2e édition*, 1900, 1 vol. in-18, 265 fig. et 24 pl. col., relié en maroquin souple, tête dorée... 16 fr.

6548-99. — CORBEIL. Imprimerie ÉD. CRÉTÉ.

LA MEDECINE EN TABLEAUX SYNOPTIQUES

COLLECTION VILLEROY

TABLEAUX SYNOPTIQUES
DE
MÉDECINE OPÉRATOIRE

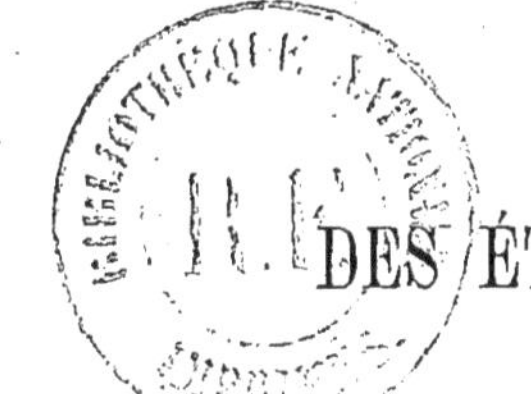

A L'USAGE

DES ÉTUDIANTS ET DES PRATICIENS

PAR

Le Docteur LAVARÈDE

ANCIEN INTERNE DES HÔPITAUX

Avec 150 figures dessinées par G. Devy, d'après les croquis de l'auteur.

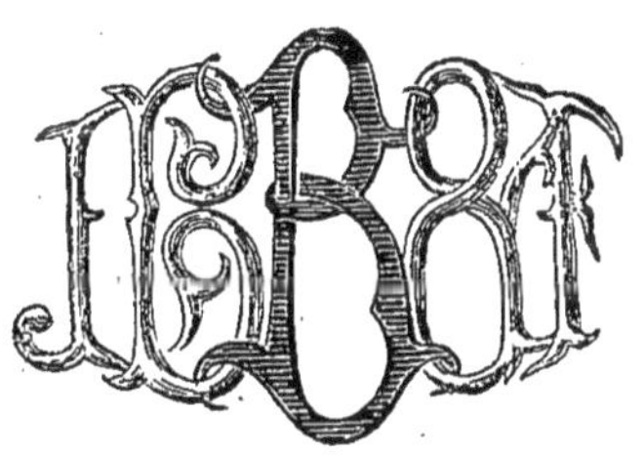

PARIS

LIBRAIRIE J.-B. BAILLIÈRE ET FILS

19, rue Hautefeuille, près du boulevard Saint-Germain

1900

AVANT-PROPOS

Ces *Tableaux synoptiques de médecine opératoire* sont calqués sur le même modèle que les précédents volumes de la *collection Villeroy*.

Nous avons voulu faire œuvre de vulgarisation et nous nous sommes adressé aux classiques. Nous avons suivi leur plan et les procédés qu'ont préconisés les maîtres de la médecine opératoire en France : Velpeau, Sédillot, Malgaigne, A. Guérin, Marcellin Duval, Chauvel, Chrétien, Farabeuf, Terrier, Hartmann. Parmi la foule des procédés, nous avons choisi celui que la clinique montre le meilleur, celui qu'on exige dans les examens.

Le style est simple et clair. Il est débarrassé des longueurs, des descriptions trop complexes et il dit tout ce qu'il faut savoir et faire dans la forme la plus précise et la plus concise possible.

Les figures sont intercalées dans le texte : nous avons cherché à les rendre démonstratives. Elles seront utiles, car le tracé d'un lambeau, par exemple, se comprend plus facilement et se fixe mieux dans la mémoire, par la vue d'un dessin que par la lecture d'une description.

Nous étudierons d'abord les *ligatures artérielles*.

Les notions anatomiques qui commencent chaque article sont importantes à connaître, car elles montrent où est l'artère à lier, quels tissus la couvrent, quels organes il faut éviter de léser ; le membre est mis ensuite en position ; les points de repère sont fixés ; à leur aide, on dessine la ligne d'incision et l'opération commence.

La pratique des *amputations* exige des notions anatomiques précises de la région à opérer, soit dans la contiguïté, soit dans la continuité du membre. Le membre, l'opérateur, les aides sont en position ; le choix du procédé est guidé par la connaissance des services qu'on exigera du moignon ; les points de repère étant établis, on mesure et on marque au crayon le contour du ou des lambeaux ; puis l'opération proprement dite commence.

Pour les *résections*, la ligne de conduite est la même.

Une large place est donnée aux opérations qui se pratiquent sur les tissus et les organes : pour certaines, nous avons eu recours aux classiques ; pour les conquêtes les plus récentes de la chirurgie, au livre si complet, si clair de M. Guillemain (1).

Cette partie sera utile, nous l'espérons, à l'élève qui voudra comprendre et suivre avec fruit les différents temps de l'opération qu'il voit pratiquer à l'hôpital ; au praticien qui aura à pratiquer lui-même quelques-uns de ces actes chirurgicaux et voudra se remettre en mémoire les règles opératoires qui les régissent ; au praticien enfin qui, ayant quitté l'école, voudra se tenir au courant des progrès de la chirurgie contemporaine.

La seule lecture de la table montrera que les questions traitées ainsi sont nombreuses et pleines d'intérêt.

(1) Guillemain, *La pratique des opérations nouvelles en chirurgie.*

Septembre 1899.

Dr Lavarède.

TABLEAUX SYNOPTIQUES
DE
MÉDECINE OPÉRATOIRE

I

LIGATURES ARTÉRIELLES

I. LIGATURES EN GÉNÉRAL

DÉFINITION.......
- On entend par **ligature**......
  - 1° **L'opération**.. — Qui a pour but de placer un lien (soie, catgut) sur une artère, pour y interrompre la circulation sanguine.
  - 2° Ce lien lui-même.
- Cette ligature porte sur le vaisseau......
  - 1. **Sectionné**.... — A la surface d'une plaie.
  - 2. **Intact**....... — Non sectionné, dans sa continuité.

1. — LIGATURE A LA SURFACE D'UNE PLAIE.

SIÈGE............... — Elle se pratique.
- 1. **A la surface d'une incision.**
- 2. **A la surface d'un moignon.**

PROCÉDÉS........
- 1° **Ligature immédiate** (portant sur le vaisseau seul)....
  - 1. Pincement du vaisseau par la pince à forcipressure la pince étant laissée en place.
  - 2. Application sur l'artère, attirée par la pince, d'un lien........
    - 1. Soie.
    - 2. Catgut.
  - 3. Torsion du vaisseau pincé, la couche élastique artérielle se recroqueville et ferme la lumière du vaisseau.
- 2° **Ligature médiate** (portant sur le vaisseau et les parties molles voisines)..........
  - 1. Pincement du vaisseau et des parties molles voisines par la pince laissée en place.
  - 2. Emploi d'un lien passé dans les parties molles l'aide d'une aiguille courbe de préférence.

II. — LIGATURE DANS LA CONTINUITÉ DU VAISSEAU.

POUR LA PRATIQUER.

Il faut
- 1° Un matériel instrumental.
- 2° Des notions anatomiques précises.
- 3° Une mise en position commode pour l'opérateur, le sujet et l'aide.
- 4° Des points de repère ou une ligne d'opération qui servent de guide.
- 5° L'opération proprement dite.......... — Qui comprend elle-même plusieurs temps..
  1. Découverte du paquet vasculo-nerveux.
  2. Recherche du paquet.
  3. Reconnaissance de l'artère.
  4. Isolement de l'artère.
  5. Constriction de l'artère.

INSTRUMENTS...

- 1° Un bistouri droit.
- 2° Deux crochets écarteurs..... — Mousses, recourbés à leurs extrémités et assez larges.
- 3° Une pince à dissection.
- 4° Une sonde cannelée..... — Assez forte, à extrémité mousse et rigide.
- 5° Une aiguille de Cooper ou une aiguille à ligature...... — A petite courbure, montée sur une pince porte-aiguille.
- 6° Des fils de soie ou de catgut........
  1. Rendus aseptiques.
  2. De volume proportionné à celui de l'artère.
  3. Ils peuvent être abandonnés dans la plaie.
  4. Les fils de soie restent et sont tolérés s'il n'y a pas de suppuration.
  5. Les fils de catgut se résorbent et disparaissent.

ANATOMIE.

- 1° Position de l'artère.
- 2° Trajet, situation de l'artère....... — Par rapport aux os, muscles, aponévroses, dont l'ensemble constitue à chaque artère une sorte de tunnel qu'elle habite.
- 3° Rapports avec des nerfs et des veines surtout...
  1. Les nerfs sont en général plus superficiels que l'artère.
  2. Les veines sont au nombre de 2 pour chaque artère, sauf les artères volumineuses : sous-clavière, axillaire, iliaque, fémorale, poplitée.
  3. Les 2 veines satellites des moyennes ou petites artères sont situées par rapport à l'artère..........
     1. En dedans et en dehors .... — Là où les muscles se superposent d'avant en arrière (par exemple mollet, avant-bras).
     2. En avant et en arrière .... — Là où les muscles se juxtaposent transversalement (par exemple face antéro-externe de la jambe).
- 4° Branches collatérales. — Dont les points d'origine précisent le lieu où portera le lien : la ligature doit porter à une distance suffisante de ces collatérales pour que le caillot obstructeur puisse se former.

POSITION.........

- 1° Opérateur... | Variable avec chaque artère.
- 2° Aide......... | En face de l'opérateur.
- 3° Sujet ....
  1. La peau, les muscles sont tendus pour l'incision.
  2. La peau et les muscles relâchés pour la recherche de l'artère.

P. DE REPÈRE...

Ce sont des détails anatomiques servant de guides pour arriver sur l'artère.
- 1° Reliefs et dépressions musculaires perceptibles à l'œil, au palper.
- 2° Saillies osseuses.
- 3° Battements artériels.

L. D'INCISION.....

1. Déterminée à l'aide des points de repère superficiels.
2. Tracée sur la peau par l'encre, la teinture d'iode, le crayon d'aniline.
3. Elle indique le trajet de l'artère dans la profondeur.

OPÉRATION PROPREMENT DITE.

Elle comprend plusieurs temps :

- **I. Découverte du paquet vasculo-nerveux...**
  - **1° Incision de la peau seule..**
    1. Faite d'un seul coup.
    2. En évitant les queues d'incision.
    3. La main gauche fixant les téguments.
    4. La droite tenant le bistouri comme un couteau de table, quelquefois comme une plume à écrire.
  - **2° Incision du tissu cellulaire.......** — Elle doit être prudente, surtout s'il est épais.
  - **3° Discision à la sonde cannelée...** — Épargner et rejeter de côté les veines, nerfs, artères superficielles, normales ou anormales.
  - **4° Mise à nu de l'aponévrose** — Chercher les points de repère profonds à travers elle, par la vue, le palper, le toucher.
  - **5° Incision de l'aponévrose**
    1. *Au bistouri*, s'il n'y a pas d'organes importants au-dessous.
    2. *Sur la sonde cannelée*, dans le cas contraire........
       1. Boutonnière aponévrotique au bistouri.
       2. Glissement de la sonde sous l'aponévrose.
       3. Issue du bec au bout opposé de la plaie.
       4. Section de l'aponévrose au bistouri suivant la rainure.....
          1. La pointe en avant.
          2. Le tranchant en l'air.
- **II. Recherche du paquet vasculo-nerveux...** — Avec l'index gauche, guidé par la connaissance des notions anatomiques et des points de repère profonds, variables avec chaque artère.
- **III. Reconnaissance de l'artère....** — Elle se distingue des autres éléments, à la vue et au toucher, par les caractères suivants.
  - **1° Artère.......**
    1. *Sujet vivant..* — Battements.
    2. *Cadavre* ..... — Ruban plat, gris rosé, à parois épaisses, creusée en gouttière.
  - **2° Veines ......** — Minces, aplaties facilement, noires.
  - **3° Nerfs........** — Cordons blancs, durs, ne s'aplatissant pas.
- **IV. Isolement de l'artère.......**
  1. La pince tient et soulève la gaine vasculaire formant un pli *perpendiculaire* à l'axe de l'artère.
  2. Boutonnière au bistouri d'un des côtés de ce pli.
  3. Agrandissement de cette boutonnière par la pince et la sonde cannelée.
- **V. Constriction de l'artère.......**
  1. La charger avec un instrument porte-lien, à pointe mousse, à large chas; l'introduire d'abord du côté de l'organe (veine, nerf) à ménager.
  2. Retirer l'aiguille par le même chemin.
  3. S'assurer que l'artère seule est chargée.
  4. Serrer moyennement le lien : ce qui amène la rupture des tuniques moyenne et interne qui se recroquevillent, ferment la lumière du vaisseau : la tunique externe est conservée.
  5. Le lien ne portera qu'à 2 centimètres au moins, au-dessus ou au-dessous de la première collatérale, pour permettre la formation d'un caillot solide.

II. LIGATURES EN PARTICULIER

1. LIGATURES DE LA RADIALE

I. — DANS LA TABATIÈRE ANATOMIQUE.

ANATOMIE........

- 1° Situation.... | Artère au-dessous de l'apophyse styloïde du radius.
- 2° Direction.... | Indiquée par une ligne tendue du sommet de l'apophyse styloïde à l'extrémité supérieure du 1er espace.
- 3° Trajet ....
  1. Se porte en bas, en dedans et en arrière.
  2. Passe sous les tendons réunis des long abducteur et court extenseur.
  3. Traverse la partie inférieure de la tabatière anatomique.
  4. Passe sous le tendon long extenseur.
  5. Disparaît à l'extrémité supérieure du 1er espace interosseux.

POSITION..........

- 1° Opérateur ... | En dehors.
- 2° Aide.......... | Tient les doigts d'une main, écarte le pouce de l'autre.
- 3° Sujet........ | Main sur le bord cubital.

P. DE REPÈRE...

1. Extrémité inférieure du radius.
2. Extrémité supérieure du 1er espace.
3. Tendons de la tabatière.
4. Battements artériels.

L. D'INCISION.....

1. De la pointe du radius, en bas, parallèlement aux tendons limitant la tabatière et entre eux.
2. Longue de 3 centimètres.

OPÉRATION.......

- 1° Inciser......
  1. La peau seule, selon le tracé.
  2. Rejeter de côté la veine céphalique située dans le tissu cellulaire, de même les nerfs.
- 2° Sectionner...
  1. L'aponévrose sur une sonde.
  2. Déchirer le tissu cellulo-fibreux avec le bec de la sonde.
  3. L'artère est dans l'angle inférieur de la plaie, sentie par le doigt qui la presse sur le trapèze (fig. 1). L'incision et la direction de l'artère se croisent sous un petit angle.
- 3° Isoler....... | Isoler l'artère.
- 4° Charger..... | *Ad libitum.*

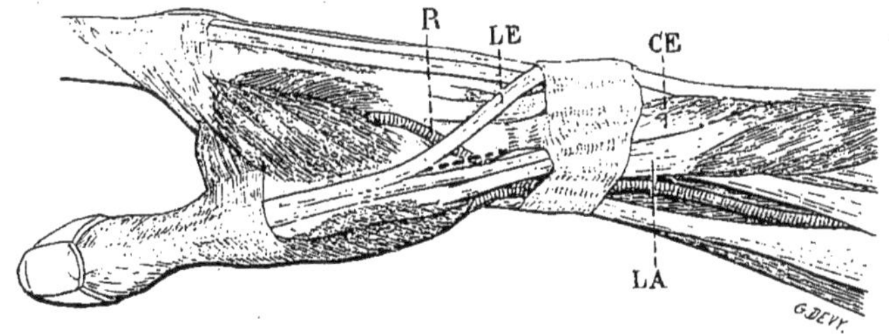

Fig. 1. — Radiale dans la tabatière anatomique. La ligne d'incision tracée en pointillé coupe le trajet de l'artère.
LA, long abducteur ; CE, court extenseur ; LE, long extenseur ; R, Radiale.

- 5° Lier......... | Lier par le procédé ordinaire, de dehors en dedans.

II. — AU TIERS INFÉRIEUR DE L'AVANT-BRAS.

ANATOMIE........
- **1° Direction**.... A peu près verticalement descendante.
- **2° Trajet**.......
  1. En dedans du tendon long supinateur, son satellite.
  2. En dehors du tendon grand palmaire.
  3. En arrière de l'aponévrose antibrachiale.
  4. En avant du muscle fléchisseur propre du pouce.
- **3° Rapports**.... La branche cutanée du radial est en dehors du paquet vasculaire formé par l'artère entourée de deux veines.

POSITION..........
- **1° Opérateur**... En dehors.
- **2° Aide**......... Tient d'abord la main étendue pour l'incision, puis la main fléchie pour la recherche.
- **3° Sujet**........ Avant-bras dans la supination.

P. DE REPÈRE... Gouttière antibrachiale ou gouttière du pouls formée par les tendons grand palmaire et long supinateur.

L. D'INCISION.....
1. *Ligne de la radiale* tirée du milieu du pli du coude (Voy. fig. 3) à la gouttière du pouls.
2. Longue de 3 centimètres, commençant à un travers de doigt au-dessus du poignet.

OPÉRATION.......
- **1° Inciser**......
  1. La peau seule.
  2. Toucher l'artère à travers l'aponévrose.
- **2° Sectionner**... Sectionner l'aponévrose sur une sonde cannelée.
- **3° Isoler**....... Isoler l'artère.
- **4° Charger**..... / **5° Lier**......... *Ad libitum.*

III. — AU TIERS MOYEN DE L'AVANT-BRAS.

OPÉRATION....... Identique.

IV. — AU TIERS SUPÉRIEUR DE L'AVANT-BRAS.

ANATOMIE.......
- **1° Direction**.... Légèrement oblique en bas et en dehors, du milieu de l'avant-bras à la gouttière du pouls.
- **2° Trajet**.......
  1. En avant du rond pronateur, sur lequel l'applique une aponévrose.
  2. En arrière du long supinateur (son muscle satellite) recouvert lui-même d'une aponévrose et qui la déborde par son bord interne.
  3. En dedans de l'interstice celluleux du long supinateur et des radiaux.
  4. En dehors du grand palmaire.
- **3° Rapports**.... Branche cutanée du radial en dehors d'elle.

POSITION.......... Comme au tiers inférieur.

P. DE REPÈRE....
- **1° Milieu du pli du coude**.....
  1. Mettre la sonde cannelée au niveau du pli de flexion.
  2. Fléchir fortement l'avant-bras.
  3. Prendre le milieu de la dépression produite.
- **2° Gouttière antibrachiale.** Entre le long supinateur et le grand palmaire.

L. D'INCISION..... Du milieu du pli du coude à la gouttière antibrachiale.

OPÉRATION.......
- **1° Inciser**......
  1. Incision de la peau seule, longue de 6 centimètres, commençant à trois travers de doigt au-dessous du pli du coude.
  2. Rejeter en dehors les veines superficielles.
  3. Inciser l'aponévrose, **en dehors** de la gouttière antibrachiale pour pénétrer dans la gaine du supinateur (Farabeuf).
- **2° Disséquer**...
  1. Reconnaître et disséquer le bord interne de ce muscle, le faire attirer en dehors.
  2. Sentir l'artère à travers l'aponévrose qui l'applique sur le rond pronateur.
- **3° Isoler et charger**......
  1. Inciser cette 2e aponévrose, au-dessus d'elle.
  2. Isoler et charger de dehors en dedans.
- **4° Lier.**

---

2. LIGATURES DE LA CUBITALE

I. — AU NIVEAU DE LA PAUME DE LA MAIN : LIGATURE DE L'ARCADE PALMAIRE SUPERFICIELLE.

ANATOMIE	1° Direction	A peu près transversale et horizontale.
	2° Trajet et Rapports	1. En arrière de l'aponévrose palmaire superficielle. 2. En avant des tendons fléchisseurs et des nerfs de la paume.
POSITION	1° Opérateur	En dedans.
	2° Aide	La tient étendue pour l'incision et fléchie pour la recherche.
	3° Sujet	Main en supination.
P. DE REPÈRE	1. Ligne horizontale suivant le bord inférieur du pouce porté en abduction extrême. 2. Bissectrice de l'angle que forment, sur le bord radial de la main, les deux plis de flexion supérieur et moyen.	

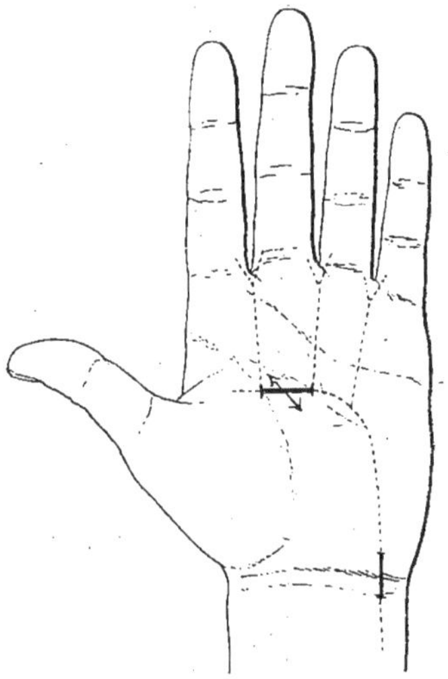

Fig. 2. — Ligature de l'artère palmaire superficielle.

L. D'INCISION	Suivant la bissectrice de cet angle et ayant son milieu à l'intersection de cette bissectrice avec la ligne du pouce.	
OPÉRATION	1° Inciser	Incision de trois centimètres, suivant cette ligne.
	2° Dissocier	Le tissu sous-cutané, dense et adhérent.
	3° Inciser	L'aponévrose superficielle.
	4° Isoler et charger	En évitant de pincer les nerfs qui sont immédiatement sous-jacents.
	5° Lier.	

II. — AU NIVEAU DU CARPE.

ANATOMIE	1° Direction	Verticalement descendante.
	2° Trajet et Rapports	1. En arrière des plexus superficiels. 2. En avant du ligament annulaire du carpe. 3. En dehors du pisiforme et du nerf cubital.
POSITION	Comme à la paume.	
P. DE REPÈRE	Os pisiforme.	
L. D'INCISION	1. Verticale. 2. Passant en dehors du pisiforme, à 5 millimètres de lui.	
OPÉRATION	1° Inciser	Incision de 4 centimètres, intéressant la peau, le tissu cellulaire, le muscle palmaire cutané.
	2° Sectionner	Aponévrose superficielle.
	3° Isoler et charger.	De dedans en dehors pour éviter le nerf cubital.
	4° Lier.	

III. — AU TIERS INFÉRIEUR DE L'AVANT-BRAS.

ANATOMIE........	1° **Direction**....	Verticale
	2° **Trajet**........	1. En dehors du tendon cubital antérieur, son muscle satellite qui empiète sur elle. 2. En dedans du faisceau superficiel du fléchisseur sublime. 3. En avant du fléchisseur profond sur lequel l'applique une forte aponévrose profonde. 4. En arrière de l'aponévrose antibrachiale superficielle.
	3° **Rapports**....	Nerf cubital est en dedans de l'artère.
POSITION..........	1° **Opérateur**...	En dedans.
	2° **Aide**.........	Étend la main pour l'incision, la fléchit pour la recherche.
	3° **Sujet**.........	Avant-bras en supination.
P. DE REPÈRE....	1. Pointe de l'épitrochlée. 2. Côté externe du pisiforme. 3. Bord interne du cubital antérieur.	
L. D'INCISION. ...	De la pointe de l'épitrochlée au côté externe du pisiforme.	

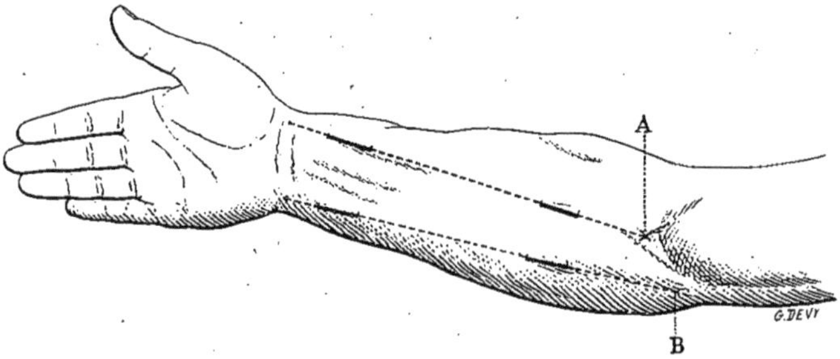

Fig. 3. — Ligatures de la radiale et de la cubitale. A, ligne de la radiale, B, ligne de la cubitale.

OPÉRATION.......	1° **Inciser**.....	1. Incision commençant à deux ou trois travers de doigt au-dessus du poignet; longue de 5 centimètres, n'intéressant que la peau; en dehors du tendon cubital antérieur. 2. Inciser l'aponévrose superficielle sur le bord externe de ce tendon.
	2° **Écarter**......	1. Écarter ce tendon et sentir l'artère à travers l'aponévrose profonde. 2. Inciser cette aponévrose sur la sonde.
	3° **Isoler et charger**....	De dedans en dehors.
	4° **Lier**.	

IV. — AU MILIEU DE L'AVANT-BRAS ET AU-DESSUS.

ANATOMIE.
- 1° Direction.
  1. D'abord oblique en bas et en dedans.
  2. Puis verticale.
- 2° Trajet.
  1. En arrière de la masse des muscles épitrochléens qu'il faudrait sectionner en travers pour l'atteindre, dans les 6 centimètres supérieurs de l'avant-bras,
  2. Au-dessous, s'en dégage et est recouverte par l'interstice séparant le cubital antérieur du fléchisseur sublime.
  3. En avant du fléchisseur profond sur lequel l'applique une aponévrose qui s'épaissit de haut en bas.
- 3° Rapports. — Nerf cubital est en dehors.
- 4° Anomalie. — L'artère peut être superficielle, sus-aponévrotique.

POSITION.
- 1° Opérateur. — En dedans.
- 2° Aide.
  1. Étend la main pour l'incision.
  2. Fléchit pour la recherche en l'inclinant sur le bord cubital.
- 3° Sujet. — Bras en abduction, avant-bras en supination.

P. DE REPÈRE. — Comme précédemment.

L. D'INCISION. — Comme précédemment.

OPÉRATION.
- 1° Inciser.
  1. Incision commençant à trois doigts sous l'épitrochlée, longue de 7 centimètres, n'intéressant que la peau.
  2. Récliner les veines et dénuder avec soin l'aponévrose.
  3. Porter le pouce gauche dans l'angle inférieur de la plaie, sentir le bord interne du cubitus.
  4. Ramener le doigt en avant et en dehors, on sent un interstice musculaire, on voit une ligne jaunâtre (interstice du cubital et du fléchisseur sublime).
- 2° Ouvrir. — *De bas en haut*, ouvrir l'aponévrose à quelques millimètres en dehors de cet interstice pour tomber sur le fléchisseur sublime.
- 3° Décoller. — Avec l'index, le muscle de sa cloison.
- 4° Fléchir.
  1. Fléchir la main et récliner le muscle cubital en dedans, le fléchisseur en dehors.
  2. Chercher l'artère à travers sa gaine, dans l'angle inférieur de la plaie, *sous le fléchisseur*.
- 5° Dissocier. — La gaine artérielle.
- 6° Charger. — De dedans en dehors.
- 7° Lier.

3. LIGATURES DE L'HUMÉRALE

I. — AU PLI DU COUDE.

ANATOMIE........

1° **Direction**.... | Légèrement oblique en bas et en dehors.

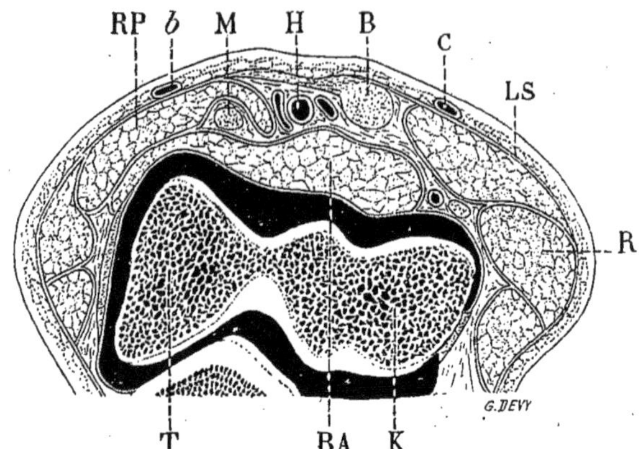

Fig. 4. — Coupe du coude droit, segment inférieur montrant les plans à traverser et les rapports du paquet vasculo-nerveux (schéma).
b, veine basilique. C, veine céphalique, B, tendon biceps et son expansion. H, artère humérale, M, nerf médian, RP, rond pronateur. BA, brachial antérieur, LS, long supinateur, R, 1er radial, T, K, trochlée et condyle de l'humérus.

2° **Trajet**.......
1. En avant du muscle brachial antérieur.
2. En dedans du tendon biceps.
3. En dehors du faisceau coronoïdien du rond pronateur.
4. En arrière de l'aponévrose brachiale renforcée par l'expansion aponévrotique du biceps oblique en bas et en dedans.

3° **Rapports**.... Nerf médian est en dedans, séparé d'elle par le faisceau coronoïdien du rond pronateur.

POSITION..........
1° **Opérateur**... | En dedans.
2° **Sujet**........ | Avant-bras en abduction.
3° **Aide**......... | L'étend pour l'incision, le fléchit pour la recherche.

P. DE REPÈRE....
1. Tendon biceps, formant corde dans l'extension forcée.
2. Milieu du pli du coude, noté précédemment.

L. D'INCISION.....
1. Suivant le bord interne du biceps.
2. Passant au milieu du pli du coude.
3. Oblique en bas et en dehors.

OPÉRATION.......
1° **Inciser**...... Incision cutanée de 6 centimètres, suivant cette ligne, s'étendant également au-dessus et au-dessous du milieu du pli.

2° **Dissocier**....
1. Tissu cellulaire.
2. Rejeter veine basilique en dedans.
3. Couper expansion du biceps sur sonde glissée de haut en bas.
4. Chercher l'artère en arrière et en dedans du tendon biceps, en dehors du médian.

3° **Écarter Charger**. De dedans en dehors.

4° **Lier**.

II. — AU MILIEU DU BRAS.

ANATOMIE.

1° Direction.......
1. Oblique en bas, en avant et en dehors.
2. D'autant plus que l'abduction du bras est plus grande.

2° Trajet..........
1. En avant de l'aponévrose inter-musculaire interne.
2. En dehors de l'aponévrose brachiale.
3. En arrière du coraco-brachial en haut, du bord interne du biceps plus bas (muscle satellite de l'artère).
4. En dedans du coraco-brachial en haut, de l'interstice qui sépare le biceps du brachial antérieur, en bas.

3° Rapports.......
1. Nerf médian croise sa face antérieure en général.
2. Plus rarement sa face postérieure, de dehors en dedans.

4° Anomalies.....
1. Musculaires. — L'artère est recouverte par un faisceau musculaire qui représente.......
   1. Une insertion humérale interne du biceps, du coraco-brachial, ou du brachial antérieur.
   2. Une insertion cubitale du brachial antérieur.
   3. Une insertion très étendue en hauteur du rond pronateur.
2. Artérielles... — Surtout la division anticipée de l'humérale donnant.......
   1. Une branche superficielle.
   2. Une branche profonde, à situation normale.

POSITION.......... Sujet .... Bras en abduction, avant-bras étendu (incision), puis fléchi (recherche).

P. DE REPÈRE.... Bord interne du biceps qu'on sent en accrochant avec les doigts en crochet la face interne du bras.

L. D'INCISION..... Du milieu du pli du coude au sommet de l'aisselle partie culminante de

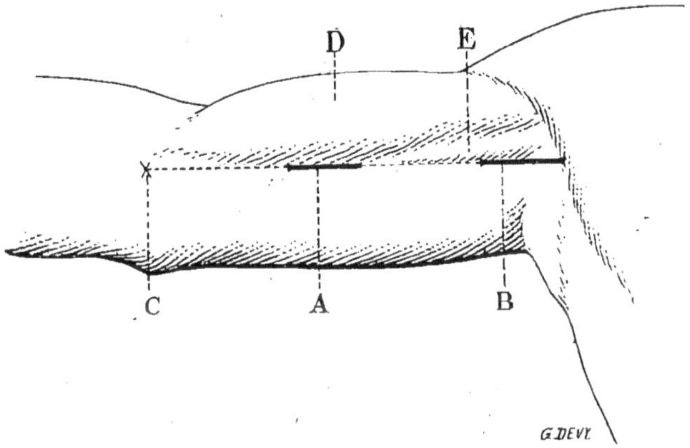

Fig. 5. — Tracés de ligatures de l'humérale et de l'axillaire, du sommet de l'aisselle au pli du coude.
A, ligne d'incision de l'humérale; B, ligne d'incision de l'axillaire à la base de l'aisselle C, milieu du pli du coude; D, saillie du biceps; E, saillie du coraco-brachial,

cette région où le doigt s'enfonce, immédiatement derrière le grand pectoral : elle suit le bord interne du biceps.

OPÉRATION.......

1° Inciser......
1. Incision cutanée de 6-7 centimètres, récliner en dedans la veine basilique.
2. Inciser aponévrose sur bord interne du biceps, pénétrer dans la loge de ce muscle.

2° Récliner.....
1. Le libérer de sa gaine.
2. Le récliner en dehors.
3. Sentir sous le feuillet profond de la gaine l'artère que croise le nerf.
4. Récliner celui-ci en dehors (*ligature haute*) ou en dedans (*ligature basse*).

ERREUR A ÉVITER. Incision en dedans du biceps, sans ouvrir sa gaine, ce qui expose à pénétrer dans la loge musculaire postérieure et à lier une collatérale interne, quelquefois volumineuse qui accompagne le nerf cubital, pris à tort pour le médian.

4. LIGATURES DE L'AXILLAIRE

I. — A LA BASE DE L'AISSELLE.

ANATOMIE........

- **1° Direction**....
  1. Oblique en bas, en dehors, en avant.
  2. Du sommet du creux, à l'union du tiers antérieur avec les deux tiers postérieurs de sa base.
- **2° Trajet**......
  1. En arrière du bord interne du coraco-brachial qui la sépare du grand pectoral.
  2. En avant du grand dorsal et du grand rond.
  3. En dedans de la peau et de l'aponévrose de la base de l'aisselle.
  4. En dehors de l'interstice situé entre le coraco-biceps et le grand dorsal.
- **3° Rapports** (fig. 6).
  1. Nerf médian sur face antéro-externe de l'artère.
  2. Veine axillaire, directement en dedans.
  3. Nerf cubital, entre l'artère et la veine.
  4. Radial en arrière.

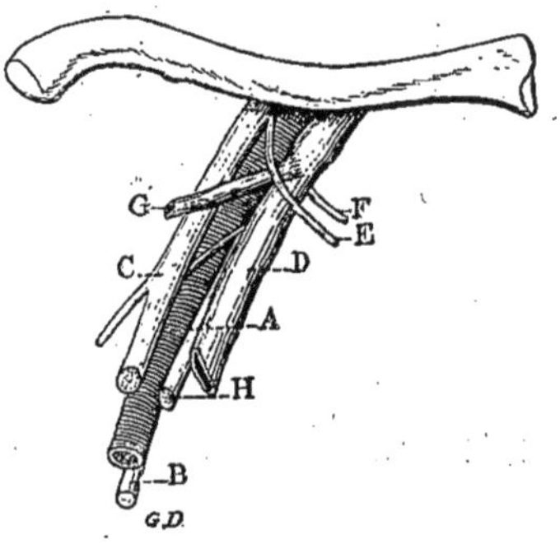

POSITION..........

- **1° Opérateur**. ..
  1. En dehors du bras.
  2. Tenant le bistouri *horizontal*.
- **2° Sujet**........
  1. Bras en abduction.
  2. Avant - bras légèrement fléchi.

P. DE REPÈRE ... Bord interne du coraco-brachial.

L. D'INCISION.....

1. Du sommet de l'aisselle au milieu du pli du coude (fig. 5).
2. Suivant le bord interne du coraco-brachial.

Fig. 6. — Schéma des rapports de l'axillaire. A, artère axillaire; B, radial; C, médian; H, cubital; D, veine axillaire; E, grand pectoral; F, petit pectoral; G, veine céphalique.

OPÉRATION.......

- **1° Inciser**......
  1. Incision cutanée de 8 centimètres, commençant au sommet de l'aisselle, suivant cette ligne.
  2. Porter veine basilique en bas, grand pectoral en haut.
  3. Inciser l'aponévrose sur le bord interne du coraco-brachial, de bas en haut, *sous la lèvre antérieure de la plaie*.
  4. Reconnaître le bord de ce muscle (1er repère).
- **2° Accrocher** ...
  1. Accrocher le paquet vasculo-nerveux situé derrière.
  2. Laisser échapper un cordon, le nerf médian (2e repère) : il ne perfore pas le coraco-brachial.
  3. Relever ce nerf.
  4. L'artère est au-dessous.
- **3° Charger** ..... D'arrière en avant pour respecter la veine.
- **4° Lier.**

II. — AU SOMMET DE L'AISSELLE, SOUS LA CLAVICULE.

ANATOMIE........
- **1° Trajet**.......
  1. En arrière de la paroi antérieure de l'aisselle que nous reverrons.
  2. En dehors de la paroi thoracique couverte par les deux premières digitations du grand dentelé.
- **2° Rapports** ....
  1. La veine axillaire est en avant et en dedans de l'artère.
  2. La veine céphalique croise sa face antérieure pour se jeter dans la veine axillaire : de même le canal veineux collatéral.
  3. Les nerfs du plexus brachial sont en dehors et en arrière de l'artère; des deux nerfs thoraciques, le grand croise sa face antérieure, le petit sa face postérieure.

POSITION..........
- **1° Opérateur**.... En dedans du bras.
- **2° Sujet** ....
  1. Bras en abduction.
  2. Un billot sous le rachis.

P. DE REPÈRE....
1. Apophyse coracoïde.
2. Bord inférieur de la clavicule et milieu de ce bord où passe l'artère.
3. Articulation sterno-claviculaire.

L. D'INCISION..... De l'apophyse coracoïde à l'articulation sterno-claviculaire.

OPÉRATION ......
- **1° Inciser** ...... Incision cutanée de 8 centimètres, selon cette ligne, parallèle à la clavicule qui est courbe, répondant par son milieu au milieu de la clavicule.
- **2° Sectionner**...
  1. Section des faisceaux claviculaires du grand pectoral, au ras de la clavicule.
  2. Fendre l'aponévrose clavi-pectorale sur le *muscle sous-clavier*, en *rasant le dessous de l'os,* avec le bistouri horizontal.
  3. Respecter la veine céphalique et l'abaisser.
- **3° Libérer** .....
  1. Libérer le bord inférieur du sous-clavier de sa gaine.
  2. A travers le feuillet profond, mince, sentir les éléments du paquet vasculo-nerveux......
     1. La veine en dedans.
     2. L'artère en dehors.
- **4° Dissocier**.... Prudemment le feuillet profond.
- **5° Passer l'aiguille** ...
  1. Entre la veine et l'artère d'abord.
  2. Puis entre l'artère et les nerfs du plexus.
- **6° Lier.**

5. LIGATURES DE LA SOUS-CLAVIÈRE

I. — EN DEHORS DES SCALÈNES.

C'est *le lieu d'élection*, car elle ne donne aucune collatérale à ce niveau.

ANATOMIE (fig. 7).

1° **Direction**....
1. Oblique.
2. En bas.
3. En dehors.
4. Un peu en avant.

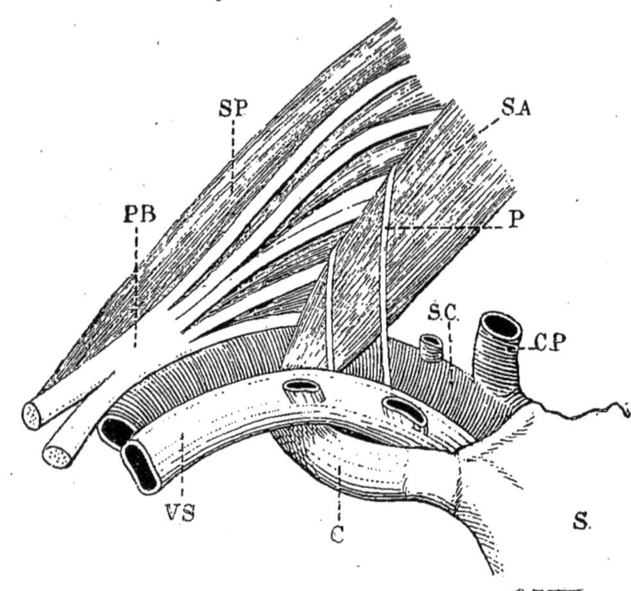

Fig. 7. — Schéma des rapports de la sous-clavière.
SC, artère sous-clavière ; VS, veine sous-clavière ; PB, plexus brachial ; SP, scalène postérieur ; SA, scalène antérieur ; P, phrénique ; C, 1re côte ; S, sternum ; CP, carotide primitive.

2° **Trajet**.......
1. Au-dessus de la première côte que recouvre la première digitation du dentelé.
2. En avant du scalène postérieur.
3. En arrière des plans musculaires et aponévrotiques qui ferment en avant le creux sous-clavier.

3° **Rapports** ...
1. Plexus brachial est en arrière et au-dessus d'elle.
2. Veine sous-clavière est en avant.

POSITION ....

1° **Opérateur** ...
1. Près de la tête à droite.
2. Près du flanc à gauche.

2° **Aide**.........
1. Tient la tête portée du côté sain pour l'incision.
2. La met droite pour la recherche.

3° **Sujet**........
1. Sur le dos.
2. Un billot sous le cou et l'épaule saine.
3. Le côté à opérer portant à faux.

P. DE REPÈRE...
1. Bord supérieur de la clavicule. Milieu de ce bord.
2. Tubercule de Lisfranc : insertion du scalène antérieur sur la première côte.

L. D'INCISION (fig. 8).
1. A 1 centimètre au-dessus du bord supérieur de la clavicule.
2. Parallèle à lui.

OPÉRATION

1° **Inciser**
1. Incision cutanée de 7 centimètres; son milieu est à *un doigt en dedans* du milieu de la clavicule (lieu de passage de l'artère). Elle intéresse le peaucier.
2. Rejeter en dehors l'anse de la veine jugulaire externe.

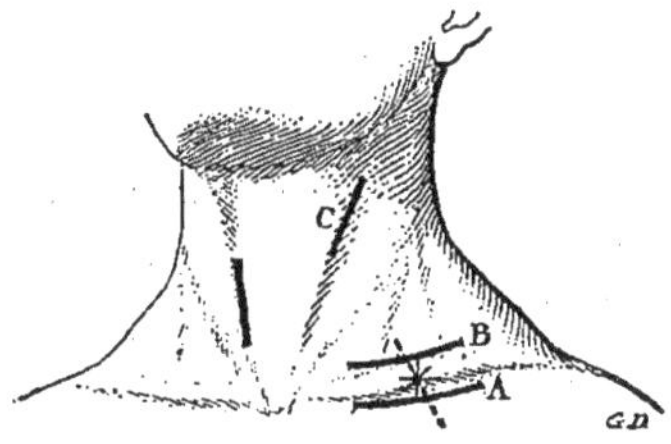

Fig. 8. — Trajet de l'artère sous-clavière.
* Milieu de la clavicule; A, Incision sous-claviculaire; B, Incision sus-claviculaire; C, Incision carotidienne.

2° **Déchirer sur la sonde**
1. L'aponévrose superficielle.
2. Les attaches claviculaires du sterno-mastoïdien, *au ras de la clavicule.*

3° **Reconnaître**
1. Reconnaître le muscle omo-hyoïdien.
2. Le porter en haut.
3. Chercher au-dessous et en dedans de lui.

4° **Déchirer**
1. Déchirer l'aponévrose moyenne, en évitant de plonger derrière la clavicule où est la veine sous-clavière.
2. Porter le doigt dans la plaie.
3. Reconnaître le tendon du *scalène antérieur* qui aboutit au *tubercule de Lisfranc* en bas, situé sur *la première côte* : derrière le tendon, le creux interscalénique. Là est l'artère.

5° **Dénuder**
Dénuder avec soin pour ne blesser :
1. Ni la veine (en avant);
2. Ni le cul-de-sac pleural (en bas et en dedans);
3. Ni le plexus (en arrière).

6° **Charger** — D'avant en arrière.

7° **Lier.**

II. — ENTRE LES SCALÈNES, OU ELLE DONNE LA SCAPULAIRE POSTÉRIEURE SEULE.

ANATOMIE

1° **Direction** — Presque horizontale.

2° **Trajet**
1. Scalène antérieur en avant.
2. Scalène postérieur en arrière.
3. Première côte en bas.

3° **Rapports**
1. Veine en avant et séparée par scalène antérieur.
2. Nerf phrénique passe entre la veine et le muscle.
3. Nerfs au-dessus de l'artère.
4. Cul-de-sac pleural en bas, en dedans de la première côte.

POSITION P. DE REPÈRE — Comme précédemment.

L. D'INCISION — Identique.

OPÉRATION

1° **Inciser**
1. Incision de la peau, du peaucier, de l'aponévrose et de tout le faisceau claviculaire du sterno-mastoïdien.
2. Incision de l'aponévrose superficielle, de l'aponévrose moyenne au-dessus de la veine qu'il faut respecter.

2° **Sectionner** — Ce tendon scalène antérieur de dehors en dedans, à petits coups, après avoir récliné en dedans le nerf phrénique, la veine jugulaire interne.

3° **Dénuder.**

4° **Charger**
1. D'avant en arrière.
2. De bas en haut.

5° **Lier.**

III. — EN DEDANS DES SCALÈNES.

OPÉRATION .... | Même procédé que pour lier origine de la carotide primitive (p. 22).

ACCIDENTS........
- 1. Hémorragie secondaire est la règle.
- 2. Aussi cette ligature n'est pas pratiquée

6. LIGATURE DE LA MAMMAIRE INTERNE

ANATOMIE........
- 1° Direction....
  - 1. Oblique en bas et en dedans.
  - 2. Puis verticale.
- 2° Trajet.......
  - 1. En avant du triangulaire du sternum et du cul-de-sac pleural antérieur.
  - 2. En arrière des cartilages costaux et des espaces intercostaux, à 1 centimètre des bords du sternum.

POSITION.......... | Opérateur du côté à opérer.

OPÉRATION.......
- 1° Inciser......
  - 1. Incision transversale ou verticale de 4 centimètres, à l'extrémité interne de l'espace intercostal.
  - 2. Elle intéresse la peau, les fibres du grand pectoral, l'aponévrose de l'intercostal externe, les fibres de l'interne.
- 2° Dénuder..... | On trouve l'artère.
- 3° Charger ..... | De dedans en dehors.
- 4° Lier.

7. LIGATURES DES TRONCS BRACHIO-CÉPHALIQUES, DES CAROTIDES PRIMITIVES ET DES SOUS-CLAVIÈRES PRÈS DE LEUR ORIGINE

ANATOMIE
- 1° Direction — Ces vaisseaux ont une direction à peu près verticalement ascendante.
- 2° Situation —
  1. Ils sont profondément placés.
  2. En arrière du sternum et des articulations sterno-claviculaires qui les couvrent.
  3. En dedans de la plèvre médiastine.
  4. En dehors de la trachée.
- 3° Rapports —
  1. Ils sont au voisinage d'organes nombreux et très importants.
  2. A droite, le tronc brachio-céphalique est situé derrière la terminaison des troncs innominés et de la veine cave supérieure, en dedans du phrénique droit, en dehors du thymus chez l'enfant.
  3. A gauche, l'origine de la carotide et de la sous-clavière répond en avant aux nerfs phrénique, pneumogastrique, aux filets cardiaques du sympathique, au tronc veineux innominé gauche; en arrière au canal thoracique.

POSITION
- 1° Opérateur —
  1. En dehors.
  2. Du côté de l'opération.
- 2° Sujet —
  1. A un billot sous les épaules.
  2. Cou étendu.
  3. Face tournée du côté sain.

P. DE REPÈRE
1. Bord antérieur du sterno-mastoïdien.
2. Bord supérieur de la clavicule.
3. Articulation sterno-claviculaire.

OPÉRATION
- 1° Inciser —
  1. Incision cutanée.
  2. Commençant à 6 centimètres au-dessus de la clavicule.
  3. Descendant verticalement entre les deux chefs du sterno-mastoïdien.
  4. Se portant en dedans à partir du bord inférieur de la clavicule jusqu'à la ligne médiane.
  5. Simulant un L.
- 2° Couper —
  1. Le faisceau sternal du sterno sur la sonde.
  2. Puis les muscles sterno-hyoïdien, sterno-thyroïdien, à 1 centimètre au-dessus de la clavicule, pour éviter la jugulaire antérieure.
- 3° Reconnaître —
  1. En dedans, la trachée par un doigt enfoncé dans la plaie.
  2. En dehors le tubercule carotidien, ou de Chassaignac, ou de la 6e vertèbre cervicale.
- 4° Reconnaître la carotide —
  1. Elle est au devant, la sentir, la suivre en descendant.
  2. A droite, elle mène sur le tronc brachio-céphalique qu'on dégage prudemment des troncs veineux antérieurs.
  3. A gauche, on arrive à l'origine intra-thoracique de la carotide; plus en dehors, à quelques millimètres et en arrière, à l'origine de la sous-clavière.
- 5° Dénuder — Les vaisseaux.
- 6° Lier —
  1. A gauche, d'avant en arrière, de bas en haut.
  2. A droite —
     1. Carotide, de dehors en dedans.
     2. Sous-clavière, d'avant en arrière.

APPRÉCIATION — Ce sont des *ligatures de nécessité*, pratiquées exceptionnellement, à résultat toujours mauvais.

8. LIGATURE DE LA CAROTIDE PRIMITIVE, *AU LIEU D'ÉLECTION*, A SA PARTIE SUPÉRIEURE

ANATOMIE

- **1° Direction** : Verticalement ascendante.
- **2° Situation** :
  1. A la partie moyenne du cou.
  2. A quelques centimètres au-dessous de la grande corne de l'os hyoïde ; la bifurcation de l'artère se fait à quelques millimètres au-dessous de la grande corne.
  3. En dehors du conduit laryngo-trachéal.
  4. En dedans du bord antérieur du sterno-mastoïdien.
  5. En avant des tubercules antérieurs des apophyses transverses cervicales : le tubercule carotidien, de Chassaignac, de la 6ᵉ cervicale, est à trois travers de doigt au-dessous de la clavicule, à la hauteur du cricoïde.
- **3° Rapports** (fig. 9) :
  1. Veine jugulaire interne en dehors et un peu en avant.
  2. Veines thyroïdiennes moyenne et supérieure croisent sa face antérieure pour se jeter dans la jugulaire.
  3. Pneumogastrique dans angle postérieur de la carotide et de la jugulaire.
  4. Sympathique en arrière, collé sur la colonne cervicale.
  5. Chaîne ganglionnaire lymphatique en arrière et en dehors.
  6. Corps thyroïde en avant et en dehors.

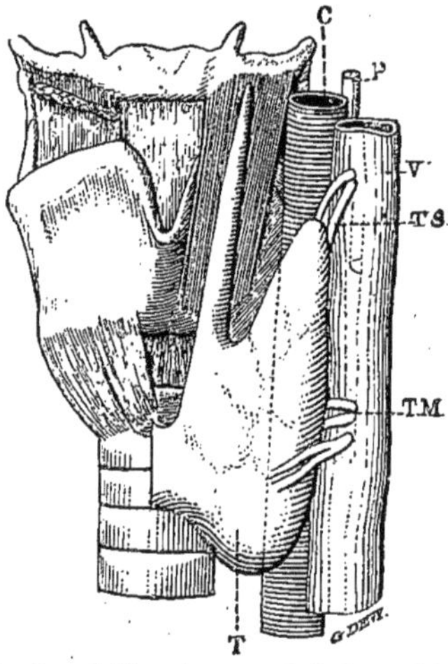

Fig. 9. — Schéma des rapports de la carotide primitive à sa partie supérieure.
C, artère carotide ; V, veine jugulaire ; P, pneumogastrique ; T, corps thyroïde ; TM, veines thyroïdiennes moyennes ; TS, veines thyroïdiennes inférieures.

POSITION : Comme précédemment.

P. DE REPÈRE :
1. Bord antérieur du sterno-mastoïdien (muscle satellite).
2. Gouttière carotidienne, dépressible, entre ce muscle et le conduit laryngo-trachéal.

L. D'INCISION (fig. 8) : Sur le bord antérieur du sterno, de l'articulation sterno-claviculaire au lobule de l'oreille.

OPÉRATION

- **1° Inciser** :
  1. Incision cutanée de 8 centimètres, commençant à la grande corne de l'hyoïde.
  2. Revenir pour inciser le peaucier et le tissu cellulaire.
  3. Incision de l'aponévrose superficielle, sur le bord interne du sterno-mastoïdien (1ᵉʳ repère) sur la sonde, pour pénétrer dans sa loge.
- **2° Mobiliser** : Mobiliser avec le doigt ce muscle et l'attirer en dehors ; à travers le feuillet profond, sentir le tubercule de Chassaignac (2ᵉ repère).
- **3° Accrocher** :
  1. Accrocher avec le doigt le paquet vasculo-nerveux entier qui est au devant, l'attirer en dehors.
  2. Un écarteur attire en dedans le larynx.
  3. Laisser échapper en dedans le 1ᵉʳ organe, c'est l'artère, dénuder sur elle l'aponévrose, *près du larynx.*
- **4° Sectionner** : Sur la sonde, au besoin, le muscle homo-hyoïdien, ou l'abaisser.
- **5° Lier** : De dehors en dedans.

9. LIGATURES DES CAROTIDES EXTERNE ET INTERNE

Le procédé est identique, à cause du voisinage des deux vaisseaux à leur origine.

ANATOMIE ......

1° **Direction**.... | Verticale à leur origine.

2° **Situation** ....
1. A la hauteur de la grande corne de l'hyoïde et en dehors d'elle.
2. En avant des apophyses transverses cervicales.
3. En dedans du sterno-mastoïdien.

3° **Rapports communs**... (fig. 10).
1. Face superficielle croisée transversalement en haut, par l'hypoglosse, les muscles stylo-hyoïdien et digastrique, en bas par le tronc veineux thyro-laryngofacial.
2. Face profonde croisée par le laryngé supérieur.

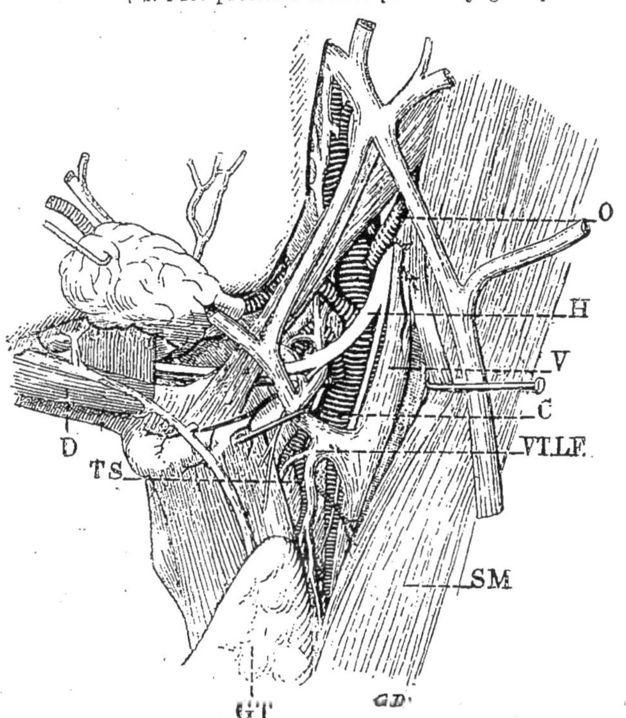

Fig. 10. — Schéma des rapports de la carotide externe.

C, carotide externe; V, jugulaire interne; O, artère occipitale; TS, thyroïdienne supérieure; VTLF, tronc veineux thyro-linguo-facial; H, hypoglosse; SM, sterno-mastoïdien; D, digastrique; GT, glande thyroïde.

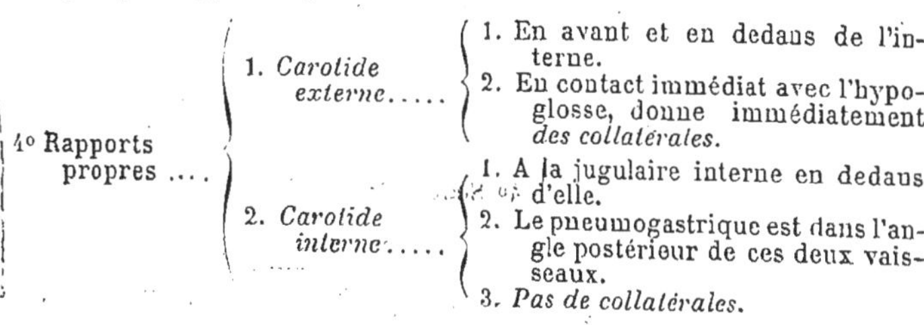

4° **Rapports propres** ....

1. *Carotide externe*.....
   1. En avant et en dedans de l'interne.
   2. En contact immédiat avec l'hypoglosse, donne immédiatement *des collatérales*.

2. *Carotide interne*.....
   1. A la jugulaire interne en dedans d'elle.
   2. Le pneumogastrique est dans l'angle postérieur de ces deux vaisseaux.
   3. *Pas de collatérales*.

POSITION..........	Comme précédemment.	
P. DE REPÈRE....	1. Angle de la mâchoire. 2. Bord antérieur du sterno-mastoïdien. 3. Grande corne de l'hyoïde.	
L. D'INCISION.....	Comme la précédente.	
OPÉRATION.......	1° **Inciser**......	1. Incision cutanée de quatre travers de doigt, dont le milieu répond à la grande corne de l'hyoïde, selon la ligne d'opération. 2. Inciser le peaucier et le tissu cellulaire. 3. Inciser la gaine du sterno près de son bord antérieur. 4. Écarter son bord en dehors.
	2° **Disséquer**...	Disséquer prudemment le feuillet profond de la gaine; avec le doigt dans la plaie, reconnaître la grande corne hyoïdienne, la colonne cervicale, le paquet vasculo-nerveux situé vers le larynx.
	3° **Reconnaître**.	1. L'hypoglosse au-dessus. 2. Le tronc thyro-linguo-facial au-dessous.
	4° **Dénuder**.....	1. Entre les deux, l'artère qui touche la grande corne, a des collatérales. 2. C'est la *carotide externe.*
	5° **Charger**.....	De dehors en dedans.
	6° **Lier**.........	1. La *carotide externe* de dehors en dedans. 2. La *carotide interne* est en arrière et en dedans, ne donne pas de collatérales, lier de dehors en dedans.

10. LIGATURES DE LA LINGUALE

P. PRINCIPAUX..
1. *Au-dessus de la grande corne de l'hyoïde*, seul procédé assurant l'hémostase de la base de la langue.
2. *Au-dessus du tendon digastrique*, moins efficace, car ce procédé laisse intacte la dorsale de la langue.

I. — AU-DESSUS DE LA GRANDE CORNE DE L'HYOÏDE, PRÈS DE SON ORIGINE

ANATOMIE (fig. 11).

1° Direction....
1. D'arrière en avant.
2. De dehors en dedans.
3. Horizontale.

2° Trajet.......
1. En dehors du constricteur moyen.
2. En dedans de l'hyo-glosse (2 faisceaux : cérato-glosse, basio-glosse).
3. Au-dessus de la grande corne.
4. Au-dessous du stylo-hyoïdien et du ventre postérieur du digastrique.
5. Donc dans un triangle formé en haut par le stylo-hyoïdien, en bas par la grande corne, en arrière par le bord postérieur de l'hyo-glosse, dont l'aire est remplie par l'hyo-glosse.

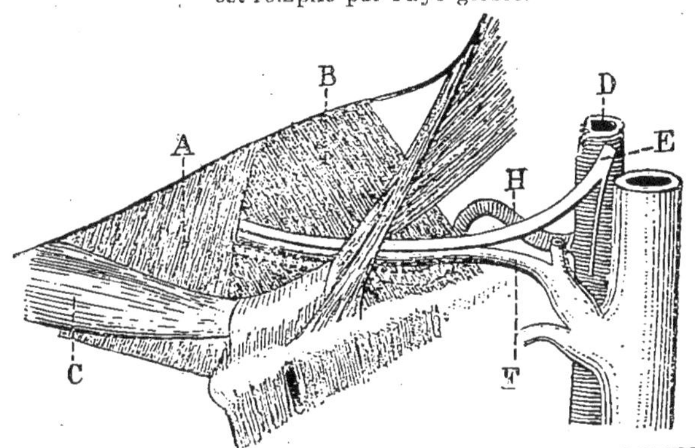

Fig. 11. — Schéma des rapports de la linguale.
A, muscle mylo-hyoïdien ; B, hyo-glosse ; C, digastrique ; D, carotide externe ; E, hypoglosse ; F, veine linguale ; H, artère linguale.

3° Rapports....
1. Glande sous-maxillaire séparée par hyo-glosse, dans une position très inférieure et postérieure (Farabeuf).
2. Nerf hypoglosse et veine linguale, en dehors de l'hyo-glosse.

POSITION.......... Sujet............
1. Sur bord de la table.
2. Un billot sous les épaules.
3. Tête en arrière, inclinée du côté sain.

P. DE REPÈRE ...
1. Grande corne de l'hyoïde.
2. Sterno-mastoïdien.

OPÉRATION ......

1° Inciser ......
1. Incision parallèle à l'hyoïde. Un peu au-dessus de lui. Commençant au bord antérieur du sterno. Longue de 4 centimètres. Intéressant la peau, le paucier.
2. Section de l'aponévrose superficielle, au niveau ou au-dessous de la glande, selon sa situation haute ou basse.

2° Sentir .... Érigner en haut la glande mise à nu ou non.

3° Éviter ...... D'ouvrir la veine faciale, extérieure à la glande.

4° Maintenir ...
1. Sentir la corne de l'hyoïde (2e repère), le stylo-hyoïdien et la gouttière entre deux.
2. Voir l'hypoglosse (1er repère).
3. Maintenir en bas l'hyoïde.

5° Couper. .....
1. Couper l'hyo-glosse à petits coups.
2. Au-dessous de l'hypoglosse érigné en haut.
3. Par une boutonnière qui montre l'artère parallèle à la grande corne.

6° Lier.

II. — DANS LE TRIANGLE HYPOGLOSSO-HYOÏDIEN.

ANATOMIE
- 1° Direction : Oblique en haut et en avant.
- 2° Trajet :
  - 1. En dehors du lingual inférieur.
  - 2. En dedans de l'hyo-glosse comblant l'aire *du triangle*.
  - Formé :
    - 1. en avant : par bord postérieur du mylo-hyoïdien.
    - 2. en bas : par tendon digastrique.
    - 3. en haut : par hypoglosse et veine linguale.
- 3° Rapports :
  - 1. Glande sous-maxillaire séparée par hyo-glosse.
  - 2. Hypoglosse séparé de même.

P. DE REPÈRE / POSITION : Comme précédemment.

OPÉRATION
- 1° Inciser :
  - 1. Incision parallèle au bord inférieur de la mâchoire, à égale distance de ce bord et de l'hyoïde.
    Intéressant peau, peaucier, tissu cellulaire.
    Commençant à un doigt du bord antérieur du sterno.
    De 4 centimètres.
  - 2. Reconnaître la glande sous-maxillaire, inciser son aponévrose superficielle, dégager son bord inférieur, la soulever.
  - 3. Reconnaître à travers le feuillet profond, les 3 bords du triangle.
- 2° Déchirer : Le mince feuillet profond de la gaine.
- 3° Inciser : En dédolant l'hyo-glosse.
- 4° Charger : De haut en bas.
- 5° Lier.

---

11. LIGATURE DE LA FACIALE

ANATOMIE
- 1. Née de la carotide externe au-dessus de la thyroïdienne supérieure ou avec elle.
- 2. Elle se porte en haut, en avant.
- 3. Traverse la sous-maxillaire.
- 4. Double le bord inférieur du maxillaire, au niveau du bord antérieur du masséter.

POSITION : Comme pour la précédente.

P. DE REPÈRE : Bord antérieur du masséter, facile à sentir sur le vivant, par contraction de ce muscle.

OPÉRATION
- 1° Inciser :
  - 1. Incision parallèle au bord inférieur du maxillaire, de 5 à 6 centimètres, son milieu répondant à l'artère, intéressant la peau, le peaucier, le tissu cellulaire.
  - 2. Reconnaître bord antérieur du masséter, sentir artère mobile, passant par une dépression du bord inférieur.
- 2° Dénuder et Lier.

---

12. LIGATURE DE LA PÉDIEUSE

ANATOMIE........
- 1° Direction....
  1. Oblique de haut en bas, d'arrière en avant, de dehors en dedans.
  2. Tendue du ligament annulaire antérieur du tarse à l'extrémité postérieure du 1er espace intermétatarsien.
- 2° Trajet.......
  1. En avant des os du tarse.
  2. En dehors du tendon extenseur propre du gros orteil.
  3. En dedans des tendons de l'extenseur commun.
  4. En arrière de la peau et de deux aponévroses.......
     1. Une, superficielle.
     2. Une, formant la gaine du pédieux.
- 3° Rapports....
  1. Chef interne du pédieux, croise sa face supérieure de dehors en dedans.
  2. Nerf tibial est en dedans d'elle.
  3. Deux veines l'accompagnent.

POSITION..........
- 1° Opérateur... En dehors.
- 2° Sujet........ Pied étendu pour l'incision, fléchi pour la recherche.

P. DE REPÈRE...
1. Tendon extenseur propre.
2. Milieu de l'espace intermalléolaire antérieur.
3. Partie postérieure du 1er espace intermétatarsien.

L. D'INCISION..... (fig. 12). Tendue entre ces deux points de repère.

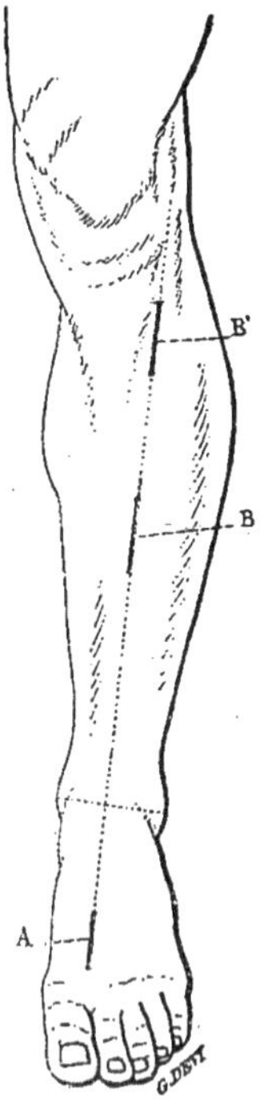

OPÉRATION.......
- 1° Inciser......
  1. Incision selon cette ligne, parallèle au tendon extenseur propre, à 1 centimètre en dehors de lui, longue de 4 à 5 centimètres, finissant à l'espace.
  2. Éviter les veines dorsales.
- 2° Couper...... Couper aponévrose superficielle sur sonde.
- 3° Reconnaître.
  1. Reconnaître et tirer en dehors le chef interne du pédieux.
  2. Reconnaître à travers aponévrose de ce muscle paquet vasculo-nerveux.
  3. Inciser cette aponévrose.
- 4° Dénuder..... Artère.
- 5° Lier......... De dedans en dehors.
- 6° Remarque... En cherchant à la partie postérieure du 1er espace, en dehors du chef interne du pédieux, on trouverait l'artère anomale, manquant à sa place habituelle, et provenant de la péronière.

Fig. 12. — Ligne d'opération de la pédieuse, A — et de la tibiale antérieure, BB'.

13. LIGATURES DE LA TIBIALE ANTÉRIEURE

I. — AU TIERS INFÉRIEUR, AU-DESSUS DU LIGAMENT ANNULAIRE ANTÉRIEUR DU TARSE.

ANATOMIE (fig. 13).

- 1° **Direction**....
  1. Légèrement oblique de haut en bas.
  2. De dehors en dedans.
- 2° **Trajet**.......
  1. En avant de la face interne du tibia.
  2. En dehors du jambier antérieur.
  3. En dedans de l'extenseur propre du gros orteil.
  4. Donc dans le 1er interstice musculaire à partir de la crête du tibia.
- **Rapports**.... Nerf tibial est en dedans.

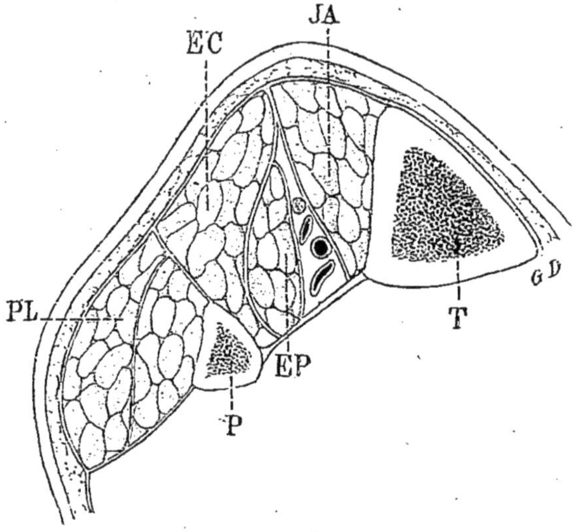

Fig. 13. — Schéma des rapports de la tibiale antérieure, segment inférieur de la coupe de a jambe gauche.

T, tibia; P, péroné; JA, jambier antérieur; EC. extenseur commun; EP, extenseur propre; PL, péroniers latéraux. Le nerf est en avant de l'artère; les veines sont: l'une en avant, l'autre en arrière d'elle.

POSITION..........

- 1° **Opérateur**... En dehors.
- 2° **Aide**......... Tend pied étendu et en situation pour l'incision, fléchi et dans l'abduction pour la recherche.
- 3° **Sujet**........ Jambe allongée.

P. DE REPÈRE...

1. Tendon sensible sous la peau du jambier antérieur.
2. Dépression antépéronière entre la tête du péroné et le tubercule de Gerdy.
3. Milieu de l'espace intermalléolaire, en dehors du tendon du jambier antérieur.

L. D'INCISION..... (fig. 12). Tendue entre ces deux derniers points de repère.

OPÉRATION.......

- 1° **Inciser**......
  1. Incision cutanée selon cette ligne, ayant son extrémité inférieure à 2 doigts au-dessus de l'interligne tibio-tarsien. — Longue de 6 à 7 centimètres.
  2. Incision sur sonde de l'aponévrose.
- 2° **Reconnaître**.
  1. Avec l'index gauche,
  2. Sentir crête du tibia,
  3. Puis le portant en dehors, sentir le tendon du jambier antérieur.
  4. En dehors de lui, en dedans de celui de l'extenseur propre, reconnaître le paquet vasculo-nerveux.
- 3° **Isoler et Charger**...... De dehors en dedans.
- 4° **Lier**.

II. — AU TIERS SUPÉRIEUR.

ANATOMIE........
- 1° Direction.... Déjà vue.
- 2° Trajet.......
  1. En avant du ligament interosseux.
  2. En dehors du jambier antérieur.
  3. En dedans de l'extenseur commun des orteils.
- 3° Rapports.... Donc dans le 1er interstice à partir du tibia, nerf tibial en dehors de l'artère qu'il croise plus bas, en passant devant elle.

P. DE REPÈRE / L. D'INCISION... Comme ci-dessus.

OPÉRATION.......
- 1° Inciser......
  1. Incision cutanée de 8 centimètres, montrant l'aponévrose.
  2. Sous la lèvre interne de la plaie, trouer l'aponévrose, glisser sous elle la sonde de dedans en dehors, jusqu'à sensation d'une cloison résistante.
- 2° Ouvrir.......
  1. Ouvrir l'aponévrose sur la sonde.
  2. Le doigt, de dehors en dedans, rencontre un interstice, c'est le bon.
  3. Ouvrir l'aponévrose en haut et en bas sur cet interstice.
  4. L'artère est profonde, envoie des branches musculaires qui servent de guide.
- 3° Écarter...... Ces muscles.
- 4° Isoler et Charger...... De dehors en dedans.
- 5° Lier.

14. LIGATURE DE LA TIBIALE POSTÉRIEURE

I. — DERRIÈRE LA MALLÉOLE INTERNE.

1° Direction....
1. Curviligne.
2. Concavité antérieure.

2° Trajet.......
1. A égale distance entre la malléole en avant et le tendon d'Achille en arrière.
2. En arrière et en dehors du tendon fléchisseur propre.
3. En arrière et en dedans des tendons jambier postérieur et fléchisseur commun.

ANATOMIE (fig. 14).

3° Rapports....
1. Le nerf tibial est en dessous de l'artère.
2. Avec deux veines.
3. Le tout dans une gaine commune.

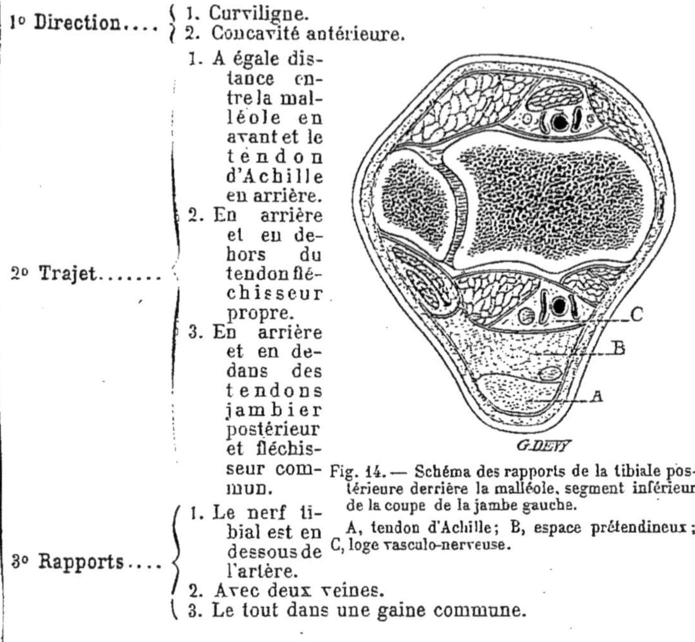

Fig. 14. — Schéma des rapports de la tibiale postérieure derrière la malléole, segment inférieur de la coupe de la jambe gauche.

A, tendon d'Achille; B, espace prétendineux; C, loge vasculo-nerveuse.

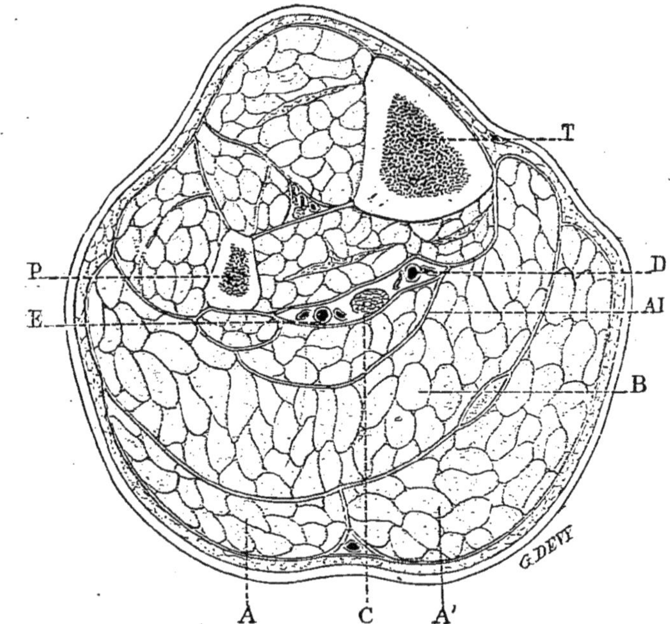

Fig. 15. — Schéma des rapports des artères de la face postérieure de la jambe, au niveau du mollet. — Jambe gauche. Segment inférieur.

T, Tibia; P, péroné; AA', jumeaux; B, soléaire; AI, aponévrose intramusculaire; C, nerf tibial postérieur; D, vaisseaux tibiaux postérieurs; E, vaisseaux péroniers.

POSITION
- 1° **Opérateur** : En dehors.
- 2° **Sujet** :
  1. Sur le dos.
  2. Jambe fléchie, reposant sur sa face externe.
  3. Cuisse en flexion et abduction.

P. DE REPÈRE
1. Bord postérieur de la malléole.
2. Tendon d'Achille.

OPÉRATION (fig. 15).
- 1° **Inciser** :
  1. Incision cutanée, verticale.
  2. A égale distance de ces deux points.
  3. Longue de 5 centimètres.
  4. Descendant au niveau de la pointe de la malléole.
- 2° **Tendre l'aponévrose** :
  1. La couper assez près du tendon d'Achille,
  2. Tendu par la flexion du pied.
- 3° **Doigt dans la plaie** : Sent de dedans en dehors :
  1. Ces tendons dans leur gaine.
  2. Le paquet vasculo-nerveux dans sa gaine.
- 4° **Ouvrir** :
  1. Introduire la sonde cannelée dans *celle-ci*.
  2. Ouvrir *de bas en haut*.
- 5° **Dénuder, Charger** : De dehors en dedans.
- 6° **Lier**.

II. — AU NIVEAU DU MOLLET, AU TIERS SUPÉRIEUR DE LA JAMBE.

ANATOMIE (fig. 15).
- 1° **Direction** :
  1. D'abord oblique en bas et en dedans.
  2. Puis verticalement descendante.
- 2° **Trajet** :
  1. Derrière le jambier postérieur.
  2. Devant le soléaire.
- 3° **Rapports** : En dedans du nerf tibial postérieur.

POSITION : Comme la précédente.

P. DE REPÈRE : Bord interne du tibia.

OPÉRATION (fig. 16).
- 1° **Inciser** :
  1. Incision à un gros travers de doigt derrière le bord interne du tibia et parallèlement à lui.
  2. Intéressant la peau, le tissu cellulaire, sans léser la saphène interne.
  3. Commençant en haut à la jarretière.
  4. Longue de 10 centimètres.
- 2° **Couper** :
  1. Couper aponévrose le long du bord interne du jumeau interne (1er repère).
  2. Rejeter en dehors ce muscle.
  3. Reconnaître le soléaire. L'inciser *perpendiculairement* à sa surface avec le bistouri *horizontal*, le plus loin possible du bord tibial.
  4. On rencontre une aponévrose *intra-musculaire* du soléaire (2e repère) (fig. 15. AI).
  5. La couper avec attention, car il n'y a pas de fibres musculaires au-dessous.
  6. On sent alors le paquet vasculo-nerveux caché par une mince aponévrose.
- 3° **Déchirer** : Celle-ci.
- 4° **Dénuder, Lier** : De dehors en dedans.

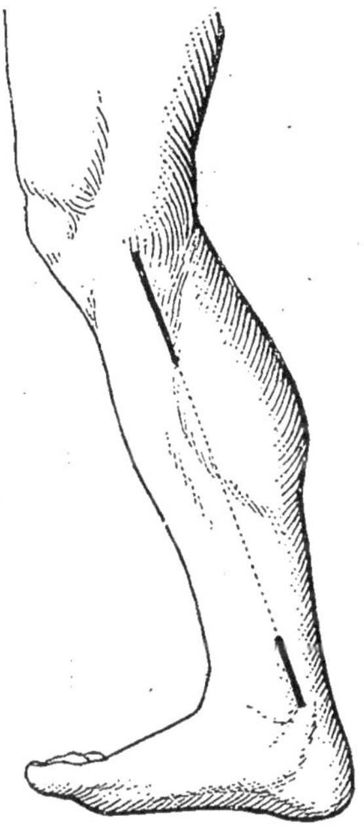

Fig. 16. — Ligne d'opération de la tibiale postérieure.

15. LIGATURE DE LA PÉRONIÈRE AU NIVEAU DU MOLLET

ANATOMIE	1° Direction	1. D'abord oblique en bas et en dehors. 2. Puis verticale.
	2° Trajet	1. D'abord en dedans du muscle jambier postérieur et en dedans du péroné. 2. Puis en arrière du péroné. 3. En avant du soléaire dont la sépare une fine aponévrose.
	3° Rapports	En dehors du nerf tibial postérieur.
POSITION	1° Opérateur	En dehors du membre.
	2° Sujet	1. Couché sur le côté sain ou le ventre. 2. Jambe fléchie, et reposant sur sa face interne.
P. DE REPÈRE	Bord externe du péroné.	
OPÉRATION	Identique à celle de la ligature de la tibiale postérieure au mollet.	
	1° Inciser	1. Incision de 10 centimètres. 2. Commençant à la jarretière. 3. Intéressant la peau et l'aponévrose.
	2° Récliner	1. Récliner bord externe du jumeau droit. 2. Inciser soléaire jusqu'à l'aponévrose intramusculaire. 3. Ouvrir celle-ci, dissocier les fibres musculaires profondes. 4. Rechercher l'artère. 5. Dissocier l'aponévrose profonde.
	3° Lier	De dedans en dehors.

16. LIGATURE DE LA POPLITÉE

ANATOMIE

Limites : de l'anneau du 3e abducteur à l'anneau du soléaire.

- 1° **Direction**
  1. D'abord oblique en bas et en dehors.
  2. Puis verticale.
- 2° **Trajet**
  1. Derrière le fémur d'abord, puis le ligament postérieur de l'articulation du genou, puis le muscle poplité.
  2. En dehors du demi-membraneux supérieurement, du jumeau interne plus bas.
  3. En dedans du biceps et du jumeau externe.
  4. En avant des tissus fermant en arrière le losange poplité.
- 3° **Rapports** (fig. 17)
  1. Le plus antérieur et le plus interne des 3 degrés de l'échelle, ainsi étagés d'avant en arrière et de dedans en dehors : artère, veine, nerf.
  2. Entourée de veines, de ganglions lymphatiques, de graisse.

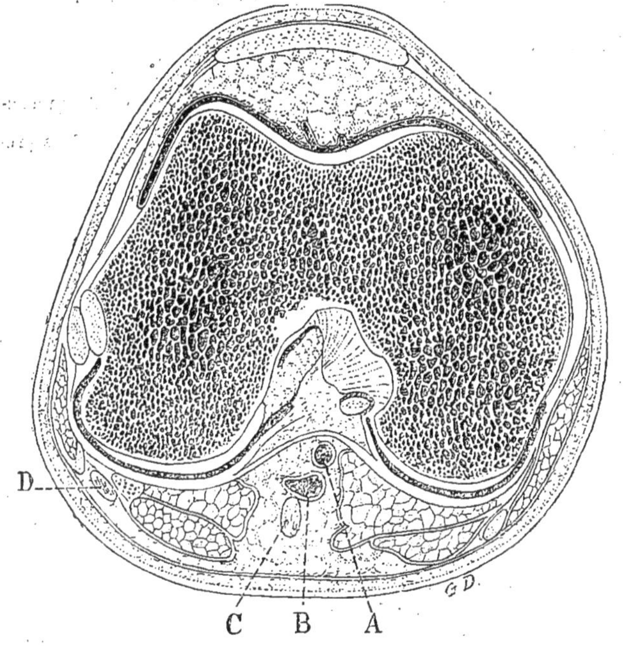

Fig. 17. — Schéma des rapports de la poplitée. Genou gauche. Segment inférieur. A, artère ; B, veine ; C, poplité interne ; D, poplité externe.

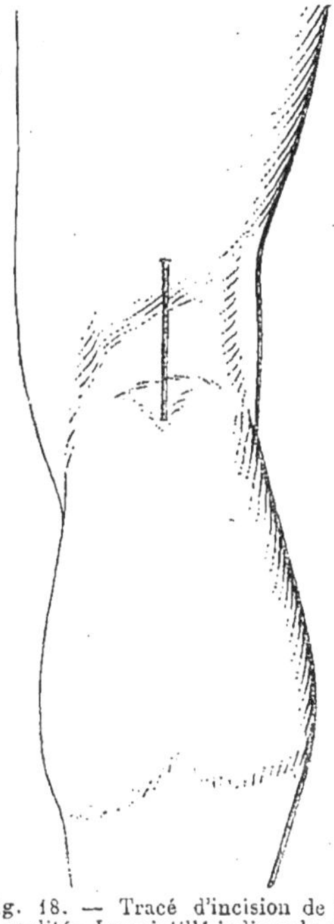

Fig. 18. — Tracé d'incision de la poplitée. Le pointillé indique le pli du jarret.

POSITION

- 1° **Opérateur** : En dehors.
- 2° **Sujet**
  1. Sur le ventre.
  2. La jambe....
     1. Étendue, pour l'incision.
     2. Fléchie, pour la recherche.

P. DE REPÈRE

1. Bords du losange poplité.
2. Milieu du pli du jarret, marqué par la flexion de la jambe sur la cuisse.

OPÉRATION

- 1° **Inciser**
  1. Incision cutanée (fig. 18), un peu en dedans de l'axe du creux poplité, longue de 10 centimètres, ayant son milieu au pli du jarret.
  2. Ménager la saphène externe.
  3. Incision de l'aponévrose.
- 2° **Reconnaître**
  1. Reconnaître et écarter en dehors le nerf.
  2. Reconnaître le paquet vasculaire.
  3. Dissocier la gaine.
  4. Attirer en dehors la veine.
- 3° **Dénuder** : De dehors en dedans.
- 4° **Lier.**

17. LIGATURES DE LA FÉMORALE

I. — DANS LE CANAL DE HUNTER.

ANATOMIE (fig. 19)

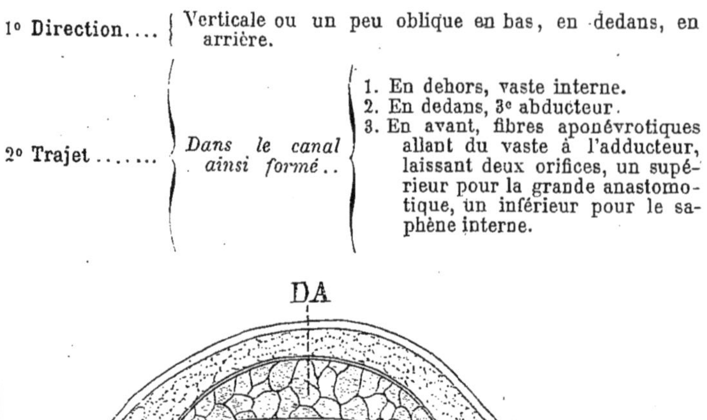

- **1° Direction....** Verticale ou un peu oblique en bas, en dedans, en arrière.
- **2° Trajet.......** *Dans le canal ainsi formé..*
  1. En dehors, vaste interne.
  2. En dedans, 3e abducteur.
  3. En avant, fibres aponévrotiques allant du vaste à l'adducteur, laissant deux orifices, un supérieur pour la grande anastomotique, un inférieur pour le saphène interne.

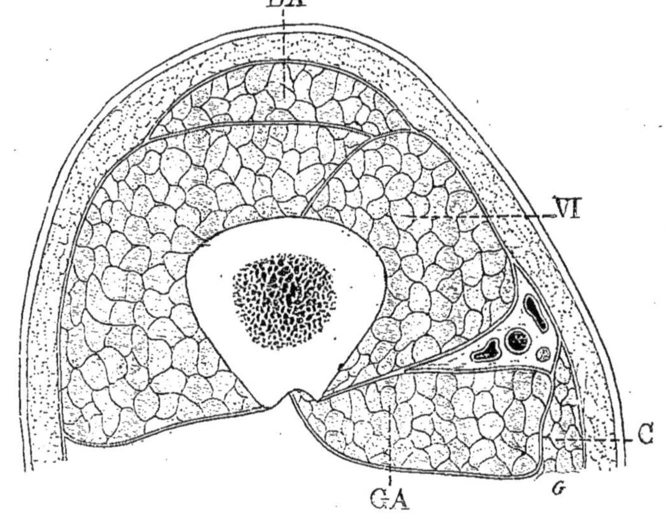

Fig. 19. — Schéma des rapports de la fémorale dans le canal de Hunter. Cuisse gauche, segment inférieur de la coupe.
VI, vaste interne; GA, grand abducteur; C, couturier; DA, droit antérieur.

- **3° Rapports....**
  1. Veine en arrière de l'artère unique, il y a quelquefois des veinules accessoires.
  2. Nerf saphène interne, dans la même gaine, en dedans de l'artère.

POSITION..........

- **1° Opérateur...** En dehors.
- **2° Aide.........**
  1. Tient la cuisse reposant sur sa face postéro-externe, pour l'incision.
  2. Puis la jambe fléchie sur la cuisse en abduction forcée, pour la recherche.
- **3° Sujet........** Sur le dos.

P. DE REPÈRE....

1. Milieu de l'arcade de Fallope, entre l'épine iliaque antéro-supérieure et l'épine du pubis.
2. Condyle du fémur.
3. Gouttière dépressible sur la face interne de la cuisse, marquant le trajet de l'artère de haut en bas.

L. D'INCISION (fig. 20).......

1. Partant du milieu de l'arcade.
2. Aboutissant en bas, derrière le condyle interne.

OPÉRATION.......

1° Inciser......
   1. Incision cutanée de 8 centimètres.
   2. Finissant ou commençant en bas, à quatre travers de doigt au-dessus du condyle interne, sur la ligne indiquée.
   3. Ménager la saphène interne, la porter en dedans.
   4. Inciser l'aponévrose sur le couturier (1er repère).
   5. Le porter en dedans.
   6. L'aide porte la cuisse en abduction pour tendre les adducteurs, l'index gauche sent la *corde* du 3e (2e repère); en dehors d'elle, est la paroi antérieure du canal dépressible.

2° Passer la sonde.....
   1. De bas en haut par l'orifice de sortie du nerf saphène interne.
   2. Inciser la paroi antérieure du canal immédiatement en dehors du tendon du 3e adducteur.

3° Dénuder..... Les vaisseaux de leur gaine.

4° Charger.....
   1. D'arrière en avant.
   2. De dedans en dehors.

5° Lier.

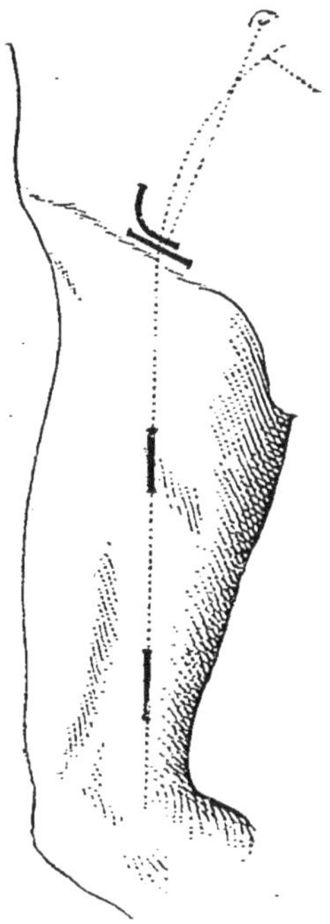

Fig. 20. — Lignes d'opération de la fémorale et des iliaques.

II. — A LA PARTIE MOYENNE DE LA CUISSE, A LA POINTE DU TRIANGLE DE SCARPA.

ANATOMIE (fig. 21)............

- **1° Direction....** Connue.
- **2° Trajet........**
  1. En avant du vaste interne.
  2. En arrière du couturier qui croise obliquement en dedans sa face antérieure.
  3. En dehors et en avant du moyen adducteur qui la sépare du grand.

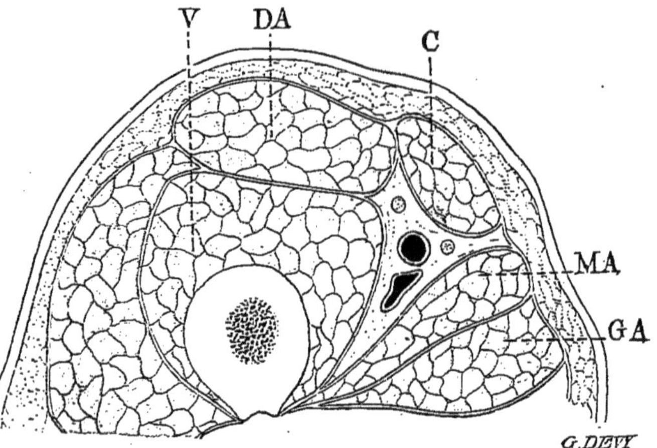

Fig. 21. — Schéma des rapports de la fémorale à la pointe du triangle de Scarpa, cuisse gauche, segment inférieur de la coupe.

DA, droit antérieur; VI, vaste interne; MA, moyen abducteur; GA, grand abducteur C, couturier.

- **3° Rapports ...**
  1. Veine en arrière et en dedans.
  2. Nerf saphène interne en avant et en dehors.
  3. Accessoire du saphène interne quitte la gaine.

POSITION..........

- **1° Opérateur ...** En dehors.
- **2° Aide.........** Tient cuisse ....
  1. Étendue en rotation externe, pour l'incision.
  2. Fléchie, pour la recherche.
- **3° Sujet ....** Sur le dos.

P. DE REPÈRE....
L. D'INCISION..... Connus.

OPÉRATION.......

- **1° Inciser......**
  1. Incision cutanée de 8 centimètres, sur la ligne indiquée.
  2. Éviter la saphène interne.
  3. Section de l'aponévrose sur le couturier.
  4. Le porter en dehors.
- **2° Déchirer ce feuillet ....**
  1. Reconnaître le paquet vasculo-nerveux sous le feuillet profond de la gaine du couturier.
  2. Avec la sonde.
- **3° Isoler ....** L'artère du nerf et de la veine.
- **4° Charger .....** De dedans en dehors.
- **5° Lier.**

III. — SOUS L'ARCADE CRURALE, A LA BASE DU TRIANGLE DE SCARPA.

ANATOMIE (fig. 22)

1° **Direction**.... 1. En bas. 2. En dedans. 3. En arrière.

2° **Trajet**....... Dans la loge vasculaire du canal crural fermée :
1. En arrière et en dedans par l'éminence pectinéale et le pectiné.
2. En arrière et en dehors par le psoas et le couturier.
3. En avant par l'aponévrose fémorale.

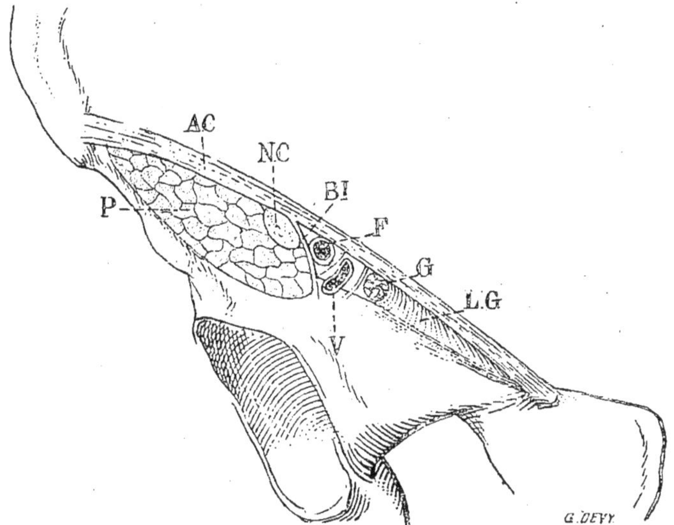

Fig. 22. — Schéma des rapports de la fémorale sous l'arcade fémorale.
AC, arcade crurale; P, psoas; NC, nerf crural; BI, bandelette ilio-pectinée; F, artère; V, veine; G, ganglion de Cloquet (gaine lymphatique); LG, ligament de Gimbernat. Côté gauche, segment inférieur de la coupe.

3° **Rapports**....
1. Dans la gaine vasculaire..
   1. Veine fémorale en dedans et en arrière de l'artère.
   2. Accessoire du saphène interne.
2. Par l'intermédiaire de la gaine....
   1. *En dehors* : nerf crural, dans la gaine du psoas.
   2. *En dedans* : ganglions lymphatiques de la gaine lymphatique.

4° **Branches**....
1. Nombreuses à ce niveau.
2. D'où lier au-dessus de la fémorale profonde.

POSITION.......... Connus.
P. DE REPÈRE....

OPÉRATION.......

1° **Inciser**.......
1. Incision cutanée, sur la ligne d'opération, commençant à 2 centimètres au-dessus de l'arcade, longue de 8 centimètres.
2. Ménager ganglions et veine.
3. Inciser aponévrose sur sonde introduite de haut en bas, immédiatement au-dessous de l'arcade.

2° **Dénuder**.....
1. Attaquer la gaine par sa face externe.
2. Dénuder.

3° **Charger**..... De dedans en dehors.

4° **Lier**.

18. LIGATURE DE L'ILIAQUE EXTERNE

ANATOMIE	1° Direction	Oblique en bas, en dehors, en avant, de l'articulation sacro-iliaque à l'arcade fémorale.
	2° Trajet	1. En avant du fascia iliaca et du psoas (bord interne). 2. En arrière du péritoine.
	3° Rapports	1. Veine iliaque externe, en arrière et en dedans. 2. Canal déférent, artères et veines déférentielles, ligament rond, en avant d'elle. 3. Nerf génito-crural en avant aussi.
POSITION	1° Opérateur	Du côté à opérer.
	2° Sujet	Étendu.
L. D'INCISION (fig. 20)	De l'ombilic au milieu de l'arcade crurale, tracée sur le trajet de l'artère.	
OPÉRATION	1° Inciser	1. Incision perpendiculaire au trajet de l'artère, cutanée, commençant ou finissant à 3 centimètres de l'épine du pubis, parallèle à l'arcade dans ses 2 tiers internes, dirigée en haut dans son tiers externe, mesurant 8 centimètres. 2. Incision de l'aponévrose du grand oblique.
	2° Détacher	Le bord inférieur des petit oblique et transverse, les relever.
	3° Ouvrir	1. Reconnaître l'artère à travers le fascia transversalis. 2. Ouvrir ce fascia, à ce niveau. Par là passer son doigt dans le tissu sous-péritonéal, creuser un canal préartériel, montant assez haut.
	4° Écarter	Faire écarter fortement la lèvre supérieure de la plaie, déchirer la gaine au moins à 3 centimètres au-dessus de l'arcade.
	5° Dénuder et charger	De dedans en dehors.
	6° Lier.	

19 LIGATURE DE L'ÉPIGASTRIQUE

ANATOMIE	1° Origine	A l'iliaque externe, immédiatement au-dessus de l'arcade.
	2° Direction	Horizontale en dedans, puis courbe à concavité externe, puis verticale.
	3° Trajet	1. Dans le tissu sous-péritonéal. 2. Puis dans la gaine du droit. 3. En arrière du fascia transversalis vrai. 4. En avant du fascia transversalis faux et du péritoine.
	4° Rapports	1. Embrasse dans sa concavité le cordon chez l'homme, le ligament rond chez la femme. 2. Sépare les deux fossettes inguinales externe et moyenne.
POSITION	Opérateur	Du côté malade.
L. D'INCISION	D'un doigt en dedans du milieu de l'arcade crurale à l'ombilic.	
OPÉRATION	1° Inciser	1. Incision cutanée de 6 centimètres, son milieu répondant à cette ligne, parallèle à l'arcade et à 1 centimètre au-dessus d'elle. 2. Inciser aponévrose du grand oblique.
	2° Détacher	1. Détacher petit oblique et transverse; inciser fascia transversalis. 2. L'artère est au-dessous dans du tissu graisseux.
	3° Charger	De dedans en dehors.
	4° Lier.	

20. LIGATURE DE LA FESSIÈRE

ANATOMIE (fig. 23)............
1. Née de l'hypogastrique.
2. Sort du bassin par la partie la plus élevée de la grande échancrure sciatique, entre le bord supérieur du pyramidal et inférieur du moyen fessier.

POSITION..........
- 1° Opérateur.... | Du côté à opérer.
- 2° Sujet........ | Sur le ventre, cuisse étendue, pointe du pied en dehors.

P. DE REPÈRE...
1. Épine iliaque postéro-supérieure.
2. Bord postérieur du grand trochanter.

L. D'INCISION.....
1. Entre ces deux points.
2. L'artère sort du bassin à l'union du tiers supérieur avec le tiers moyen de cette ligne.

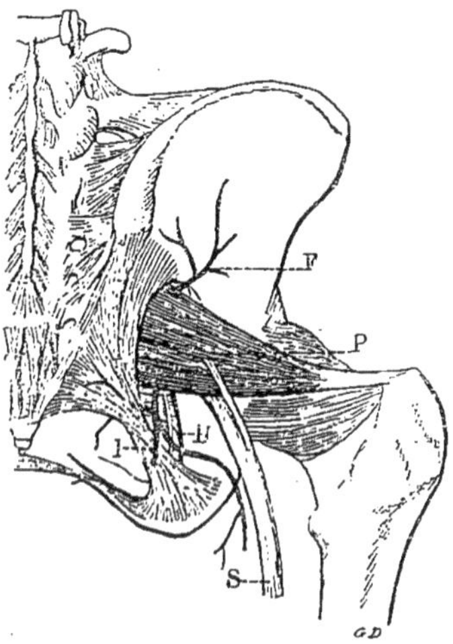

OPÉRATION.......
- 1° Inciser....... Incision sur cette ligne, commençant à 3 centimètres sous l'épine postéro-supérieure, longue de 12-15 centimètres, intéressant peau et aponévrose du fessier.
- 2° Séparer......
  1. Séparer avec le doigt ou le bistouri les deux faisceaux du fessier.
  2. Inciser en bas transversalement le faisceau inférieur.
- 3° Déchirer.....
  1. Chercher point culminant de la grande échancrure.
  2. Déchirer à ce niveau aponévrose profonde.
  3. Abaisser bord supérieur du pyramidal.
  4. Voir ou sentir au doigt l'artère sur le rebord osseux.
- 4° Charger..... De dehors en dedans, pour éviter les plus grosses veines.
- 5° Lier.

Fig. 23. — Schéma des artères de la fesse.
P, pyramidal; F, fessière; S, n. sciatique; I, ischiatique; H, honteuse.

---

21. LIGATURE DE L'ISCHIATIQUE

OPÉRATION....... Identique à la précédente, sauf que la recherche est faite plus bas, au-dessous du pyramidal, à quelques millimètres en dedans de l'épine sciatique.

---

22. LIGATURE DE LA HONTEUSE INTERNE

OPÉRATION....... Ici de même : on cherchera l'artère en dehors de l'ischiatique, sur le bord supérieur de l'épine.

II

AMPUTATIONS ET DÉSARTICULATIONS

I. AMPUTATIONS ET DÉSARTICULATIONS EN GÉNÉRAL

1. GÉNÉRALITÉS

DÉFINITION.......
- 1° Amputation.. — Opération par laquelle on sépare du corps un membre ou une portion de membre, la séparation étant pratiquée dans la *continuité* de l'os.
- 2° Désarticulation.......... — Opération où la séparation est faite dans la *contiguïté* des os, au niveau de leurs articulations.

INSTRUMENTS...
- 1° Couteaux...
  1. Servant à diviser les parties molles.
  2. A manche long, lourd, métallique.
  3. A lame à tranchant unique.
  4. A dimensions variables avec le genre d'opération.
  5. Le tranchant fait les grandes incisions, taille les lambeaux par transfixion, procède en sciant, plutôt qu'en appuyant, « en tirant du talon à la pointe ».
  6. La pointe et son tranchant divisent les ligaments interosseux, pénètrent dans un interligne articulaire, détachent les chairs des os.
  7. Le talon, arrondi et mousse, empêche le doigt de se blesser sur le tranchant.
- 2° Bistouris... — A lame courte et trapue, pour les petites désarticulations.
- 3° Ciseaux.
- 4° Scies.......
  1. Servant à sectionner les os.
  2. Plusieurs types.......
     1. Scie à arbre.
     2. Scie à dos mobile.
- 5° Écarteurs... — Mousses, larges, recourbés à leurs extrémités.
- 6° Rétracteurs métalliques ou plutôt compresses.
  1. A deux chefs.
  2. A trois chefs.
- 7° Pinces à dissection.
- 8° Daviers.....
  1. A double articulation.
  2. A articulation simple.
- 9° Pinces à forcipressure.
- 10° Aiguilles à suture
- 11° Soies, catgut, crin de Florence.

ANATOMIE.......
1. Indispensable à connaître.
2. Fixe les points essentiels qui suivent.......
   1. Rétractilité de la peau.
   2. Épaisseur, longueur et rétractilité, vascularisation des muscles.
   3. Siège des vaisseaux et des nerfs.
   4. Situation, direction des interlignes, appareils ligamenteux, articulaires, etc.

POSITION..........
- 1° Opérateur... — Variable avec chaque cas.
- 2° Aides........
  1. Un seul suffit dans les petites opérations.
  2. 4 aides sont nécessaires dans les grandes :
     - 1er, endort le sujet.
     - 2e, pratique l'hémostase...
       1. Provisoire, compression artérielle.
       2. Définitive, pinces à forcipressure.
     - 3e, vers la racine du membre, rétracte les lambeaux.
     - 4e, à l'extrémité du membre à amputer qu'il soutient.
- 3° Sujet....... — Sur le dos en général.

P. DE REPÈRE....
- Fournis par l'anatomie.
- 1° Superficiels..
  - 1. Tirés des parties molles.
  - 2. Tirés des os.
- 2° Profonds.

HÉMOSTASE......
- 1° Extemporanée........ Pinces à forcipressure et ligature.
- 2° Provisoire, préventive...
  - 1. Compression de l'artère principale du membre.....
    - 1. Par le garrot, le tourniquet, le compresseur à pelote.
    - 2. Par la compression digitale surtout, s'exerçant là où l'anatomie enseigne que l'artère peut être appuyée sur une surface osseuse.
  - 2. Appareil d'Esmarch....
    - *1er temps :* une bande de caoutchouc est enroulée de l'extrémité vers la racine du membre pour exprimer le sang veineux.
    - *2e temps :* application d'un tube de caoutchouc au-dessus du siège d'amputation, qui arrêtera le cours du sang.
    - *3e temps :* enlever la bande de caoutchouc.

MOIGNONS.
- C'est, avec la conservation de la vie du malade, le principal souci de l'opérateur.
- 1° Qualités du moignon parfait.
  - 1. Indolence.
  - 2. Solidité.
  - 3. Forme régulière.
- 2° Éléments qui constituent ce moignon........
  - 1. *Peau*........
    - 1. Élastique et variablement rétractile, selon le lieu.
    - 2. En moyenne, *du tiers* de la hauteur totale du lambeau.
    - 3. Rétraction est immédiate pendant l'opération et consécutive pendant les jours suivants.
  - 2. *Muscles*......
    - 1. Rétraction immédiate, surtout au niveau des muscles longs.
    - 2. Rétraction tardive, se continuant pendant longtemps :
  - 3. *Os*........... Présente :
    - 1. Une *extrémité*.
      - 1. Qui doit être arrondie, mousse.
      - 2. Qui est lâchement adhérente à la cicatrice cutanée et assez éloignée d'elle.
    - 2. Une *surface*..
      - 1. Non adhérente à la peau.
      - 2. Mais séparée par une épaisseur suffisante de muscles.
- 3° Règles.........
  - 1. *Lambeau*....
    - 1. Sera d'un tiers plus long que le moignon à former.
    - 2. Sera d'autant plus long que l'os sera plus gros et que l'amputation sera plus éloignée de la racine du membre.
  - 2. *Peau*........
    - 1. Enveloppante, sera plus longue que les muscles enveloppés.
    - 2. Sera plus longue chez l'enfant dont le squelette pourra continuer à s'allonger.

MOIGNONS (*Suite*).. — 4° Inconvénients du mauvais moignon.....

1. *Conicité*...... — Forme conique; l'os est à fleur de peau, la cicatrice courte est adhérente à l'os (fig. 24, 25).

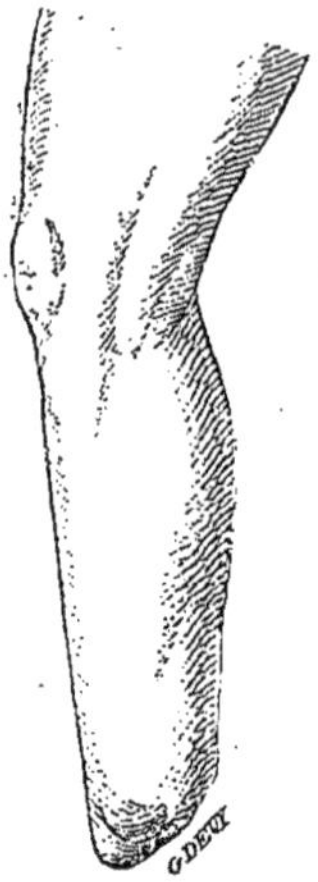

Fig. 24. — Moignon conique, cicatrice adhérente à l'os, os trop peu étoffé.

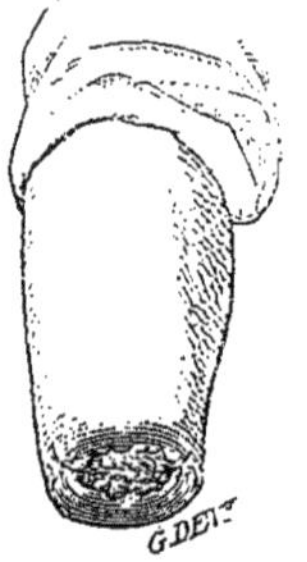

Fig. 25. — Moignon conique, cicatrice adhérente, s'ulcérant fréquemment.

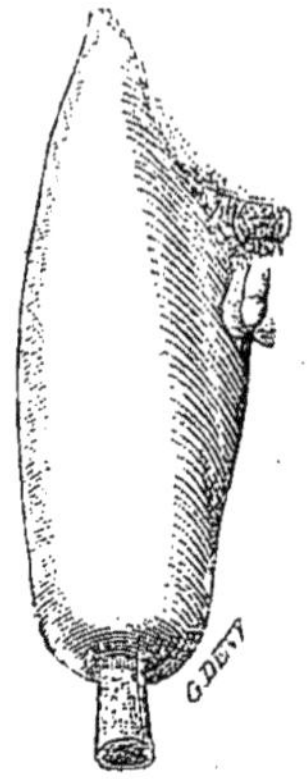

Fig. 26. — Moignon conique, os à découvert.

2. *Tendance*. ... —
1. De l'os trop gros ou trop long à sortir à travers les téguments qu'il ulcère (fig. 26).
2. Immédiate : insuffisance de longueur du lambeau.
3. Tardive : rétraction des parties molles, allongement excessif de l'os.

3. *Douleurs*..... — Par développement d'un névrome.

OPÉRATION.......

1° Plusieurs temps........
1. Section de la peau.
2. Des parties molles.
3. De l'os.

2° Cinq méthodes opératoires...
D'après la forme donnée à l'incision des parties molles.
1. Méthode Circulaire.
2. — Ovalaire.
3. — Elliptique.
4. — A un lambeau.
5. — A deux lambeaux.

3° But de l'opération... — Rejeter *la cicatrice* du côté où elle sera le moins nuisible.

4° Formes de la cicatrice.....
1. Terminale... — Moignon utilisable par toute sa circonférence (méthodes circulaire, elliptique peu oblique, à deux courts lambeaux).
2. Latérale..... — Moignon utilisable par son extrémité et la moitié de sa circonférence (méthode à un lambeau, elliptique très oblique, à deux lambeaux très inégaux).
3. Termino-unilatérale.. — Moignon utilisable par trois de ses faces (méthode ovalaire).
4. Termino-bilatérale.... — Moignon utilisable par trois de ses faces (méthode à deux lambeaux grands et égaux).

2. MÉTHODE CIRCULAIRE

INDICATIONS
- 1. Portions de membres cylindriques.
- 2. Tiers inférieur de ....
  - 1. Jambe.
  - 2. Cuisse.
  - 3. Avant-bras.
  - 4. Bras.

MESURE DU LAMBEAU
- 1. Marquer point de la future section osseuse.
- 2. Mesurer la circonférence du membre à ce niveau........
  - Circonférence égale trois fois le diamètre $C = \pi D$ et diamètre égale le tiers de la circonférence; la peau enveloppante devra avoir au moins, comme longueur, ce diamètre augmenté d'un tiers.
- 3. Règles particulières..
  - 1. A la cuisse et au bras, le lambeau aura la longueur totale du diamètre.
  - 2. A la jambe et à l'avant-bras, les deux tiers du diamètre.
- 4. Bonne pratique......
  - 1. Marquer ces mesures à la teinture d'iode.
  - 2. Ou au crayon dermographique.

VARIÉTÉS
- 1° Amputation circulaire infundibuliforme.......
  - 1. Là où les chairs sont abondantes (bras, cuisse), où la plaie a la forme d'un entonnoir.
  - 2. A sommet supérieur, répondant à l'os. A base inférieure formée par la section cutanée, la partie intermédiaire répond aux muscles.
- 2° Amputation à manchette.
  - Là où les muscles manquent ou adhèrent à un espace interosseux et ne peuvent être rétractés suffisamment.

I. — AMPUTATION CIRCULAIRE INFUNDIBULIFORME.

SECTION DE LA PEAU (fig. 27.).......
- 1° Main gauche.
  - Tient le membre au-dessous du point à couper.
- 2° Main droite..
  - 1. Passe sous le membre.
  - 2. Tient le couteau perpendiculaire au membre, pointe haute.
  - 3. Coupe d'abord la face gauche du membre, en sciant de haut en bas.
  - 4. Puis la face inférieure, en sciant transversalement, puis la face droite, en sciant verticalement.
  - 5. Le couteau finit ainsi la pointe basse par-dessus le membre.
  - 6. On unit les deux incisions *par une reprise*.

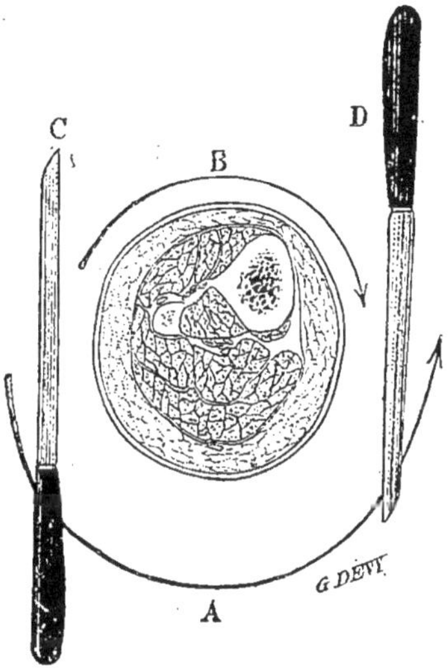

Fig. 27. — Schéma du trajet du couteau.

A, première incision par-dessous le membre, de gauche à droite; B, reprise par-dessus le membre; C, incision du couteau en commençant; D, incision du couteau en finissant cette incision.

MOBILISATION DES TÉGUMENTS....
- 1° Opérateur...
  - Avec la pointe du couteau, coupe les attaches de la peau à l'aponévrose, sans craindre d'entamer celle-ci, surtout au niveau des cloisons aponévrotiques.
- 2° Aide.........
  - Rétracte en haut, vers la racine du membre, les téguments, en embrassant, de ses deux mains réunies en cercle, la périphérie du membre.

COUPE DES MUSCLES..

1° 1re Coupe (fig. 28).....
1. Faite au ras de la peau rétractée.
2. Le couteau sous le membre, tenu verticalement, attaque, comme pour la section cutanée, la face gauche ou éloignée, puis la face inférieure, puis la face droite.
3. Il complète l'incision par une reprise faite par-dessus le membre.
4. Les muscles sont coupés à fond, jusqu'à l'os.

2° Recoupe (fig. 29).....
1. L'aide rétracte fortement en haut les chairs qui forment alors un cône à base supérieure, répondant à l'incision cutanée supérieure, à sommet inférieur.

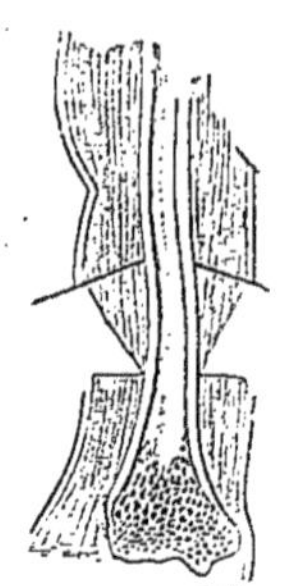

Fig. 28. — Schéma de la 1re coupe des muscles par la méthode circulaire.

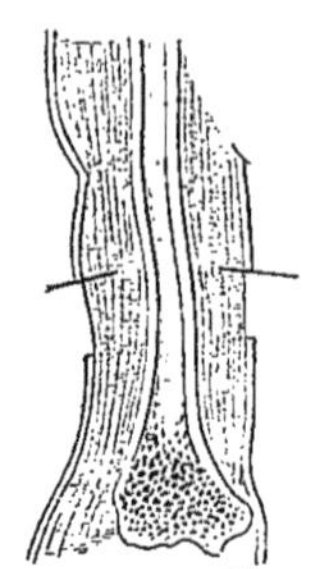

Fig. 29. — Schéma de la recoupe des muscles à la base du cône musculaire, en creusant vers la racine du membre.

2. Au niveau de la peau, le couteau attaque à nouveau, suivant le même trajet que tout à l'heure, mais en creusant un peu vers le haut; la pointe du couteau dénude l'os, en refoulant les insertions musculaires profondes, mais pas plus haut qu'on ne doit scier l'os.

SECTION DU SQUELETTE.

1° Aide rétracte les chairs avec........
1. Rétracteurs métalliques.
2. Compresses..
   1. A deux chefs (un seul os).
   2. A trois chefs (deux os).

2° Opérateur...
1. Se tient à gauche du membre.
2. Coupe le périoste à 1 centimètre au-dessous du point choisi et le relève en une manchette avec la rugine.
3. Saisit de la main gauche l'os au-dessous, du point à scier.
4. Applique sur l'os la phalange unguéale du pouce fléchi sur laquelle il guide la lame de la scie.
5. Donne, de la main droite, de petits coups de scie pour creuser un léger sillon, puis scie largement, tandis que l'aide tenant la partie à enlever la maintient bien droite, car, fléchie, elle arrête la scie, et. étendue, elle expose à une fracture irrégulière; à la fin, on revient aux mouvements lents et prudents; si des éclats se sont produits, régulariser à la pince coupante; on peut, au début, abattre l'angle antérieur de l'os (surtout au tibia) pour éviter la perforation du lambeau.
6. S'il y a deux os, on commence la section du plus gros et du plus fixe (cubitus, tibia); après l'avoir entamé, sans l'abandonner, on attaque le plus grêle et mobile (radius, péroné) qu'on divise entièrement; on achève la section du premier.

II. — AMPUTATION CIRCULAIRE A MANCHETTE.

SECTION DE LA PEAU.... Comme dans amputation infundibuliforme.

TAILLE DE LA MANCHETTE CUTANÉE (fig. 30).
1. Le bout des doigts gauches saisit la lèvre supérieure de l'incision que la pointe du couteau détache des parties sous-jacentes *jusqu'au point de la section* osseuse, et qu'on retrousse sur toute la périphérie.
2. Peau entraîne tout le tissu cellulaire sous-cutané pour sa nutrition; ne pas craindre d'entamer l'aponévrose.

SECTION DES MUSCLES..
1. Faite circulairement, le couteau suivant le même chemin que pour l'incision cutanée; au niveau de la peau rétractée.
2. Avec la pointe du couteau, couper, désinsérer et relever ceux qui sont profondément dans l'espace interosseux.

SECTION DU SQUELETTE.. Comme ci-devant.

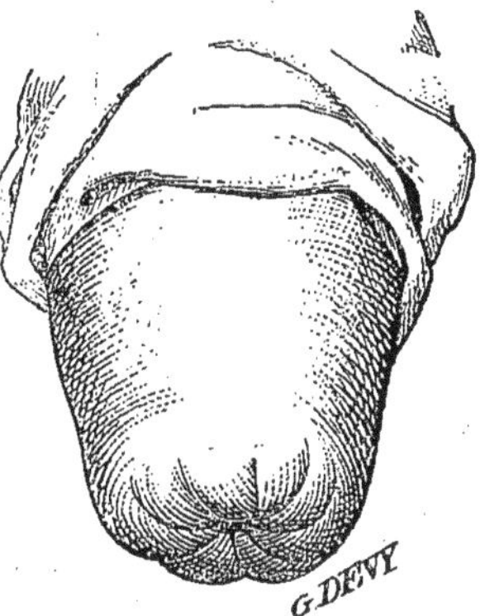

Fig. 30. — Cicatrice terminale, résultat de la méthode circulaire.

---

3. MÉTHODE OVALAIRE

DÉFINITION....... L'incision figure un ʌ renversé dont les deux branches sont réunies par une branche transversale légèrement courbe.

INDICATIONS...... Surtout dans la pratique des désarticulations dans lesquelles les chairs manquent totalement ou presque d'un côté.

I. — MÉTHODE OVALAIRE PURE.

INCISION CUTANÉE........
1. Commencer, au-dessus du point de section, par les deux branches verticales de l'incision et les réunir par une branche transversale.
2. Ou, plus élégamment, commencer par la branche droite, faire la branche transversale et finir par la branche gauche.
3. Rétracter et libérer la peau.

TAILLE DES MUSCLES.

SCIER.

II. — MÉTHODE OVALAIRE MODIFIÉE, EN RAQUETTE.

INCISION CUTANÉE........
1. Incision verticale commençant au niveau de la section osseuse et descendante, aboutissant au sommet de l'angle que forment les branches verticales, sommet abaissé au-dessous du point de section; l'incision forme un λ au lieu d'un ʌ.
2. L'incision est dite *en croupière*, si l'on arrondit légèrement les branches verticales, de sorte qu'elles embrassent le membre comme la croupière embrasse la racine de la queue d'un cheval (Farabœuf).

TAILLE DES MUSCLES.

SCIER.

4. MÉTHODE ELLIPTIQUE

Se rapproche de.......
1. La méthode circulaire par la forme de l'incision.
2. La méthode à un lambeau, parce que le moignon est formé par un seul lambeau arrondi.

MESURE DU LAMBEAU.. Longueur : la demi-circonférence (comme dans méthode à un lambeau).

SECTION DE LA PEAU.....
1. Incision courbe à convexité supérieure, au-dessous du point de la section osseuse, du côté où il y a le moins de parties molles.
2. Reprise sur la moitié opposée du membre, à convexité inférieure, de même forme, plus étendue.
3. Libérer et rétracter la peau.

TAILLE DES CHAIRS..... Au niveau de la peau rétractée.
1. Par transfixion.
2. Par dissection, de préférence.

SCIER OU DÉSARTICULER.

RÉSULTAT........ Grand lambeau inférieur convexe est reçu dans la concavité de l'incision supérieure.

CICATRICE........
1. Terminale (incision peu oblique).
2. Latérale (incision très oblique).

---

5. MÉTHODE A UN LAMBEAU

VARIÉTÉS.........

1° Lambeau carré.

2° Lambeau arrondi en U, est préférable.

1. *Dimensions du lambeau.....*
   1. *Largeur :* les deux tiers de la circonférence, prise au point de section osseuse.
   2. *Longueur :* la moitié de cette circonférence.
2. *Section* de la peau, comme ci-devant, qui devra déborder les muscles en longueur et en largeur.
3. *Taille des muscles* par transfixion; par dissection, est bien préférable.
4. *Scier* l'os.

---

6. MÉTHODE A DEUX LAMBEAUX

AVANTAGES...... Sur méthode circulaire.....
1. Moignon plus étoffé.
2. Os mieux recouvert.

VARIÉTÉS..........
1. *Lambeaux égaux :* cicatrice termino-bilatérale et membre utilisable par deux de ses faces.
2. *Lambeaux inégaux :* cicatrice latérale et membre utile par trois de ses faces.

MESURE DES LAMBEAUX.
1. Marquer point de la future section osseuse.
2. Mesurer la circonférence à ce niveau : le diamètre en représente le tiers.
3. Les lambeaux doivent avoir au total, comme longueur, le diamètre augmenté d'un tiers pour la rétraction cutanée et musculaire.
4. Longueur des lambeaux (*lambeaux égaux*).
5. Largeur des *deux lambeaux* à la base : la moitié de la circonférence du membre, celle-ci prise avec un fil qu'on plie en deux et qu'on applique en travers sur la face antérieure ou latérale du membre ; la largeur du *lambeau unique* sera égale à la demi-circonférence du membre ; sa longueur égalera le diamètre augmenté du tiers.
6. *Règle générale :* la peau du lambeau doit le dépasser en tous sens ; le pédicule du lambeau doit être largement nourri par ses artères.

DIVISION..........
1. Méthode à lambeaux arrondis en U.
2. Méthode à lambeaux carrés.

I. — LAMBEAUX ARRONDIS EN U.

AVANTAGES ..... Quand les membres sont cylindriques; les lambeaux se juxtaposent mieux dans la suture.

SECTION DE LA PEAU....

1. Le tracé est marqué à la teinture ou avec la pointe du couteau.
2. Peut être faite de plusieurs façons......
   1. D'un seul trait, sans reprise, et dans cet ordre (fig. 31): branche descendante, branche concave de l'U, branche ascendante; l'opérateur tirera le couteau de *sa gauche vers sa droite*.
   2. En deux traits descendants (fig. 32): branche gauche, puis branche droite, les deux se réunissant au milieu de l'U.
   3. En deux traits ascendants: les deux commençant au milieu de l'U.

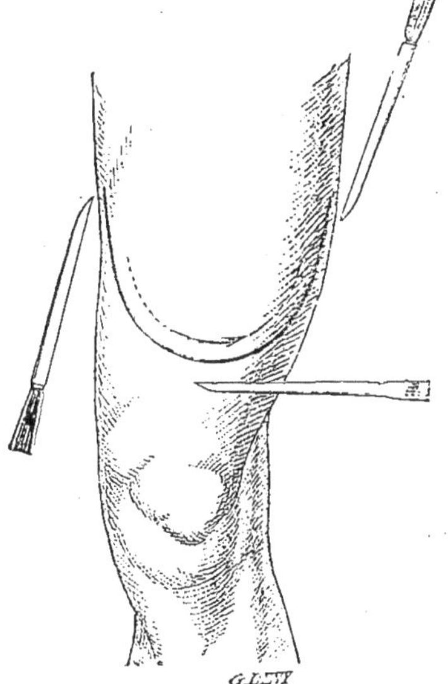

Fig. 31. — Taille du lambeau antérieur d'un seul trait; les 3 positions successives du couteau.

Fig. 32. — Taille du lambeau antérieur, 2 traits descendants, trait plein, 2 traits ascendants, pointillé.

3. Repasser dans la plaie, section des brides permettant la rétraction de la peau qu'un aide attire vers la racine du membre.

COUPE DES MUSCLES...

1° Deux procédés
   1. Par transfixion.
   2. Par dissection.

2° Par transfixion (fig. 33).....
   - *1er temps*.......
     1. *Main gauche* saisit les parties molles qui vont constituer le lambeau antérieur et les soulève.
     2. *Main droite* enfonce le couteau de droite à gauche, entrant dans la base du lambeau par le sommet d'une incision, sortant par l'autre, rasant l'os, le dos tourné vers la racine du membre; la lame tenue à plat exécute des mouvements de va-et-vient, descend, coupe les muscles soulevés et sort en se relevant, le tranchant en haut, pour faire une section carrée et non en biseau.
   - *2e temps*........ On taille de même le lambeau postérieur et le tranchant sort tourné vers en bas, pour couper le lambeau carrément.
   - *Avantages* ...... Brillante et rapide.
   - *Inconvénients* ...
     1. Exécution difficile.
     2. Expose à couper les artères nourricières du lambeau.
     3. Muscles dépassent la peau qui est plus rétractile.

COUPE DES MUSCLES.. (*Suite.*)

3° Par dissection (à la Ravaton)...

1. Est préférable.
2. *Main gauche* saisit les muscles qu'elle soulève et écarte.
3. *Main droite* tient un couteau, la pointe vers la racine du membre, séparant les muscles des os sous-

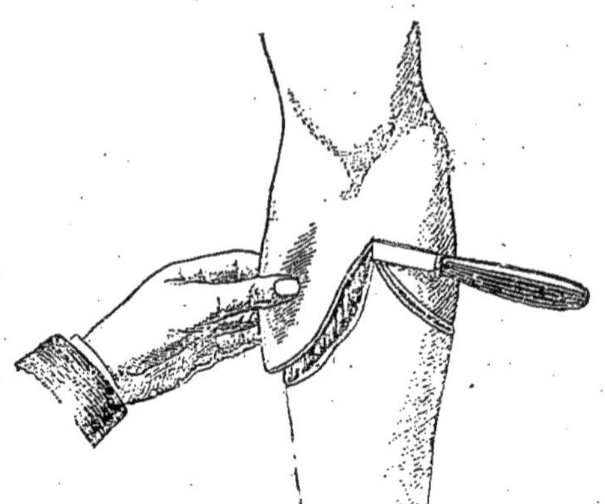

Fig. 33. — Coupe musculaire par transfixion.

jacents, en allant de la gauche à la droite de l'opérateur, de bas en haut, du sommet à la base du lambeau; on cherche et on lie l'artère principale qui est en grande partie contenue dans le lambeau qu'on achève alors; puis on dissèque de même le deuxième lambeau.
4. *Avantages*.... | Taille plus régulière des muscles.

SECTION DU SQUELETTE.. Comme pour la méthode circulaire.

II. — LAMBEAUX CARRÉS, PLUS FACILES A TAILLER QUE LES LAMBEAUX ARRONDIS.

VARIÉTÉS.........

1. Lambeaux égaux.
2. Lambeaux inégaux.

1° Lambeaux égaux........

1. Incision circulaire au point marqué de la limite inférieure du lambeau allant jusqu'à l'os.
2. Deux incisions verticales, diamétralement opposées allant du point de section osseuse à la précédente.
3. Dissection des lambeaux qui sépare les muscles des os.
4. Section des os par procédé habituel.

2° Lambeaux inégaux......

1. *Dimensions*...
   1. Le plus grand a au moins la longueur du diamètre et une largeur égale à la demi-circonférence.
   2. Le plus petit, le quart du diamètre et il contient les vaisseaux et les nerfs principaux du membre.
2. *Grand lambeau taillé d'abord.*
   1. Incision cutanée d'abord.
   2. Puis taille des chairs par dissection, séparant complètement les muscles des os, en suivant exactement les incisions cutanées.
   3. Relever le lambeau ainsi complètement disséqué jusqu'au point de section osseuse.
3. *Petit lambeau taillé ensuite.*
   1. Incision transversale, portant sur la partie du membre intacte, allant jusqu'à l'os.
   2. Dissection de ce lambeau qu'on relève.
   3. Scier par procédé ordinaire les os.

II. AMPUTATIONS EN PARTICULIER

I. — AMPUTATIONS ET DÉSARTICULATIONS DU MEMBRE SUPÉRIEUR

1. AMPUTATION DES PHALANGES DES DOIGTS DANS LA CONTINUITÉ

ANATOMIE........
1. Peau de la face dorsale moins épaisse, moins rétractile que celle de la face palmaire.
2. Cicatrice doit être rejetée sur le côté dorsal.

POSITION...........
- 1° **Opérateur** ... Au bout de la main, tient le doigt entre le pouce sur la face dorsale, l'index sur la face palmaire.
- 2° **Aide**......... Écarte les autres doigts.

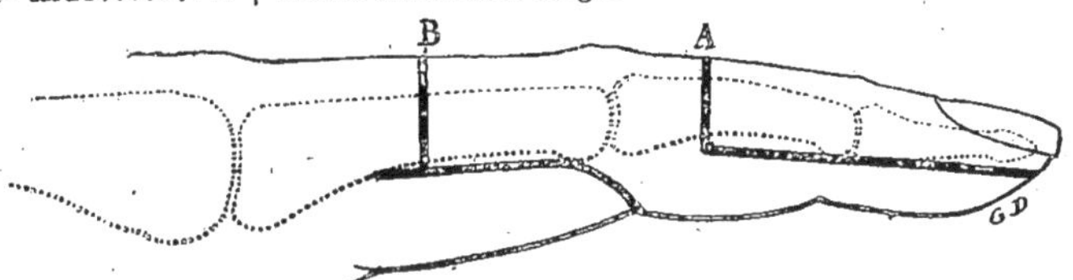

Fig. 34. — A, méthode à un lambeau palmaire unique ; B, méthode à 2 lambeaux inégaux.

OPÉRATION.......

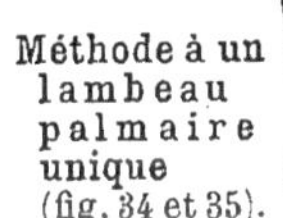

1° **Méthode à un lambeau palmaire unique** (fig. 34 et 35).

1. Tailler par transfixion un lambeau palmaire; le bistouri pénètre de droite à gauche, au point de la section osseuse, en rasant l'os, puis d'arrière en

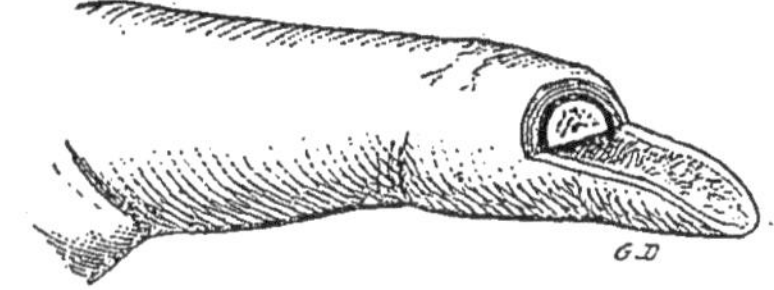

Fig. 35. — Lambeau palmaire unique, après la section de l'os.

avant, taille un lambeau de 18 millimètres environ et sort brusquement pour faire un bout arrondi.
2. Couper transversalement la peau du dos au niveau de la base du précédent, en allant jusqu'à l'os.
3. Couper l'os à ce même point avec cisaille ou scie fine.

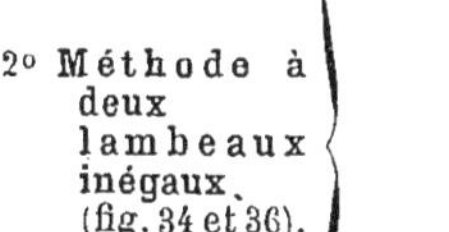

2° **Méthode à deux lambeaux inégaux** (fig. 34 et 36).

1. 1er temps identique.
2. Couper en travers la peau dorsale, à 6 millimètres

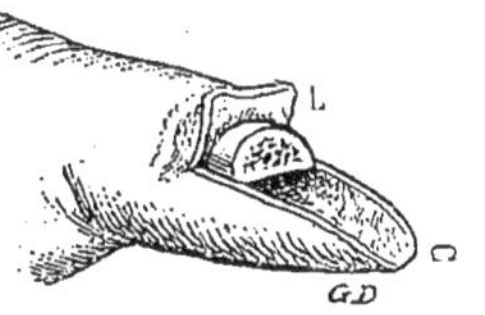

Fig. 36. — Deux lambeaux inégaux. L, dorsal relevé ; C, palmaire.

au-dessous de la base du lambeau palmaire, en formant un lambeau carré qu'on relève. — Le lambeau dorsal est le tiers du lambeau palmaire.
3. Scier à la base du lambeau palmaire.

2. DÉSARTICULATION DES PETITES ET MOYENNES PHALANGES DES DOIGTS ET DU POUCE

ANATOMIE........
- 1° Articulations phalangiennes.
  - Sont ainsi disposées :
  - 1. *Surfaces osseuses* ....
    - 1. Supérieure : trochlée.
    - 2. Inférieure : deux condyles.
  - 2. *Ligaments* .... Latéraux externe et interne, postérieur, antérieur : tendon extenseur, tendon fléchisseur.
- 2° Cicatrice..... Doit être dorsale.

POSITION..........
- 1° Opérateur...
  - 1. Saisit doigt comme ci-dessus.
  - 2. Fléchit la phalange à opérer.
- 2° Aide......... Tient les doigts de la main fléchis, sauf celui à opérer.

P. DE REPÈRE (fig. 37)........
- 1° Plis cutanés palmaires...
  - 1. Entre première et deuxième phalanges, répondent à leur interligne.
  - 2. Entre deuxième et troisième, à 3 ou 4 millimètres au-dessus de l'interligne.
- 2° Plis cutanés dorsaux..... Sans rapports fixes.
- 3° Saillies osseuses....
  - Remarquées sur la phalange supérieure par flexion du doigt à angle droit:
  - 1. Saillie de la 1re est à un demi-centimètre au-dessus de l'interligne des deux premières phalanges.
  - 2. Saillie de la 2e est à un quart de centimètre au-dessus de l'interligne des deux dernières phalanges.
  - 3. De plus, l'interligne est à la hauteur des tubercules que l'on sent sur les faces latérales de chaque articulation phalangienne, appartenant à la phalange supérieure.

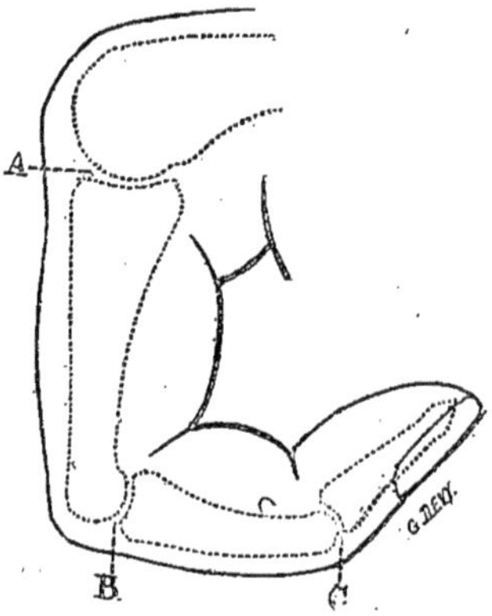

Fig. 37. — Section longitudinale et médiane d'un doigt.

A, interstice métacarpo-phalangien; B, interstice phalango-phalanginien; C, interstice phalangino-phalangettien.

OPÉRATION.

Méthode à lambeau palmaire unique (fig. 38)......
- 1° *Sectionner les téguments dorsaux*....... De gauche à droite, au niveau de l'article, laissant intacte la demi-circonférence palmaire; du même coup, section des tendons dorsaux.
- 2° *Pénétrer dans l'articulation*... Si on ne l'a fait d'emblée, couper les ligaments latéraux, gauche, puis droit.

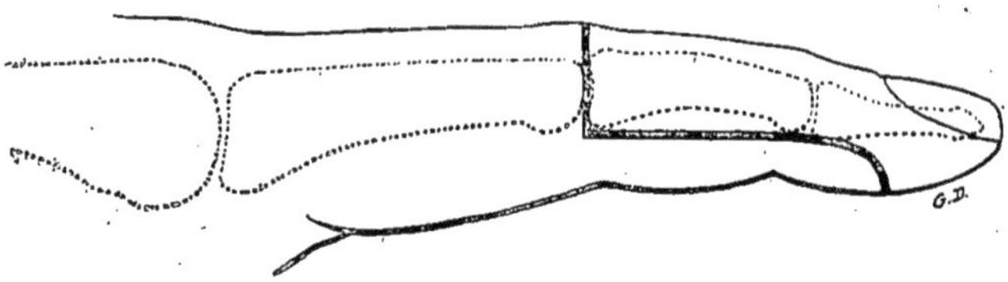

Fig. 38. — Désarticulation d'une phalange par la méthode à lambeau palmaire unique.

- 3° *Fléchir fortement la phalange inférieure*... Passer le bistouri sous elle, sectionner les chairs d'arrière en avant, en rasant la face inférieure de l'os.
- 4° *Redresser, réarticuler la phalange.* Continuer la section des chairs, le couteau horizontal, par des mouvements de va-et-vient, jusqu'à avoir un lambeau de 15 millimètres.
- 5° *Incliner le bistouri en bas.* Pour couper en carré et régulièrement l'extrémité du lambeau.

3. DÉSARTICULATION D'UN DOIGT DU MILIEU

ANATOMIE........	1° Articulations métacarpo-phalangiennes sont des condyliennes :	
	2° Moyens d'union.......	Deux ligaments latéraux; tendons fléchisseurs, ligament glénoïdien-antérieur, tendons extenseurs.
	3° Artères collatérales des doigts.	Sont sur les côtés.
	4° Cicatrice....	Doit être dorsale.
POSITION..........	Sujet..........	1. Main en pronation. 2. Autres doigts écartés.
P. DE REPÈRE (fig. 37).........	*Interligne*.......	1. A 10 millimètres sous la tête du métacarpien (doigt fléchi). 2. A 12 ou 15 millimètres au-dessus du pli digito-palmaire. 3. Au niveau du sillon produit en tirant sur le doigt étendu.
OPÉRATION.......	Trois procédés principaux (fig. 39 et 40).	

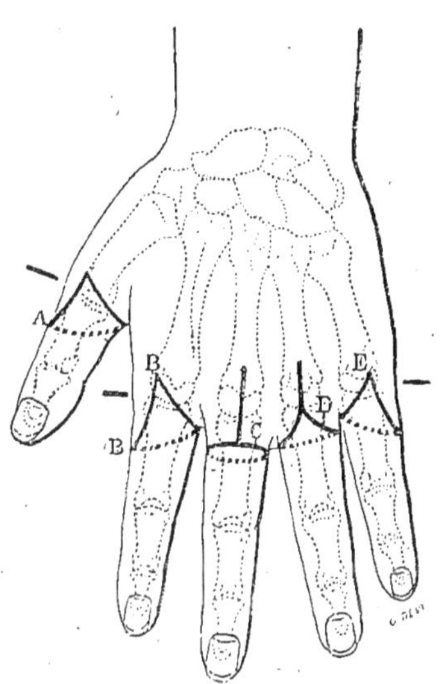

Fig. 39. — Face dorsale.

A, lambeau palmaire et externe; B, lambeau palmaire et externe; C, lambeau circulaire et incision dorsale; D, croupière; E, lambeau palmaire et interne.

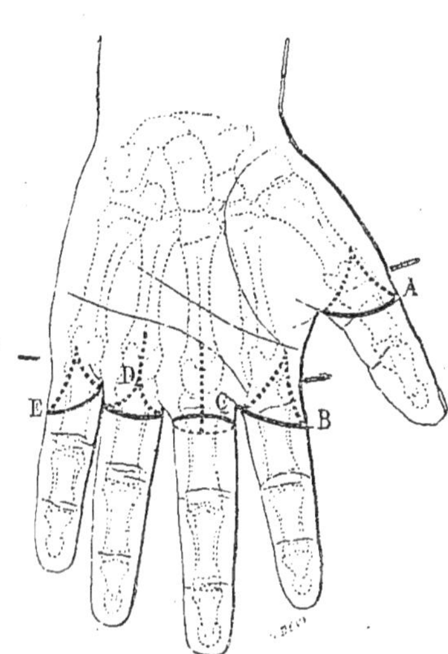

Fig. 40. — Face palmaire.

A, lambeau palmaire et externe; B, lambeau palmaire et externe; C, lambeau circulaire et incision dorsale; D, croupière; E, lambeau palmaire et interne.

I. — INCISION CIRCULAIRE AVEC FENTE DORSALE.

CICATRICE TERMINO-DORSALE (en cinq temps)......	1° Incision circulaire...	1. Au niveau *du pli digito-palmaire.* 2. Commencer à la paume, de gauche à droite, allant jusqu'à l'os. 3. Reprendre sur le dos, de gauche à droite, jusqu'à l'os.
	2° Abaisser une incision.....	Dorsale, de l'interligne à l'incision circulaire.
	3° Dissection des angles ..	Droit et gauche.
	4° Ouverture de l'articulation	1. A gauche d'abord, entre le squelette et la peau, section du ligament latéral; puis section du ligament dorsal; puis section du ligament latéral droit. 2. Faciliter la pénétration dans l'interligne, en tirant sur le doigt.
	5° Tordre le doigt vers la gauche......	Le bistouri détache le ligament antérieur, rase l'os et le sépare enfin des parties molles.

II. — INCISION EN RAQUETTE AMÉLIORÉE OU CROUPIÈRE.

CICATRICE TERMINO-DORSALE (fig. 39 et 40).....	1° Incision dorsale, médiane	1. Commençant à 5 millimètres au-dessus de l'interligne. 2. Descendant de 15 millimètres.
	2° L'incliner....	En l'arrondissant, à droite vers le pli digito-palmaire où elle s'engage en sectionnant les fléchisseurs; reprise par-dessus le bord gauche du doigt, allant rejoindre l'incision médiane, en suivant le même trajet qu'à droite.
	3° Dissection des angles..	Continuer comme ci-devant (4° 5°).

III. — DEUX LAMBEAUX LATÉRAUX.

CICATRICE TERMINALE, DORSO-PALMAIRE......	1° Tracer à droite une incision dorsale......	1. Partant de 5 millimètres au-dessus de l'interligne, descendante, médiane, de 15 millimètres, s'inclinant à droite en s'arrondissant jusqu'à quelques millimètres au-dessous du pli digito-palmaire, le croisant obliquement et remontant, médiane, jusqu'à 15 millimètres au-dessus de lui. 2. Disséquer le lambeau ainsi tracé et séparer du squelette.
	2° Tracer.......	1. A gauche, une seconde incision, commençant et finissant au même point où la première se dévie à droite et suivant un trajet analogue. 2. Disséquer le lambeau. 3. S'assurer que les tendons fléchisseurs sont coupés.
	3° Traverser	L'articulation de droite à gauche, en tordant et en luxant peu à peu le doigt.

---

4. DÉSARTICULATION DE L'INDEX

Cicatrice doit être interne et dorsale, côté le moins exposé aux chocs, donc :

OPÉRATION (fig. 39 et 40).....	*Procédé à lambeau externe et palmaire*......	1° Incision part de l'interligne..	Sur le dos, en dehors du tendon extenseur, descend, médiane, de 15 millimètres, s'incline sur la face externe, en s'arrondissant, atteint la face palmaire à 10 millimètres *au-dessous* du pli digito-palmaire qu'elle atteint enfin à l'union des faces interne et palmaire.
		2° Incision	Unissant les deux extrémités de la précédente, en empiétant sur la face interne du doigt, non dans la commissure.
		3° Dissection des lambeaux	Section des tendons fléchisseurs.
		4° Ouverture de l'articulation	De dedans en dehors, au dos, en tordant le doigt.

---

5. DÉSARTICULATION DE L'AURICULAIRE

Cicatrice doit être externe et dorsale.

OPÉRATION (fig. 39 et 40).....	*Procédé à lambeau interne et palmaire*......	1° Incision.....	Comme ci-devant, mais commençant, au dos, en dedans du tendon extenseur, médiane et longue de 15 millimètres, s'inclinant sur la face interne, atteignant la face palmaire à 15 millimètres au-dessous du pli et finissant à l'extrémité externe de ce pli.
		2° Incision	Unissant les deux extrémités, empiétant sur la face externe du doigt, non dans la commissure, le reste identique.

---

6. DÉSARTICULATION DU POUCE

ANATOMIE
1. Surfaces articulaires sont allongées transversalement.
2. Ligament antérieur contient un ou deux sésamoïdes.
3. Cicatrice doit être dorsale.

POSITION
- 1° Opérateur ... | Au bout de la main.
- 2° Aide .... | Tient les autres doigts écartés.
- 3° Sujet .... | Main en position moyenne.

P. DE REPÈRE
1. Interligne au niveau du pli supérieur de la rainure digito-palmaire.
2. Interligne est perceptible, surtout en tirant fortement sur le pouce.

OPÉRATION | Deux procédés surtout :

I. — LAMBEAU EXTERNE ET PALMAIRE.

CICATRICE DORSALE ET INTERNE (fig. 39 et 40)

- **1° Incision dorsale** ..... Commençant à l'interligne, en dedans du tendon extenseur, descendant, médiane, jusqu'au milieu de la 1re phalange, se prolongeant transversalement sur la face externe et jusqu'au milieu de la face palmaire, finissant à la partie la plus interne du pli digito-palmaire.
- **2° Incision** ..... Unissant les deux bouts de la précédente et empiétant sur la face interne du pouce.
- **3° Dissection du lambeau.**
- **4° Détacher le doigt** .... En commençant au dos et comme ci-devant.

II. — MÉTHODE ELLIPTIQUE.

CICATRICE DORSALE (fig. 41)

- **1° Incision dorsale** .... Tracée de gauche à droite, d'un bord latéral à l'autre, à concavité inférieure, à 2 ou 3 millimètres au-dessous de l'interligne.
- **2° Incision palmaire** ... Unissant les deux extrémités de la précédente, à convexité inférieure, en U, s'arrêtant à un demi-centimètre du pli interphalangien.
- **3° Disséquer le lambeau palmaire** .... Et trancher le tendon fléchisseur au milieu de la phalange.
- **4° Ouvrir l'articulation.** Au dos, en tirant sur le pouce, de gauche à droite; glisser le bistouri d'arrière en avant, entre la phalange et le ligament glénoïdien antérieur, de manière à laisser en place les sésamoïdes.

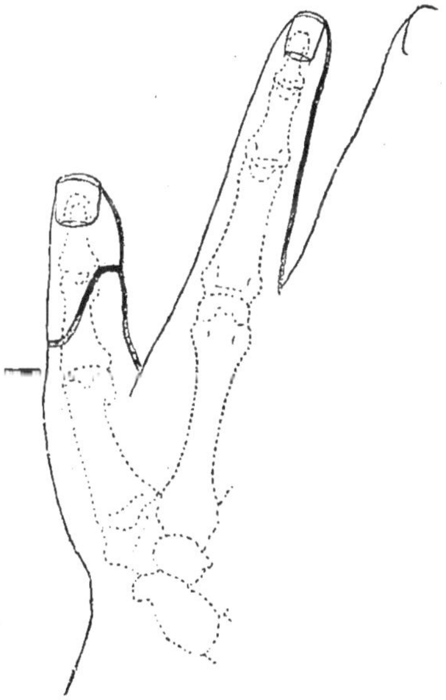

Fig. 41. — Incision elliptique et lambeau palmaire.

7. AMPUTATION DU PREMIER MÉTACARPIEN DANS LA CONTINUITÉ

ANATOMIE
1. Épiphyse supérieure sans facettes articulaires latérales.
2. Cicatrice doit être dorsale et interne.

POSITION
- 1° **Opérateur**... Au bout de la main.
- 2° **Aide**......... Écarte les autres doigts.
- 3° **Sujet**........ Main en pronation.

OPÉRATION

Procédé de la raquette, le meilleur (fig. 42).......

- 1° **Incision**.....
  1. Commençant à 1 centimètre au-dessus du point où l'os sera scié, longeant la face externe des tendons extenseurs, comprenant la peau seule.
  2. Finissant à 1 centimètre au-dessus de l'interligne métacarpo-phalangien.
- 2° **Continuer obliquement**.. A droite, jusqu'au pli digito-palmaire, le suivre en tranchant à fond jusqu'à l'os, atteindre la face gauche et remonter par un trajet analogue à la terminaison de l'incision dorsale.
- 3° **Disséquer les lèvres de la raquette**..... Couper les tendons extenseurs, séparer l'os des parties molles, de haut en bas, à droite et à gauche, *au ras de l'os*, puis sur la face palmaire, d'arrière en avant.
- 4° **Relever les chairs**........ Par compresse à deux chefs et scier, après avoir fendu le périoste.

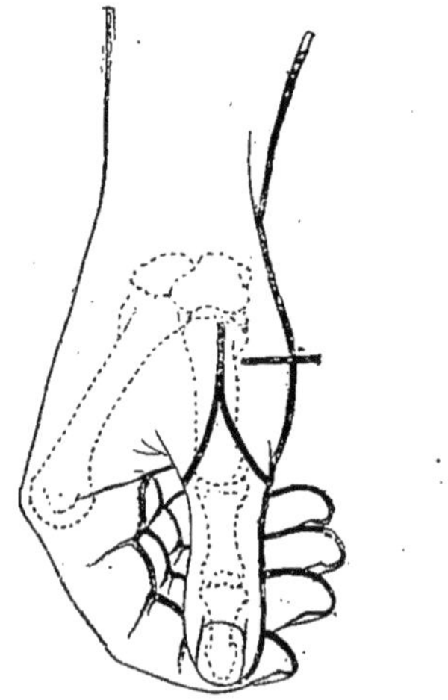

Fig. 42. — Amputation du premier métacarpien dans la continuité.

8. AMPUTATION D'UN DES QUATRE DERNIERS MÉTACARPIENS DANS LA CONTINUITÉ

ANATOMIE........	1. Diaphyse concave en avant, convexe en arrière. 2. Epiphyse supérieure présente des faces articulaires latérales.		
POSITION..........	Ci-devant.		
OPÉRATION.......	*Raquette comme ci-devant, cicatrice dorsale*.......	**1° Incision**.....	1. A 1 centimètre au-dessus du point à scier où queue transversale, d'abord d'un centimètre, facilitant le dégagement de l'extrémité supérieure. 2. Médiane et dorsale. 3. Cessant à 1 centimètre au-dessus de l'interligne.
		2° La prolonger.	Obliquement à droite vers le pli digito-palmaire, le suivre en coupant à fond, jusqu'à l'os, remonter à gauche, vers l'extrémité inférieure de l'incision dorsale.
		3° Disséquer les lèvres de la plaie.........	Comme ci-dessus.
		4° Relever les chairs........	Et scier ou couper avec les cisailles.

9. DÉSARTICULATION DU CINQUIÈME MÉTACARPIEN

ANATOMIE........	1. Articulation du 5e métacarpien avec le 4e métacarpien et l'os crochu. 2. Articulation uni-métacarpienne est très oblique en bas et en dehors.		
POSITION..........	**1° Opérateur** ...	Au bout de la main.	
	2° Aide.........	Tient le coude fléchi et la main presque verticale.	
P. DE REPÈRE....	Interligne......	1. A deux travers de doigt au-dessous de l'apophyse styloïde du cubitus. 2. Au-dessus du tubercule peu saillant de l'extrémité supérieure du 5e métacarpien. 3. Au-dessous du tubercule saillant de l'os crochu.	
OPÉRATION (fig. 43)........	*Raquette à manche recourbé et à valve interne, car une cicatrice sur l'os crochu serait exposée aux violences et serait douloureuse*.........	**1° Incision**.....	1. Commençant sous la racine du petit doigt, dans le pli digito-palmaire en dehors, 1 centimètre plus bas en dedans. 2. De là, conduire l'incision obliquement vers le milieu de la face dorsale du corps du 5e métacarpien, la prolonger en haut, un peu en dedans du 4e espace interosseux. 3. A 2 millimètres au-dessous de l'interligne, la prolonger en dedans, parallèlement à cet interligne et au-dessous de l'os crochu.
		2° Reprise......	Allant de la racine du doigt à l'extrémité inférieure de l'incision verticale, par un chemin analogue.
		3° Dénuder le squelette.....	En commençant par la valve interne, de bas en haut, sectionner les fléchisseurs au-dessus de la tête du métacarpien, puis dénuder la face externe, toujours au ras de l'os.
		4° Désarticuler.	En commençant entre les deux métacarpiens, couper le ligament dorsal, puis les ligaments palmaires, puis le tendon cubital postérieur, pendant que la main gauche tord et luxe le métacarpien.

10. DÉSARTICULATION DU TROISIÈME OU DU QUATRIÈME MÉTACARPIEN

ANATOMIE........
1. Articulations se font à leur extrémité supérieure : latéralement, avec deux métacarpiens voisins ; en haut, avec le carpe.
2. Les surfaces osseuses sont maintenues par des ligaments dorsaux peu solides, palmaires et interosseux très résistants.

POSITION.........
P. DE REPÈRE.... Rien de spécial.

OPÉRATION....... Raquette à long manche......
1. *Incision et reprise*...... Comme pour le 2e métacarpien, mobiliser les téguments et sectionner les extenseurs.
2. *Sectionner*... Légèrement les chairs latéralement et vers la face dorsale.
3. *Manœuvre de Liston*...... Qui coupera le ligament transverse unissant les têtes des métacarpiens. Engager la lame verticalement à droite, le tranchant en bas, la pointe avançant jusqu'au milieu du corps du métacarpien ; l'incliner en sciant, pour qu'elle soit horizontale, rasant la face inférieure du métacarpien ; puis qu'elle sorte à gauche, le tranchant en l'air.
4. *Achever de libérer les côtés du métacarpien.* Jusqu'à l'interligne.
5. *Désarticuler*.. D'abord le ligament intermétacarpien droit, puis le gauche, puis le ligament dorsal, puis le ligament palmaire, en tirant, tordant et luxant le doigt.

---

11. DÉSARTICULATION DU DEUXIÈME MÉTACARPIEN

ANATOMIE........ *Articulation du 2e métacarpien se fait en haut.*
1. Avec 3e métacarpien.
2. Avec trapèze, trapézoïde, os crochu, par une surface semblable à M majuscule.

POSITION........... Sujet........... Main en pronation.

P. DE REPÈRE.... Interligne sensible par palpation de bas en haut.

OPÉRATION (fig. 43)........ Incision en raquette (cicatrice dorsale).
- 1° Incision..... Commençant à 1 centimètre au-dessus de l'interligne, médiane et à fond, coupant les extenseurs, s'inclinant à droite quand elle arrive à 1 centimètre au-dessus du pli digito-palmaire, entrant dans ce pli à fond, jusqu'à l'os ; en dehors, couper à 1 centimètre sous le pli palmaire.
- 2° Reprise...... Par-dessus la main, à gauche, allant du pli palmaire à la fin de l'incision verticale médiane.
- 3° Disséquer.... 1. Les faces de la raquette. 2. Dénuder l'os, de bas en haut, comme ci-devant.
- 4. Désarticuler. D'abord entre les 2e et 3e métacarpiens ; puis couper les fibres carpo-métacarpiennes dorsales avec le tendon 1er radial, puis les fibres palmaires avec les parties molles et le tendon grand palmaire.

---

12. DÉSARTICULATION DU PREMIER MÉTACARPIEN

ANATOMIE
- 1. Articulation du 1er métacarpien et du trapèze, se fait par emboîtement réciproque, convexe en haut, oblique en bas et en dedans.
- 2. Artère radiale passe entre lui et le 2e, donc l'éviter.

P. DE REPÈRE (fig. 43)
- 1. *Interligne trapézo-métacarpien se reconnaît ainsi*
  - 1. A 25 ou 30 millimètres au-dessous de la pointe du radius.
  - 2. Pouce en position moyenne, au-dessus de deux tubercules, situés sur l'épiphyse supérieure du 1er métacarpien.

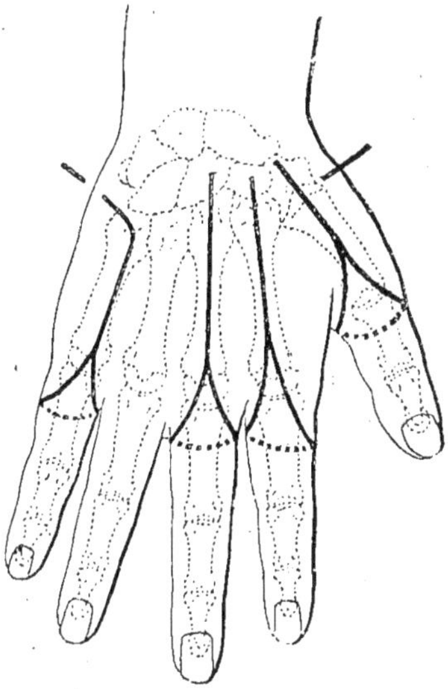

Fig. 43. — Désarticulation du premier métacarpien.

  - 3. Pouce en adduction, au-dessus du tubercule saillant du 1er métacarpien.
  - 4. Pouce en abduction au-dessous du trapèze saillant.
- 2. Pli d'opposition du pouce, sur face externe de la tête du métacarpien, par opposition forcée.

POSITION

1° Opérateur	Au bout de la main.	
2° Aide	Écarte les quatre autres doigts.	
3° Sujet	Main	En position moyenne.

OPERATION

Procédé en raquette ou en croupière (cicatrice dorsale).

- **1° Incision dorsale, médiane.**
  - 1. Commençant à 1 centimètre au-dessus de l'interligne, entre les long et court extenseurs.
  - 2. Descendant de 2 centimètres, coupant les tendons extenseurs.
- **2° Continuer** — A droite, en contournant non pas la phalange, mais la tête du métacarpien, se dirigeant vers le pli d'opposition, couper à 5 millimètres au-dessous de ce pli; remonter à gauche par un chemin analogue et aboutir à l'extrémité inférieure de l'incision dorsale, n'intéresser que la peau.
- **3° Relever le pouce** — Mobiliser les téguments dorsaux et palmaires, reconnaître les sésamoïdes.
- **4° Trancher la gorge du métacarpien.** — Coupant en plein au-dessus des sésamoïdes qu'il faut enlever, décoller les chairs, au ras de l'os, de bas en haut, à droite et à gauche, en écartant bien les chairs.
- **5° Désarticuler.** — En commençant du côté où est la radiale, pour l'éviter, pendant que la main gauche tend, tord et luxe le pouce.

13. DÉSARTICULATION DU POIGNET

ANATOMIE

- **1° Surfaces articulaires**
  1. La supérieure, formée par face inférieure du radius et du ligament triangulaire, à grand axe transversal, concave en bas.
  2. L'inférieure, formée par scaphoïde, semi-lunaire, pyramidal à grand axe transversal, convexe en haut (condyle).
- **2° Interligne** est donc arciforme et oblique en bas et en dehors.
- **3° Piliers le terminent latéralement.**
  1. En dedans, apophyse styloïde du cubitus.
  2. En dehors, celle du radius qui descend plus bas qu'elle de 6 à 8 millimètres.
- **4° Ligaments**
  1. En arrière, presque nul.
  2. En avant, très fort.
  3. En dehors et en dedans, résistants.
- **5° Synoviale** — En général isolée, quelquefois communique avec la radio-cubitale inférieure.
- **6° Rapports**
  1. Face dorsale : peau mince et surtout rétractile au niveau d'apophyse styloïde du radius, tendons extenseurs.
  2. Face antérieure : tendons, vaisseaux et nerfs.

P. DE REPERE

1. Apophyses styloïdes du radius et du cubitus.
2. Interligne est au-dessous d'elles, avec sa direction connue.
3. Pli inférieur, produit par la flexion de la main.

CHOIX DU PROCÉDÉ

1. Cicatrice ne doit être ni sur la face palmaire, ni sur les apophyses.
2. Méthode circulaire : donne cicatrice terminale cachée dans la cavité oblongue des os de l'avant-bras.
3. Méthode elliptique à lambeau palmaire donne cicatrice dorsale.

I. — MÉTHODE CIRCULAIRE.

POSITION

- **1° Aide** — Tient avant-bras horizontal à deux mains et attire les téguments vers la racine du membre.
- **2° Opérateur** — Tient de la main gauche la main à enleve en position moyenne.

OPÉRATION (fig. 44, A)

- **1er temps. Incision** — En un ou plusieurs temps, *circulaire*, passant à 3 centimètres au-dessous de l'interligne, intéressant la peau et le tissu cellulaire sous-cutané.
- **2e temps. Dissection de.** — La manchette jusqu'à la jointure, la main confiée à l'aide.
- **3e temps. Mettre la main en flexion forcée.**
  1. Ce qui fait saillir le condyle carpien. Sentir de l'index gauche l'apophyse styloïde gauche.
  2. Attaquer le ligament qui s'y attache avec la pointe; couper, avec le tranchant, de gauche à droite, les tendons sur le condyle et le ligament.
  3. Finir par le ligament latéral droit.
- **4e temps. Tenir la main toujours fléchie**
  1. La tordre à gauche et détacher le ligament postérieur sur le carpe de droite à gauche.
  2. La main ne pend plus que par les parties molles du canal carpien, les diviser à plein tranchant au ras de la section cutanée palmaire.
- **5e temps. Réunir.** — Transversalement.

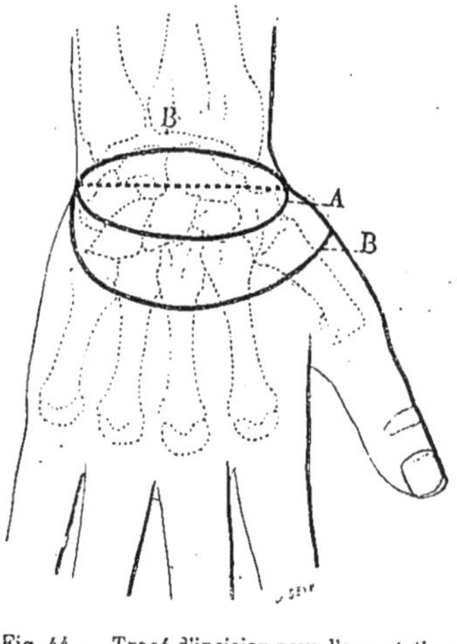

Fig. 44. — Tracé d'incision pour l'amputation du poignet.
A, méthode circulaire; BB, méthode elliptique à lambeau antérieur.

II. MÉTHODE ELLIPTIQUE A LAMBEAU ANTÉRIEUR.

- **POSITION**..........
  - Opérateur...... Tient de sa main gauche la main à opérer en supination.
- **OPÉRATION** (fig. 44, BB)......
  - 1er temps......
    - 1. *Incision de gauche à droite.*
      - 1. Palmaire d'abord.
      - 2. Puis dorsale.
    - 2. *Selon le trajet elliptique suivant*.......
      - 1. Au dos, à 1 centimètre au-dessous de l'interligne concave en bas légèrement.
      - 2. Dans la paume, à 5 centimètres sous lui, concave en haut.
      - 3. En dehors, sur le métacarpien lui-même.
      - 4. En dedans, au-dessous du pisiforme.
    - 3. *Intéressant la peau et le tissu cellulaire*..... Jusqu'aux tendons exclusivement.
  - 2e temps........ L'aide rétracte la peau en haut, et les apophyses, l'interligne deviennent abordables.
  - 3e temps. Flexion forcée. De la main et désarticulation comme ci-dessus de gauche à droite.
  - 4e temps. Main fortement fléchie.......
    - 1. Tordre à gauche.
    - 2. Détacher le ligament antérieur.
    - 3. Puis tordre à droite et opérer de même.
    - 4. Diviser à plein tranchant les parties molles du canal carpien à 3 centimètres au-dessous du radius.

14. AMPUTATION DE L'AVANT-BRAS

I. — AU TIERS INFÉRIEUR. — MÉTHODE CIRCULAIRE A MANCHETTE.

ANATOMIE........

1. Squelette formé par le radius en dehors, le cubitus en dedans, séparés par l'espace interosseux.
2. Muscles sont remplacés par leurs tendons et la *méthode circulaire* à manchette est la plus employée.
3. Cicatrice sera terminale et transversale permettant l'appui d'un appareil en avant surtout, en arrière moins.

POSITION..........

- 1° **Opérateur**... Se met à gauche du bras à opérer.
- 2° **Aide**........ Tient avant-bras en position moyenne et rétracte les téguments vers la racine du membre.

MESURE DU LAMBEAU..

1. Marquer point où sera la section du squelette.
2. Mesurer la largeur de l'avant-bras, à ce niveau.
3. Porter cette mesure en long sur l'avant-bras à partir de ce point : là sera coupée la peau.

OPÉRATION (fig. 45).........

- **1er temps. Incision circulaire**....
  1. D'abord sous le membre.
  2. Puis sur le membre par une reprise.
  3. Libérer les téguments.
- **2e temps**.......
  1. Retourner la manchette (peau et tissu sous-cutané).
  2. Jusqu'au niveau de la future section osseuse.
- **3e temps. Section des parties molles.**
  1. Avant-bras en supination.
  2. Introduire le couteau, en avant et au ras des os..... A plat, le plus haut possible, le tranchant en bas; le tourner en l'air et couper les parties molles en lambeau court et carré qui se rétracte.
  3. Introduire en arrière des os, tourner le tranchant vers le sol et couper de même.
  4. Couper en travers les chairs de l'espace interosseux.
  5. Ouvrir le ligament interosseux.
- **4e temps**........
  1. Compresse à trois chefs qui rétracte les chairs.
  2. Scier le cubitus d'abord en partie, puis le radius en totalité et achever la section du cubitus.

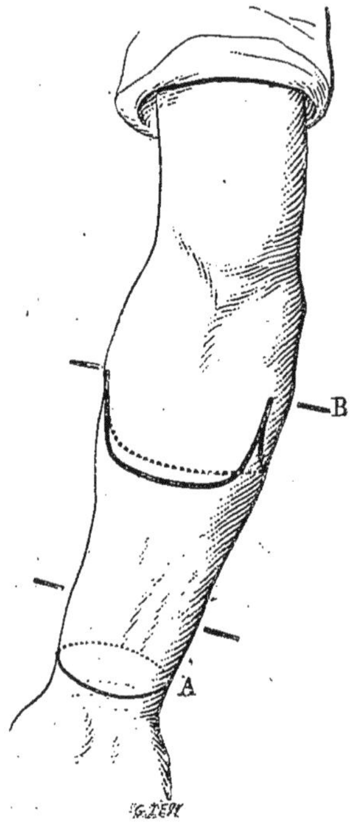

Fig. 45. — Amputation de l'avant-bras. A, méthode circulaire; B, deux lambeaux égaux : les traits nous indiquent les points où l'os sera scié.

II. — DANS LES DEUX TIERS SUPÉRIEURS. — MÉTHODE A DEUX LAMBEAUX ÉGAUX.

ANATOMIE........

1. Forme conique à base supérieure.
2. Les deux os sont recouverts de masses musculaires épaisses en avant et en arrière avec de nombreux nerfs et vaisseaux interposés.

POSITION........... Comme au tiers inférieur.

MESURE DES LAMBEAUX.

1. Marquer le point de la section osseuse.
2. Mesurer à ce niveau la circonférence de l'avant-bras : par exemple 24 centimètres, prendre le tiers qui représente le diamètre : soit 8 centimètres. Chaque lambeau devra mesurer la moitié de ce diamètre (le rayon) augmentée d'un tiers : soit $4+2=6$.
3. Marquer cette mesure des lambeaux en avant et en arrière, de haut en bas, en partant du point de la section osseuse.

OPÉRATION........

- **1er temps. Taille du lambeau cutané antérieur ....**
  1. Commencer à gauche, au niveau de la section osseuse, au milieu du bord de l'avant-bras.
  2. Descendre longitudinalement jusqu'au point marqué pour l'extrémité des lambeaux.
  3. Passer transversalement sur la face antérieure, en arrondissant légèrement, presqu'au milieu du bord droit.
  4. Remonter verticalement sur ce bord en arrondissant l'angle et jusqu'à la base des lambeaux.
  5. Ce lambeau a la forme d'un U.
- **2e temps. Taille du lambeau cutané postérieur....**
  1. Relever l'avant-bras vertical.
  2. Incision transversale sur la face dorsale, unissant les deux incisions verticales et passant au point marqué pour l'extrémité inférieure du lambeau. Arrondir l'angle.
  3. Bien libérer la peau qui se rétracte, aidée par l'aide.
- **3e temps. Taille des chairs par transfixion...**
  1. *En avant.....*
     1. Avant-bras étendu et en supination.
     2. Chairs pincées par la main gauche.
     3. Lame enfoncée de dehors en dedans, le dos en haut, au sommet de l'incision externe, rasant le radius, puis le cubitus.
     4. Descendre, en sciant; couper les chairs dans la longueur du lambeau cutané, en rasant les os.
     5. Relever le tranchant et couper carrément, en sortant, au ras de la peau.
  2. *En arrière....* De même.
- **4e temps. Division des muscles de l'espace interosseux ..**
  1. *En avant.....* Avec la pointe du couteau, de gauche à droite, en descendant entre les os.
  2. *En arrière...* De même.
- **5e temps ....**
  1. Relever un manchon périostique d'un centimètre.
  2. Compresse à trois chefs, relever les lambeaux.
  3. Scier comme au tiers inférieur.

15. DÉSARTICULATION DU COUDE

ANATOMIE

- 1° Articulation formée
  1. Par condyle huméral et tête du radius en dehors.
  2. Par trochlée humérale et cavité sygmoïde du cubitus en dedans.
- 2° Interligne a la forme
  1. En dehors, d'un trait horizontal.
  2. En dedans, d'un accent circonflexe.
- 3° Ligaments importants
  1. *Passifs*
     1. Latéral externe.
     2. Latéral interne.
  2. *Actifs*
     - Tendons triceps, biceps, brachial antérieur.
- 4° Peau et muscles
  1. Très rétractiles en avant et en dehors.
  2. Peu rétractiles en arrière et en dedans.
- 5° Organes importants
  1. Artère humérale qui se bifurque à 3 centimètres au-dessous de l'interligne.
  2. Nerf médian en avant.
  3. Nerf cubital en arrière et en dedans.

P. DE REPÈRE

- Interligne, sur bras étendu est à
  1. 4 centimètres au-dessous de l'olécrâne.
  2. 2 centimètres au-dessous de l'épitrochlée.
  3. 2 centimètres au-dessous du pli de flexion du coude.
  4. Au niveau de la tête du radius qu'on sent en mobilisant cet os.

POSITION

- 1° Opérateur : A le coude à sa droite, la main à gauche.
- 2° Aide : Rétracte la peau vers l'aisselle.
- 3° Sujet : Bras écarté du tronc à angle droit.

I. — MÉTHODE DITE CIRCULAIRE, OBLIQUE.

MESURE DU LAMBEAU

1. Marquer l'interligne.
2. Mesurer, au-dessous de lui, 4 doigts en avant et en dehors, 2 doigts en arrière et en dedans.

OPÉRATION (fig. 46)

- 1er temps. Taille des téguments.
  1. Incision circulaire oblique, commençant sous le membre, finissant par-dessus en une reprise.
  2. Dénuder l'aponévrose et bien rétracter la peau.
  3. La relever sur les côtés en une manchette.
- 2e temps. Entaille des chairs
  1. L'aide embrasse les chairs, les rétracte en les serrant jusqu'à ce qu'il dépasse les éminences latérales.
  2. Le couteau appuie par son tranchant sur les muscles antérieurs, scie et coupe, en montant, creuse et s'enfonce, arrive aux os, les rase en montant jusqu'à arriver sur la trochlée.
- 3e temps. Désarticulation.
  1. La main gauche tient l'avant-bras.
  2. Le pouce gauche cherche l'interligne.
  3. Le couteau coupe de la pointe le ligament antérieur en suivant la direction de l'interligne (— Λ).
  4. Section du ligament latéral externe, main malade étant portée en dedans.
  5. Extension forcée de l'avant-bras, la coronoïde s'écarte de l'humérus ; section sur la pointe des fibres huméro-olécraniennes et du ligament latéral interne.
  6. Attirer l'avant-bras, détacher les fibres huméro-olécraniennes et le tendon triceps au ras de l'olécrâne.

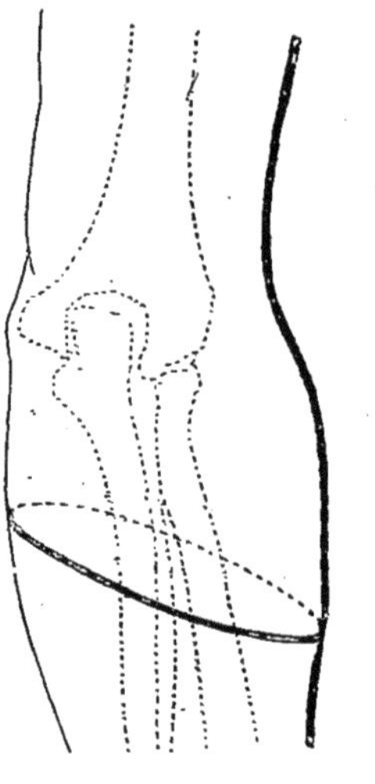

Fig. 46. — Désarticulation du coude. Méthode circulaire oblique.

II. — MÉTHODE A LAMBEAU ANTÉRIEUR, A TRACÉ ELLIPTIQUE.

MESURE DU LAMBEAU.
- Marquer........
  1. Le sommet de l'olécrâne.
  2. Le milieu de l'avant-bras sur son bord externe.
  3. Le point à l'union des tiers supérieur et moyen sur le côté cubital.

OPÉRATION (fig. 47).........
- 1er temps. Section de la peau.........
  1. Avant-bras fléchi. Incision commence à la pointe olécranienne, descend sur le bord gauche au point marqué, traverse obliquement la face antérieure vers le bord droit en arrondissant et sans faire de pointe.
  2. L'avant-bras étant étendu, puis porté à gauche de l'opérateur, remonter à la pointe de l'olécrâne, en fléchissant de nouveau.
  3. Couper le tissu cellulaire et laisser la peau se rétracter.
- 2e temps. Section des muscles......
  1. En remontant.
  2. En creusant, comme ci-devant, les chairs étant fortement pincées.
- 3e temps Désarticulation. — Comme précédemment.

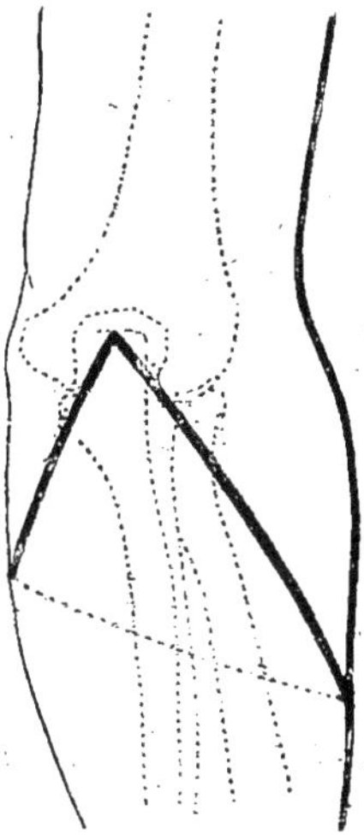

Fig. 47. — Désarticulation du coude. Procédé elliptique.

---

16. AMPUTATION DU BRAS

ANATOMIE.........
- 1° Forme.......
  1. Conique en haut.
  2. Aplatie transversalement en bas...........
     1. Avec deux sillons interne et externe.
     2. Deux saillies musculaires.
        1. Biceps, en avant.
        2. Triceps, en arrière.
- 2° Peau........ — Rétractile en dedans surtout.
- 3° Muscles.....
  1. Tous adhérents à l'os dans tout leur trajet.
  2. Peu rétractiles, sauf le biceps, d'autant plus rétractile qu'il est coupé plus bas.
- 4° Artère humérale..... — Est sous le bord interne du biceps.
- 5° Nerfs........
  1. Nombreux.
  2. Les couper très haut pour éviter les névromes.

I. — AU TIERS INFÉRIEUR, MÉTHODE CIRCULAIRE.

CHOIX DU PROCÉDÉ........ — *Méthode circulaire*, parce que le biceps est très rétractile.

POSITION...........
- 1° Opérateur .... — En dehors.
- 2° Aide........
  1. Un aide tient le bras écarté du tronc.
  2. Un autre rétracte les téguments vers la racine du membre.
- 3° Sujet........ — Au bord de la table, un billot sous les épaules.

MESURE DU LAMBEAU..
1. Marquer point de la section osseuse.
2. Mesurer par procédé ordinaire le diamètre à ce niveau.
3. Porter cette mesure en long sur la face antérieure.

OPÉRATION.......
- 1er temps. Incision des téguments....
  1. Porter le couteau vertical, par-dessous le bras, attirer à soi et couper en dedans, en arrière, en dehors; faire une reprise par-dessus.
  2. Mobiliser la peau et la faire rétracter fortement en haut d'au moins 2 centimètres, aider en coupant les cloisons intermédiaires.
- 2e temps. Coupe des muscles..
  1. D'abord couper jusqu'à l'os, au ras de la peau rétractée, en faisant suivre au couteau le même chemin que pour la section cutanée.
  2. Puis faire rétracter, et, au ras de la peau, couper le cône musculaire restant, à base supérieure, d'abord en dedans, en arrière, en dehors, puis en avant.
- 3e temps. Manchette périostique... — Scier.

II. — AU TIERS MOYEN. DEUX LAMBEAUX, ANTÉRIEUR ET POSTÉRIEUR.

CHOIX DU PROCÉDÉ.... *Méthode à deux lambeaux* (fig. 48), parce que le deltoïde, le coraco-brachial, le triceps ne se rétractent pas.

POSITION.......... Identique.

MESURE DES LAMBEAUX.

- 1. En longueur.
  - 1. Marquer le point de la section osseuse.
  - 2. Mesurer le diamètre du bras à ce niveau.
  - 3. Porter en long à partir du point déterminé les deux tiers du diamètre.
- 2. En largeur... Donner à chacun la moitié du pourtour du bras pris au ruban métrique.

OPÉRATION.......

- 1er temps. Taille des téguments.
  - 1. *Lambeau antérieur.....* Taillé avec la pointe, couteau par-dessus le bras, à gauche d'abord, en descendant, puis en avant, puis à droite, en remontant; il doit être plus large que le suivant.
  - 2. *Lambeau postérieur ....* Bras relevé. Unir les deux incisions verticales par une incision transversale légèrement arrondie à ses deux extrémités.
- 2e temps. Taille des muscles..
  - 1. Par transfixion, comme il a été dit....
    - 1. Lambeau antérieur d'abord.
    - 2. Lambeau postérieur ensuite, un peu plus court que l'antérieur.
  - 2. Achever de couper les chairs qui restent sur l'os, circulairement, à la base des lambeaux.
- 3e temps. Manchette périostique....
  - 1. Compresse à deux chefs.
  - 2. Scier.

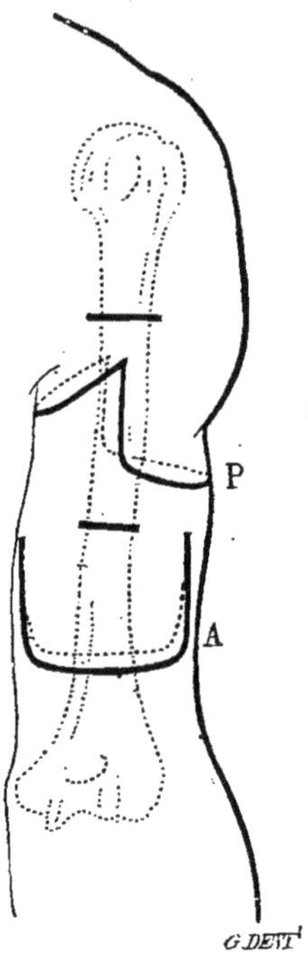

Fig. 48. — Amputation du bras A, méthode à deux lambeaux, intérieur et postérieur; P, méthode à un lambeau externe, les traits indiquent le lieu de section de l'os.

III. — AU TIERS SUPÉRIEUR (LAMBEAU EXTERNE).

CHOIX DU PROCÉDÉ... Procédé externe, parce que les tendons des grand pectoral, grand dorsal, grand rond tendent à se rétracter en dedans.

POSITION........... Identique.

MESURE DU LAMBEAU..
- 1. Marquer le point de section osseuse.
- 2. En largeur... La moitié du pourtour du bras à ce niveau, son milieu étant au milieu de la face externe.
- 3. En longueur.. La moitié de la circonférence du bras.

OPÉRATION.......
- 1er temps. Taille des téguments.
  - 1. Première incision, commence à 3 centimètres au-dessous du point de section osseuse, en avant, descend verticale, s'arrondit, passe transversale, se relève, formant un U, et aboutit à la hauteur de départ de la branche descendante.
  - 2. Une deuxième incision, transversale, passe en dedans, unissant les deux extrémités de la précédente, un peu convexe en bas, exclusivement cutanée.
- 2e temps. Taille des muscles..
  - 1. Le couteau enfoncé au ras de la peau, le tranchant en haut, la main gauche saisit et pince le lambeau externe.
  - 2. Le couteau scie de bas en haut dans le muscle jusqu'à l'extrémité de l'incision cutanée, en montant et en creusant profondément.
  - 3. Détacher ensuite les insertions du grand pectoral, coraco-brachial, avec prudence.
- 3e temps. Lier l'axillaire ....
  - 1. La couper au-dessous.
  - 2. Couper les tendons grand dorsal et grand rond.
- 4e temps. Manchette périostique. Scier près du col chirurgical.

---

17. DÉSARTICULATION DE L'ÉPAULE

ANATOMIE.........
- 1° Articulation. C'est une énarthrose formée par...........
  - 1. Cavité glénoïde de l'omoplate, peu profonde.
  - 2. Tête de l'humérus, volumineuse.
- 2° Capsule articulaire ...
  - 1. Fibreuse.
  - 2. Tendue du pourtour de la glène au col chirurgical, plus large en bas qu'en haut.
  - 3. Est lâche, permet à la tête de s'écarter de la glène de plusieurs centimètres.
- 3° Synoviale.... La revêt et envoie deux prolongements aux tendons sous-scapulaire, biceps.
- 4° Muscles ..... Renforcent la capsule à laquelle ils adhèrent :
  - 1. D'avant en arrière ....
    - 1. Sous-scapulaire, sus-épineux, sous-épineux, petit rond.
    - 2. Deltoïde, plus superficiel et séparé des précédents par une large bourse séreuse.
  - 2. En dedans sont le coraco-brachial, le grand rond, le grand dorsal, le grand pectoral, qui se rétractent en dedans et attirent la peau du moignon dans le même sens.
- 5° Vaisseaux et nerfs de l'aisselle.. Situés sur la face interne de l'articulation.
- 6° Peau ....
  - 1. Épaisse et adhérente au deltoïde en dehors.
  - 2. Mince et rétractile en dedans.

POSITION..........
- 1° Opérateur ... En dehors du membre, le saisit au milieu.
- 2° Aide......... Rétracte en haut les téguments.
- 3° Sujet........ Au bord de la table. Billot sur les épaules.

P. DE REPÈRE....
- 1. Sommet de l'acromion, saillant en arrière, surplombant l'articulation.
- 2. Pointe de la coracoïde, à la partie externe du creux sous-claviculaire. La tête est entre ces deux saillies.

I. PROCÉDÉ EN RAQUETTE (fig. 49).

OPÉRATION.......

- **1er temps. Fente de Larrey....**
  1. Incision verticale, commençant sous l'acromion, à égale distance de son sommet et de la pointe coracoïdienne.
  2. Descendant, longue de 10 centimètres, sur la face externe du moignon de l'épaule.
  3. Allant à fond jusqu'à l'os.
- **2e temps........**
  1. Abaisser une incision oblique, partant du milieu de la fente verticale.
  2. Exclusivement cutanée.
  3. A droite d'abord et descendant sur la face interne de l'aisselle, jusqu'au niveau de l'extrémité inférieure de la fente verticale.
  4. A gauche, par une reprise par-dessus le membre, allant de la précédente au milieu de la fente verticale.
- **3e temps. Section des muscles antérieurs....**
  1. Au ras de la peau rétractée par l'aide.
  2. Faisceaux antérieurs du deltoïde.
  3. Tendon du grand pectoral désinséré avec la pointe.
  4. Ouvrir la gaine du coraco-brachial, le couper transversalement.
  5. Récliner en dehors le nerf médian.
  6. Sentir l'artère et la lier, haut en général.
- **4e temps. Section du deltoïde postérieur....**
  1. Au ras de la courbe oblique postérieure.
  2. Faire relever ce lambeau postérieur.
- **5e temps. Désarticulation.**
  1. Main gauche tient le bras par le coude et le rapproche du tronc.
  2. Elle le tord à droite, la partie gauche de la capsule se tend et le couteau coupe à fond, à gauche, détache les ligaments sur le col huméral lui-même, jusqu'à ce que le cartilage apparaisse.
  3. La main détord le bras à gauche, à mesure que le couteau avance à droite et finit par inciser la partie droite externe de la capsule.
  4. La main gauche monte le long du bras, repousse la tête en dehors et le couteau coupe en arrière et en dedans d'elle : la partie inférieure de la capsule d'abord; puis les muscles triceps, le tendon grand dorsal et grand rond, et sort au ras de la peau.

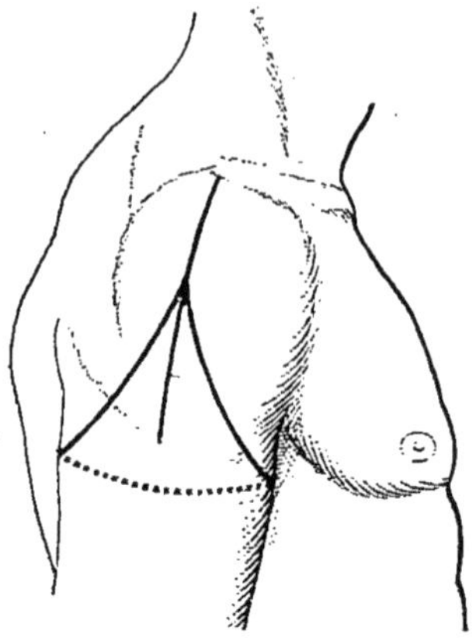

Fig. 9. — Raquette avec fente de Larrey.

II. — MÉTHODE EN RAQUETTE AMÉLIORÉE OU CROUPIÈRE (fig. 50).

(Dérivée de la précédente.)

OPÉRATION......

- 1er temps. Incision .....
  1. Part du même point que la fente de Larrey, descend verticale et externe, mesure 5 centimètres.
  2. Va à fond.
  3. Devient oblique, mais *exclusivement cutanée*, à droite d'abord.
  4. Aboutit à 10 centimètres sous l'acromion, à la face interne du bras.
  5. Remonte à gauche, par une reprise, par-dessus le bras, et aboutit à l'extrémité inférieure de l'incision verticale.
- 2e temps. Section des muscles antérieurs....
  1. Au niveau de la courbe oblique antérieure.
  2. Ligature de l'artère.
- 3e temps. Section du deltoïde postérieur.
- 4e temps. Désarticulation. Comme précédemment.

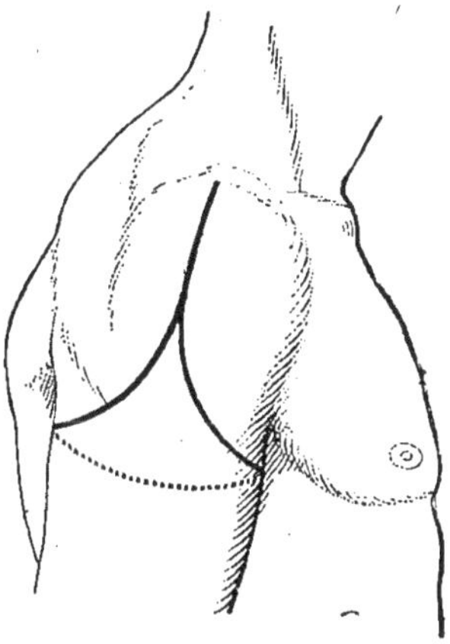

Fig. 50. — Méthode en raquette, croupière.

II. — AMPUTATIONS ET DÉSARTICULATIONS DU MEMBRE INFÉRIEUR

1. AMPUTATION DE LA DEUXIÈME PHALANGE DU GROS ORTEIL DANS LA CONTINUITÉ

ANATOMIE........ Les parties molles sont : peau, tissu sous-cutané, tendons extenseurs et fléchisseurs.

POSITION..........
- **1° Opérateur**.... Au bout du pied, tient l'orteil entre le pouce et l'index.
- **2° Aide**........ Écarte cet orteil des autres et rétracte les téguments dorsaux.

OPÉRATION.......

Procédé à deux lambeaux inégaux, le plantaire très long (cicatrice dorsale).

- **1° Deux incisions longitudinales**... Sur les côtés de l'orteil, près de sa face dorsale, commençant où sera scié l'os, ayant 2 centimètres de longueur.
- **2° Incision dorsale**.... Unissant les deux précédentes à 2 millimètres en avant de leurs extrémités postérieures, jusqu'à l'os.
- **3° Disséquer**... Et relever le lambeau plantaire.
- **4° Scier**........ Ou couper à la cisaille l'os après avoir entaillé le périoste.

---

2. DÉSARTICULATION DE LA DEUXIÈME PHALANGE DU GROS ORTEIL

ANATOMIE.......
- **1° Articulation trochléenne formée par.**
  1. *Extrémité antérieure* de la 1re phalange, double condyle avec trochlée intermédiaire.
  2. *Extrémité postérieure* de la 2e phalange, double trochlée avec crête intermédiaire.
- **2° Deux forts ligaments latéraux.**
- **3° Peau**....... Plus épaisse à la face plantaire.

POSITION. .... Comme ci-dessus.

P. DE REPÈRE....

L'interligne est :
- A quelques millimètres sous le pli cutané plantaire.
- A 8 millimètres sous le sommet de l'angle formé par flexion forte de la phalangette.
- Au-dessous des tubercules latéraux situés sur les côtés de l'extrémité antérieure de la 1re phalange.
- Au niveau de la dépression sensible, à la face dorsale, en tirant fortement sur la 2e phalange.

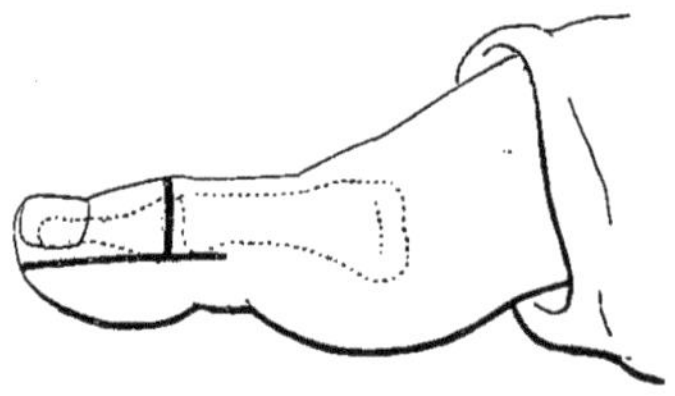

Fig. 51. — Méthode à deux lambeaux inégaux.

OPÉRATION.......

Méthode à deux lambeaux inégaux, le plantaire très long (cicatrice dorsale) (fig. 51). Comme ci-dessus.

- **1° Deux incisions longitudinales et latérales**... Commençant à l'interligne, près de la face dorsale, longues de 2 centimètres.
- **2° Une incision transversale et dorsale**.. A 3 centimètres au-dessous de leur extrémité postérieure.
- **3° Relever**..... Le petit lambeau dorsal.
- **4° Désarticuler.** En coupant.
  1. Le ligament latéral gauche.
  2. Le dorsal.
  3. Le droit ensuite.
  4. Le plantaire.
- **5° Raser**....... La phalangette d'arrière en avant, en suivant les incisions longitudinales, et sortir en avant en gardant le plus de pulpe possible.

---

3. AMPUTATION ET DÉSARTICULATION DES PHALANGES DES QUATRE DERNIERS ORTEILS

Se font par des procédés identiques à ceux des parties correspondantes des doigts.

---

4. DÉSARTICULATION DU GROS ORTEIL

ANATOMIE

- 1° **Articulation condylienne formée par.**
  1. *Extrémité antérieure* du 1er métatarsien : condyle arrondi, volumineux, élargi transversalement.
  2. *Extrémité postérieure* de la 1re phalange : cavité glénoïde.
- 2° **Ligaments...** Latéraux puissants, dorsaux et plantaires plus fragiles.
- 3° **Sésamoïdes..** Volumineux sous la tête du 1er métatarsien, surtout l'externe; assez éloignés de la phalange pour que le couteau puisse passer entre eux et celle-ci.
- 4° **Téguments..** Épais surtout sur la face plantaire, peu sur les côtés et au dos.

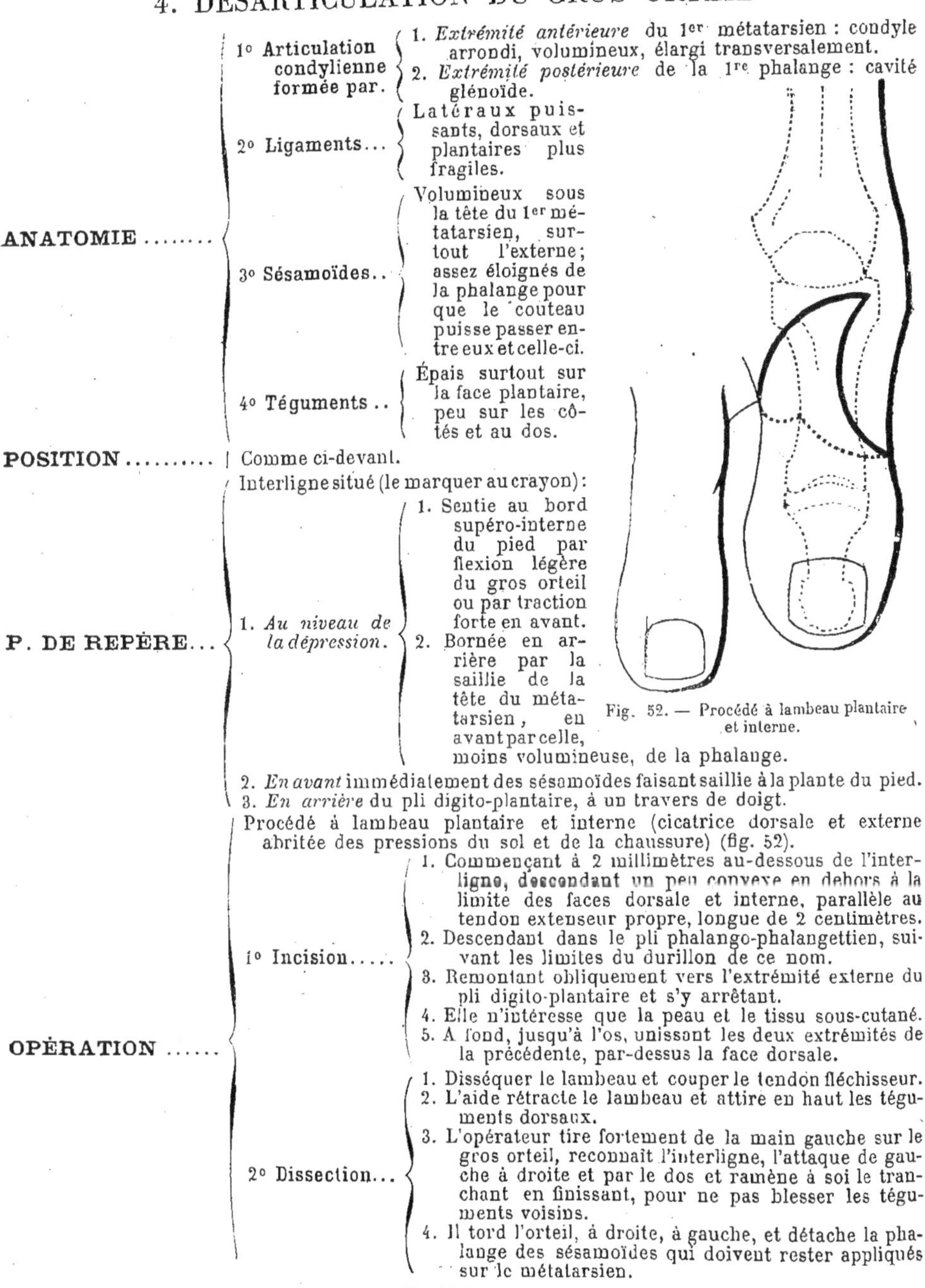

Fig. 52. — Procédé à lambeau plantaire et interne.

POSITION Comme ci-devant.

P. DE REPÈRE... Interligne situé (le marquer au crayon) :

1. *Au niveau de la dépression.*
   1. Sentie au bord supéro-interne du pied par flexion légère du gros orteil ou par traction forte en avant.
   2. Bornée en arrière par la saillie de la tête du métatarsien, en avant par celle, moins volumineuse, de la phalange.
2. *En avant* immédiatement des sésamoïdes faisant saillie à la plante du pied.
3. *En arrière* du pli digito-plantaire, à un travers de doigt.

OPÉRATION Procédé à lambeau plantaire et interne (cicatrice dorsale et externe abritée des pressions du sol et de la chaussure) (fig. 52).

- 1° **Incision.....**
  1. Commençant à 2 millimètres au-dessous de l'interligne, descendant un peu convexe en dehors à la limite des faces dorsale et interne, parallèle au tendon extenseur propre, longue de 2 centimètres.
  2. Descendant dans le pli phalango-phalangettien, suivant les limites du durillon de ce nom.
  3. Remontant obliquement vers l'extrémité externe du pli digito-plantaire et s'y arrêtant.
  4. Elle n'intéresse que la peau et le tissu sous-cutané.
  5. A fond, jusqu'à l'os, unissant les deux extrémités de la précédente, par-dessus la face dorsale.
- 2° **Dissection...**
  1. Disséquer le lambeau et couper le tendon fléchisseur.
  2. L'aide rétracte le lambeau et attire en haut les téguments dorsaux.
  3. L'opérateur tire fortement de la main gauche sur le gros orteil, reconnaît l'interligne, l'attaque de gauche à droite et par le dos et ramène à soi le tranchant en finissant, pour ne pas blesser les téguments voisins.
  4. Il tord l'orteil, à droite, à gauche, et détache la phalange des sésamoïdes qui doivent rester appliqués sur le métatarsien.

5. DÉSARTICULATION DU PETIT ORTEIL

ANATOMIE.

- **1° Articulation condylienne à grand axe vertical formée par...**
  1. Extrémité antérieure du cinquième métatarsien : condyle, convexe en avant, aplati transversalement.
  2. Extrémité postérieure de la phalange correspondante creusée en cavité glénoïde.
- **2° Ligaments...** Latéraux, glénoïdien, plantaire, les tiennent en présence.
- **3° Tendons.....** Fléchisseurs et extenseurs y contribuent également.
- **4° Peau.......** Plus mince et plus rétractile à la face dorsale qu'à la face plantaire.

POSITION.

- **1° Opérateur...** Saisit l'orteil entre le pouce placé au-dessus et l'index placé au-dessous ; il est au bout du pied qui repose sur le talon et est porté en dedans.
- **2° Aide.........** Écarte l'orteil des voisins et rétracte les téguments dorsaux.

P. DE REPÈRE...

- Interligne (qu'il faut marquer) est situé au niveau de la dépression produite par traction forte sur l'orteil, sensible au dos et sur le bord externe.
- *En arrière......*
  1. Du quatrième interligne, à 1 centimètre.
  2. Du deuxième interligne, à 15 millimètres.

OPÉRATION.......

Procédé à lambeau dorsal externe (cicatrice en partie dorsale) (fig. 53).

- **1° Incision.....**
  1. Commençant au niveau ou à 2 millimètres au-dessous de l'interligne.
  2. Dorsale et interne.
  3. Longeant le bord interne du tendon extenseur.
  4. Descendant au-dessous du pli phalango-phalangien.
  5. Se portant en dehors, en s'arrondissant, croisant et coupant le tendon extenseur.
  6. Atteignant la face externe.
  7. Remontant jusqu'à atteindre l'extrémité externe du pli digito-plantaire.
  8. Réunissant les deux précédentes par les faces inférieure et interne de l'orteil, allant jusqu'à l'os suivant plutôt l'orteil que la commissure.

Fig. 53. — Procédé à lambeau dorsal externe.

- **2° Disséquer....**
  1. Le lambeau dorsal.
  2. Faire écarter ce lambeau.
- **3° Désarticuler.** En coupant de gauche à droite, pendant que l'orteil est fortement attiré en avant, et tordre à droite et à gauche.

6. DÉSARTICULATION D'UN DES ORTEILS DU MILIEU

ANATOMIE........ La même que pour le cinquième orteil.

POSITION.......... Comme ci-dessus.

P. DE REPÈRE (fig. 53)........
1. L'interligne se trouve comme il a été dit plus haut.
2. Le deuxième est à 2 millimètres en avant du premier qu'il est facile de sentir.
3. Le troisième est à 2 millimètres en arrière du deuxième ou au niveau du premier.
4. Le quatrième est un peu en arrière du troisième.

OPÉRATION.......

Méthode ovalaire modifiée ou raquette (cicatrice termino-dorsale).

1° Incision (fig. 53)......
1. Commençant à 1 centimètre au-dessus de l'interligne.
2. Descendant, médiane, jusqu'au milieu de la phalange.
3. S'arrondissant à droite pour aboutir au pli digito-plantaire.
4. Le suivant transversalement, en coupant à fond.
5. Remontant à gauche, directement ou par une reprise, pour aboutir à l'extrémité inférieure de l'incision longitudinale.

2° Disséquer... Les lèvres de la raquette.

3° Reconnaître. La face dorsale de l'interligne avec l'index gauche dans la plaie.

4° Désarticuler. De gauche à droite par le procédé ordinaire en coupant pendant que l'orteil est attiré en avant :
1. Le ligament gauche.
2. Le dorsal avec le tendon extenseur.
3. Le droit.
4. Le glénoïdien plantaire détaché au ras de la phalange, tandis que le bistouri sort d'arrière en avant, libérant le reste du lambeau qui ne serait pas libéré.

7. DÉSARTICULATION SIMULTANÉE DES CINQ ORTEILS

ANATOMIE........ | Nous est connue.

POSITION...........
- 1° **Opérateur**...
  1. Au bout du pied.
  2. Tient les orteils de sa main gauche, le pouce sur la face dorsale.
- 2° **Aide**......... | Rétracte les téguments dorsaux.

P. DE REPÈRE ... | Connus.

OPÉRATION.

Deux procédés :

1° Procédé à deux lambeaux égaux, dorsal et plantaire (fig. 54)....

- 1. *Incision dorsale*.......
  1. Demi-circulaire, allant de gauche à droite.
  2. Coupant le gros orteil un peu au-dessous du milieu de sa première phalange.
  3. Le petit orteil, à 5 millimètres plus en arrière.
  4. Les autres, le plus en avant possible....
     1. La main gauche écarte le plus possible les orteils, tend la peau des espaces interdigitaux.
     2. Le bistouri coupe très près du bord libre de la commissure.
  5. Elle est festonnée, mais cet aspect disparaît avec le temps, sur le vivant.
- 2. *Incision plantaire*.....
  1. Commençant et finissant aux deux extrémités de la précédente, pénétrant aussi profondément que possible dans les espaces interdigitaux.
  2. La main gauche saisit et relève les orteils.
- 3. *Deux incisions antéro-postérieures*......
  1. Sur le bord externe du cinquième orteil.
  2. Sur le bord interne du premier.

  Longues de 15 à 20 millimètres.
- *Disséquer*....... | Les lambeaux, les faire relever par un aide.
- *Couper*......... | Les tendons extenseurs.
- *Désarticuler*.... | De gauche à droite, coupant successivement et pour chaque orteil le ligament dorsal, puis le plantaire.

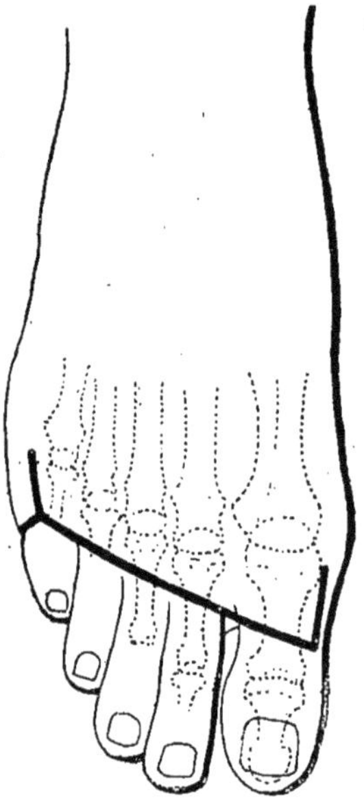

Fig. 54. — Procédé à deux lambeaux égaux : dorsal et plantaire.

2° Procédé de Dubreuil.........

A pour but de couvrir la tête du premier métatarsien par un petit lambeau pris sur la face interne du gros orteil.

- *1re incision*.....
  1. Dorsale, curviligne, convexe en avant, aussi antérieure que possible.
  2. Allant du côté externe de l'articulation métatarso-phalangienne du cinquième à la partie moyenne du gros orteil.
- *2e incision*...... | Interne, commençant à l'extrémité interne de la précédente, se portant en avant jusqu'à l'articulation interphalangienne, se porte en dedans, remonte jusqu'au milieu du pli digito-plantaire du gros orteil, formant ainsi un U à branche inférieure plus courte que la supérieure.
- *3e incision*......
  1. Plantaire, curviligne, convexe en avant, suivant le pli digito-plantaire.
  2. Réunissant l'extrémité externe de la première à l'extrémité externe de la deuxième.
- 4° *Disséquer*.... | Et relever le lambeau interne.
- 5° *Désarticuler*.. | Le gros orteil, puis les autres. Comme ci-devant.

8. AMPUTATION DU PREMIER MÉTATARSIEN DANS LA CONTINUITÉ

ANATOMIE.

- **1° Caractères généraux des métatarsiens.**
  - 1. *Corps*........
    - 1. De forme prismatique et triangulaire à 3 faces..................
      - 1. Supérieure.
      - 2. Inféro-externe.
      - 3. Inféro-interne.
    - 2. Concave en bas, convexe en haut :
      - 1. *Extrémité postérieure.* Articulée par 3 facettes.
        - 1. Avec les os du tarse : facette articulaire postérieure.
        - 2. Avec les deux métatarsiens voisins : facettes latérales.
      - 2. *Extrémité antérieure.*
        - 1. Plus étendue du côté plantaire.
        - 2. Avec deux tubercules saillants latéralement.
  - 2. *Rapports*.....
    - 1. *Latéralement*......
      - 1. En arrière, sont en contact et unis par des ligaments interosseux.
      - 2. En avant, sont séparés par des espaces que comblent les muscles interosseux.
    - 2. *Supérieurement*....
      - 1. Peau mince.
      - 2. Tendons extenseurs.
    - 3. *Inférieurement*....
      - 1. Peau épaisse.
      - 2. Muscles nombreux.
      - 3. Vaisseaux et nerfs : certains vaisseaux appliqués directement sur le squelette.
- **2° Caractères propres au 1er métatarsien..**
  - 1. *Corps*........
    - Plus court, plus volumineux.
    - 1. *Extrémité postérieure.* Deux saillies
      - 1. Interne, attache du jambier antérieur.
      - 2. Externe, plus volumineuse, attache du long péronier latéral.
    - 2. *Extrémité antérieure* ou tête... Deux rainures, externe et interne, logeant deux os sésamoïdes.
  - 2. *Rapports*.....
    - 1. Facette postérieure, articulée avec le premier cunéiforme.
    - 2. Pas de facette interne.

POSITION..........

- **1° Opérateur** ...
  - 1. Au bout du pied.
  - 2. Saisit l'orteil avec la main gauche, le pouce sur la face dorsale.
- **2° Aide**........
  - 1. Fixe le pied.
  - 2. Ecarte le gros orteil des autres.
  - 3. Tire en haut les téguments dorsaux.

OPÉRATION.......

1. Procédé en raquette à queue recourbée en dedans, donnant une valve interne (cicatrice dorsale externe).
2. Marquer le point où l'on coupera l'os.

- 1° **Incision cutanée** (fig. 55).......
  1. Commençant à un demi-centimètre en avant de ce point, allant d'arrière en avant, sur la face dorsale, plus près du bord externe que du bord interne du métatarsien.
  2. Au niveau de l'interligne métatarso-phalangien, s'inclinant à droite, légèrement arrondie en avant sur la face latérale de l'orteil.
  3. Passant transversalement dans le pli digito-plantaire où elle coupe à fond les tendons fléchisseurs.
  4. Remontant obliquement, directement ou par une reprise, sur la face latérale gauche pour rejoindre l'extrémité de l'incision rectiligne.
  5. Abaisser à l'extrémité postérieure de l'incision longitudinale une incision transversale qui aboutit au bord interne du métatarsien, légèrement convexe en dehors, qui facilitera la dénudation de l'os.

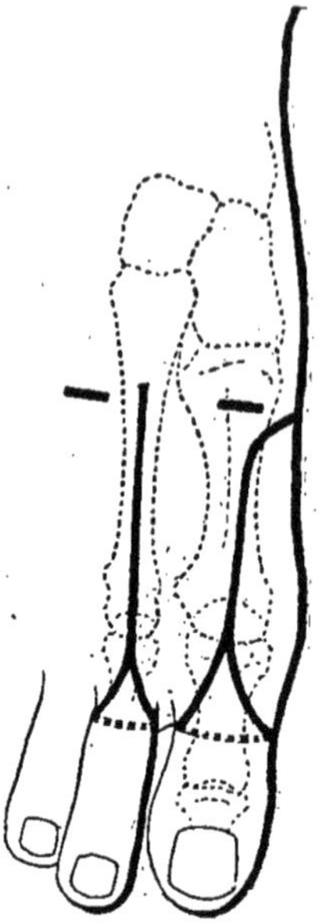

Fig. 55. — Procédé en raquette à queue recourbée en dedans.

- 2° **Dénudation du métatarsien**..
  1. Les doigts gauches accrochent la valve interne de l'incision, et le bistouri détache les chairs, au ras du squelette, d'avant en arrière, sur la face interne du métatarsien, puis sur sa face inférieure, aussi loin que possible.
  2. Les doigts gauches attirent alors en dedans le métatarsien, et l'aide tire en dehors le deuxième orteil et la lèvre externe de l'incision : le bistouri dénude de même la face externe du métatarsien.
  3. Les tendons extenseurs sont coupés au point où aura lieu la section du squelette.
- 3° **Sciage du squelette**.....
  1. Après avoir relevé et protégé les chairs par une compresse à deux chefs.
  2. Après avoir coupé circulairement le périoste transversalement ou obliquement en avant et en dehors.

9. DÉSARTICULATION DU PREMIER MÉTATARSIEN

ANATOMIE.

De l'articulation cunéo-métatarsienne.

- **1° Surface articulaire....**
  - 1. Légèrement concave.
  - 2. Entre 1er métatarsien et 1er cunéiforme.
- **2° Interligne......** Oblique en avant et en dehors. Vers le milieu du 5e métatarsien.
- **3° Ligaments......**
  - 1. Interosseux résistant.
  - 2. Dorsal....... / 3. Plantaire..... / 4. Interne....... — Peu résistants.
- **4° Synoviale.......** Distincte.
- **5° Rapports.......**
  - 1. Sous-cutanée : en haut et en dedans.
  - 2. Sous-musculaire : en bas.
  - 3. Voisine de l'anastomose que l'artère pédieuse envoie à la plantaire externe, à la partie postérieure du 1er espace interosseux.

POSITION.......... Comme pour amputation dans la continuité.

P. DE REPÈRE... Interligne......

- 1. Au milieu du bord interne du pied, mesuré de la pointe du gros orteil au talon.
- 2. Si on porte le doigt d'avant en arrière, du milieu du 1er métatarsien vers le talon, on sent 3 saillies.........
  - 1. Tubercule du 1er métatarsien : à 2 millimètres en avant de l'interligne.
  - 2. Tubercule du 1er cunéiforme, moins prononcé : à 4 millimètres en arrière de l'interligne.
  - 3. Tubercule du scaphoïde, le plus volumineux : à 3 centimètres derrière l'interligne.

OPERATION.

Procédé en raquette à queue recourbée, avec valve interne et cicatrice dorsale externe (fig. 56).

- **1° Incision........**
  - 1. Commençant sur le tubercule du 1er métatarsien.
  - 2. Montant obliquement sur la face interne de cet os.
  - 3. Atteignant presque son bord dorsal et le suivant dans l'étendue de 1 centimètre.
  - 4. Descendant obliquement, à droite, vers l'extrémité du pli digito-plantaire.
  - 5. S'engageant transversalement dans ce pli, où elle coupe à fond les tendons fléchisseurs.
  - 6. Remontant obliquement, à gauche, vers l'extrémité antérieure de l'incision longitudinale, soit directement, soit par une reprise.
  - 7. Faire alors l'incision transversale, à l'extrémité postérieure de l'incision longitudinale.
- **2° Dénudation du métatarsien...**
  - 1. Comme il a été dit.
  - 2. D'abord dissection de la valve interne, en dénudant la face interne, puis la face inférieure de l'os, en passant *sous* les os sésamoïdes, pour ne pas ouvrir l'articulation métatarso-phalangienne.
  - 3. Puis dissection de la valve externe et dénudation de la face externe du métatarsien, en rasant l'os pour éviter l'artère pédieuse.
- **3° Désarticulation.**
  - 1. L'index gauche s'assure que la région articulaire est bien dénudée sur toutes ses faces, puis il s'enfonce dans l'espace interosseux.
  - 2. Les autres doigts attirent le métatarsien en bas et en dedans.
  - 3. Le bistouri est appliqué sur le fond de l'espace interosseux, la lame collée sur le 1er métatarsien, le tranchant dirigé en arrière ; il progresse d'avant en arrière, collé au métatarsien, coupe les fibres intermétatarsiennes ; puis il tourne en dedans, coupe les fibres dorsales, puis les fibres internes et le jambier antérieur ; le métatarsien se laisse incliner en bas, la tubérosité externe apparaît, et le bistouri coupe le tendon long péronier qui s'y attache, puis le ligament plantaire.

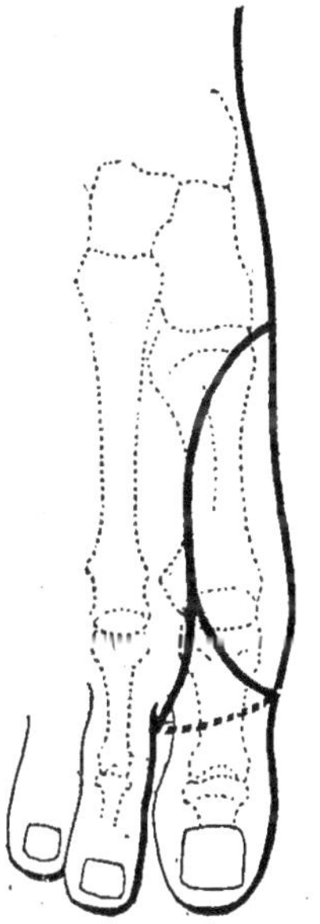

Fig. 56. — Procédé en raquette à queue recourbée.

10. AMPUTATION DU CINQUIÈME MÉTATARSIEN DANS LA CONTINUITÉ

ANATOMIE........
- Caractères propres au 5e métatarsien.
  - 1. *Corps*........ Mince dans ses deux tiers antérieurs.
  - 2. *Extrémité postérieure*..
    - 1. Est plus épaisse.
    - 2. Avec forte tubérosité externe pour le tendon court péronier latéral.
    - 3. Donne insertion par sa face dorsale au péronier antérieur.
    - 4. S'articule avec le 4e métatarsien et le cuboïde.
  - 3. *Rapports*..... Sous-cutané en haut et en dehors.

POSITION..........
- 1° **Opérateur**...
  - 1. Au bout du pied.
  - 2. Tient l'orteil avec la main gauche, le pouce en dessus.
- 2° **Aide**......... Écarte en dedans les autres orteils, rétracte les téguments dorsaux.

I. — MÉTHODE EN RAQUETTE A QUEUE DROITE (fig. 55).

OPÉRATION.......
- Marquer le niveau de la section osseuse.
- 1° **Incision**.....
  - 1. Commençant à 1 centimètre au-dessus de ce point.
  - 2. Descendant rectiligne sur la face dorsale du 5e métatarsien, plus près du bord interne de cette face, pour y rejeter la cicatrice.
  - 3. Se recourbant à droite à partir de l'interligne métatarso-phalangien, pour aboutir obliquement sur le pli digito-plantaire.
  - 4. Le suivant transversalement en sectionnant les tendons fléchisseurs.
  - 5. Remontant à gauche, pour atteindre l'extrémité antérieure de l'incision longitudinale.
- 2° **Dénudation**.. Du squelette, comme pour l'amputation du 1er métatarsien.
- 3° **Sciage**....... De l'os.

II. — MÉTHODE EN RAQUETTE A QUEUE RECOURBÉE.

(Peut être employée.)

OPÉRATION.......
- Incision longitudinale. Commence au niveau de la section osseuse, mais on fait partir de ce point une incision transversale qui va au bord externe du pied et facilite la dénudation du squelette.
- Le reste n'a rien de particulier.

11. DÉSARTICULATION DU CINQUIÈME MÉTATARSIEN

ANATOMIE........

L'articulation cuboïdo-métatarsienne comprend :

- 1° **Surfaces articulaires.** Des deux os, planes.
- 2° **Ligaments...**
  1. Dorsal : tarso-métatarsien.
  2. Plantaire : tarso-métatarsien.
  3. Externe.
  4. Interosseux, intermétatarsien, solide.
- 3° **Synoviale....** Commune aux 4e et 5e métatarsiens.
- 4° **Interligne...** Oblique en avant et en dedans, se dirigeant vers le tiers antérieur du 1er métatarsien.
- 5° **Rapports....**
  1. Sous-cutanée, en haut et en dehors.
  2. Profonde, en bas, répond aux parties molles et épaisses de la plante.
  3. Répond, en dedans, à l'interligne articulaire du 4e métatarsien et du cuboïde; en avant de ce point, les 4e et 5e métatarsiens s'articulent par une petite facette plane et un ligament interosseux.

POSITION.......... Vue précédemment.

P. DE REPÈRE....

- 1° **Saillie de l'apophyse..** De l'extrémité postérieure du 5e, facile à sentir sur le bord externe du pied.
- 2° **Milieu du bord externe du pied........** Mesuré de la pointe du 5e orteil au talon.

MÉTHODE EN RAQUETTE A QUEUE DROITE (fig. 57).

OPÉRATION.......

- 1° **Incision.....**
  1. Commençant à 1 centimètre au-dessus de l'interligne, longitudinale d'arrière en avant.
  2. Externe, un peu au-dessus du bord externe de la plante d'abord; remontant ensuite au niveau de l'interligne métatarso-phalangien, un peu sur le dos de l'os; s'inclinant à droite, en contournant la racine de l'orteil, passant transversalement dans le pli digito-plantaire où elle coupe à fond les fléchisseurs, remontant à gauche rejoindre obliquement l'incision longitudinale vers le milieu du 5e métatarsien.
  3. Repasser dans l'incision, au dos, et sectionner les tendons extenseurs.
- 2° **Dénudation du métatarsien.** Par dissection successive :
  1. De la lèvre externe de la raquette.
  2. De la lèvre interne, comme il a été dit pour le 1er métatarsien.
- 3° **Désarticulation.**
  1. L'index gauche s'assure que l'interligne est bien dénudé; il s'enfonce dans le 4e espace interosseux et porte le 5e métatarsien en dehors.
  2. L'aide rétracte les lèvres du lambeau.
  3. Le bistouri est appliqué par sa pointe au pied du 4e espace, appliqué sur le 5e métatarsien, la pointe en arrière; il est poussé en arrière, coupe les fibres intermétatarsiennes, puis se tourne en dehors, coupe le ligament dorsal, puis l'externe; puis, le métatarsien étant fléchi, il coupe le ligament plantaire et le tendon court péronier latéral.

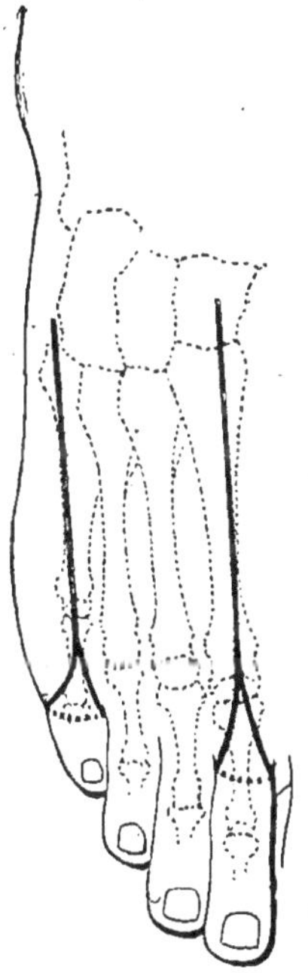

Fig. 57. — Méthode en raquette à queue droite.

12. AMPUTATION D'UN MÉTATARSIEN DU MILIEU DANS LA CONTINUITÉ

ANATOMIE........ Nous est connue.

POSITION..........
- 1° **Opérateur**... Tient l'orteil à enlever, le pouce en dessus.
- 2° **Aide**........ Écarte les deux doigts voisins et rétracte les téguments dorsaux.

OPÉRATION.......

Méthode en raquette simple.
Marquer le point de section osseuse.

- 1° **Incision**.....
  1. Commençant à 1 centimètre au-dessus de ce point.
  2. Descendant longitudinale sur le dos de l'os.
  3. S'inclinant à droite, au niveau de l'interligne métatarso-phalangien, et coupant la racine de l'orteil. Traversant le pli digito-plantaire en coupant à fond. Remontant à gauche, directement ou par une reprise, pour atteindre l'extrémité antérieure de l'incision longitudinale.
  4. Repasser dans l'incision et couper les tendons extenseurs.
- 2° **Dénudation du squelette**. En disséquant les lèvres de la raquette.
- 3° **Couper**......
  1. Comme il a été dit.
  2. L'os, après avoir incisé circulairement le périoste et garanti le lambeau par la compresse à deux chefs; achever, en l'enlevant, la dénudation, au bistouri, de la face inférieure de l'os.

---

13. DÉSARTICULATION D'UN MÉTATARSIEN DU MILIEU

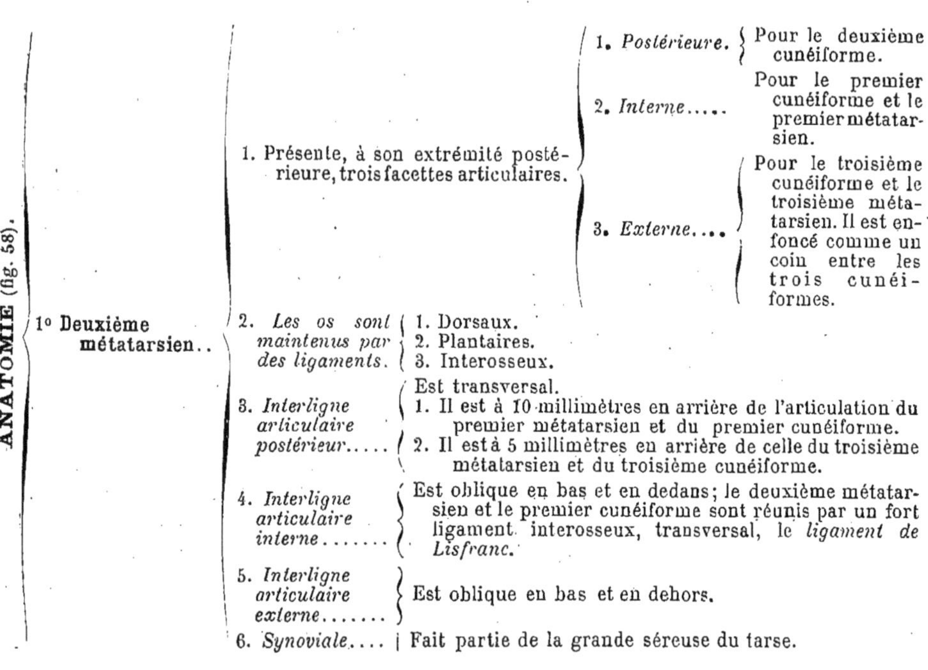

ANATOMIE (fig. 58).

- 1° **Deuxième métatarsien**..
  1. Présente, à son extrémité postérieure, trois facettes articulaires.
     1. *Postérieure.* Pour le deuxième cunéiforme.
     2. *Interne*..... Pour le premier cunéiforme et le premier métatarsien.
     3. *Externe*.... Pour le troisième cunéiforme et le troisième métatarsien. Il est enfoncé comme un coin entre les trois cunéiformes.
  2. *Les os sont maintenus par des ligaments.*
     1. Dorsaux.
     2. Plantaires.
     3. Interosseux.
  3. *Interligne articulaire postérieur*..... Est transversal.
     1. Il est à 10 millimètres en arrière de l'articulation du premier métatarsien et du premier cunéiforme.
     2. Il est à 5 millimètres en arrière de celle du troisième métatarsien et du troisième cunéiforme.
  4. *Interligne articulaire interne*....... Est oblique en bas et en dedans; le deuxième métatarsien et le premier cunéiforme sont réunis par un fort ligament interosseux, transversal, le *ligament de Lisfranc.*
  5. *Interligne articulaire externe*....... Est oblique en bas et en dehors.
  6. *Synoviale*.... Fait partie de la grande séreuse du tarse.

ANATOMIE (*Suite*) (fig. 58).

2° **Troisième métatarsien...**

- 1. Présente, à son extrémité postérieure, trois facettes articulaires planes :
  - 1. Postérieure, pour le troisième cunéiforme.
  - 2. Interne, pour le deuxième métatarsien.
  - 3. Externe, pour le quatrième.
- 2. *Ligaments...* | Dorsaux, plantaires, interosseux les unissent.
- 3. *Interligne articulaire....*
  - 1. Postérieur (troisième cunéiforme et troisième métatarsien) est transversal.
  - 2. Est à 5 millimètres en arrière de l'articulation du premier cunéiforme et du premier métatarsien.
  - 3. Est à 5 milimètres en avant de l'articulation du deuxième cunéiforme et du deuxième métatarsien.
  - 4. Est à 1 millimètre en avant de l'articulation du cuboïde et du quatrième métatarsien.

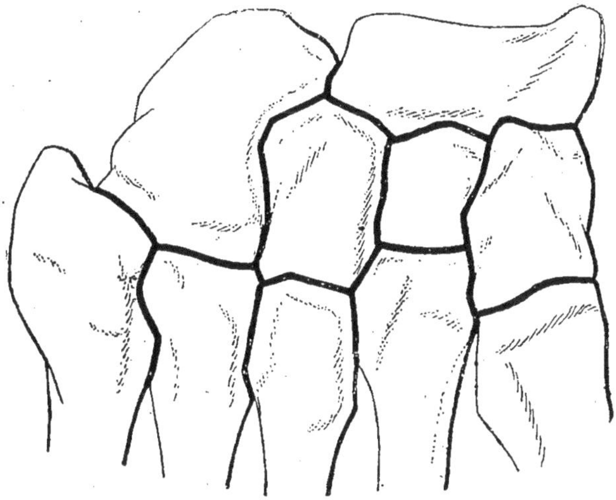

Fig. 58. — Désarticulation d'un métatarsien du milieu.

- 4. *Interligne articulaire..* — Externe, présente un fort ligament interosseux étendu du troisième métatarsien au quatrième métatarsien et au cuboïde.
- 5. *Synoviale....* | Appartient à la séreuse du tarse.

3° **Quatrième métatarsien...**

- 1. Présente, à son extrémité postérieure, trois facettes articulaires.
  - 1. *Postérieure.* — Oblique en avant et en dedans, plane.
  - 2. *Latérales...* — Pour les troisième et cinquième métatarsiens.
- 2. *Ligaments....* | Sont dorsaux, plantaires, interosseux.
- 3. *Interligne postérieur, cuboïdo-métatarsien...*
  - 1. Est oblique en avant et en dedans, se dirigeant vers le tiers postérieur du premier métatarsien.
  - 2. Est à 1 millimètre en arrière de l'articulation du troisième métatarsien et du troisième cunéiforme.
  - 3. Est à 6 millimètres en arrière de celle du premier métatarsien et du premier cunéiforme.
- 4. *Synoviale.....* — Lui est commune avec celle du cinquième métatarsien et du cunéiforme.

POSITION ....

- 1° **Opérateur...** | Tient de la main gauche l'orteil, le pouce en dessus.
- 2° **Aide.........** — Écarte les deux orteils voisins et rétracte les téguments dorsaux.

P. DE REPÈRE.... — On connaît le premier interligne et le cinquième. On connaît les distances qui séparent les interlignes du premier de chacun des interlignes du milieu.

Méthode en raquette simple, à longue queue dorsale (fig. 57).

OPÉRATION.

1° **Incision**........	1. Commençant à 1 centimètre au-dessus de l'interligne, descendant longitudinale sur le dos du métatarsien, obliquant à droite, en coupant la racine du doigt. 2. A partir de l'interligne métatarso-phalangien, s'engageant transversalement dans le pli digito-plantaire où les fléchisseurs sont coupés. 3. Remontant à gauche pour rejoindre l'extrémité antérieure de l'incision longitudinale, avec ou sans reprise. 4. Repasser dans l'incision et couper les extenseurs.
2° **Dénudation**.....	1. Du squelette sur ses faces latérales, comme il a été dit, à droite, puis à gauche. 2. Puis sur sa face inférieure par le « coup de Liston »; appliquer la lame sur le côté droit de l'os, raser sa face inférieure, ressortir à sa gauche le tranchant en l'air.
3° **Désarticulation**.	1. Chercher l'interligne en faisant au niveau de son siège présumé une incision en long; le bistouri est arrêté par l'interligne si l'on refoule la tête du métatarsien en bas. Se placer à la gauche du pied. 2. L'index gauche fait coin dans l'espace interosseux gauche et le bistouri, porté à la partie la plus reculée de cet espace, coupe les fibres intermétatarsiennes. 3. Le pouce gauche fait coin dans l'espace droit et le bistouri coupe de même les fibres intermétatarsiennes de ce côté.
4° **Couper**.........	A la cisaille le métatarsien le plus haut possible; saisir avec un davier le bout supérieur, l'incliner en bas, couper les fibres dorsales; le tordre, couper les fibres interosseuses et plantaires de droite à gauche, les expansions tendineuses et tout ce qui le retient.

---

14. DÉSARTICULATION SIMULTANÉE DE DEUX MÉTATARSIENS VOISINS

(Méthode en raquette).

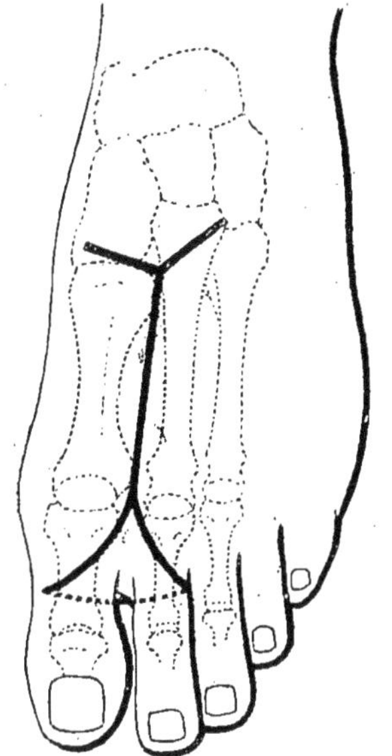

Fig. 59. — Désarticulation simultanée des premier et deuxième métacarpiens.

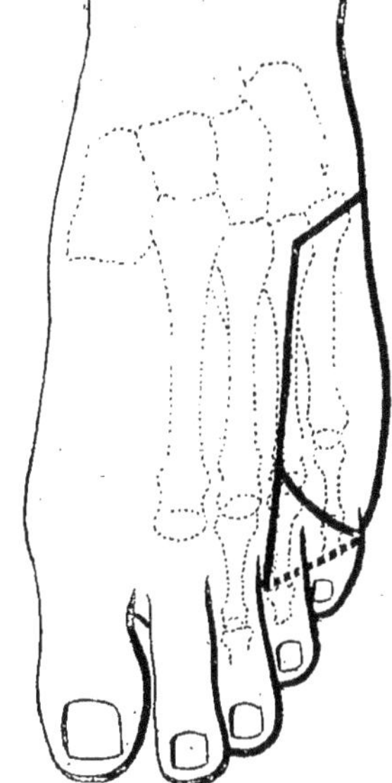

Fig. 60. — Désarticulation simultanée des quatrième et cinquième métacarpiens.

I. — POUR LE PREMIER ET LE DEUXIÈME MÉTATARSIENS (fig. 59).

OPÉRATION....... — Incision.......

1. Longitudinale commençant à 1 centimètre en avant de l'interligne tarso-métatarsien, descendant dans le premier espace interosseux, contournant la racine des deux orteils pour passer dans le pli digito-plantaire.
2. L'extrémité antérieure de l'incision longitudinale cesse à 1 centimètre en arrière de l'article métatarso-phalangien.
3. L'extrémité postérieure porte deux incisions secondaires : l'une oblique en arrière et en dehors, l'autre oblique en arrière et en dedans.

II. — POUR LE QUATRIÈME ET LE CINQUIÈME MÉTATARSIENS (fig. 60).

OPÉRATION.......

1° Incision.....

1. Commençant à la base du quatrième.
2. Descendant longitudinale sur la face dorsale du même, s'arrêtant à l'extrémité antérieure de la première phalange du quatrième orteil où elle se continue avec l'incision ovalaire embrassant la racine des deux derniers orteils.
3. Pour l'incision longitudinale, abaisser une incision oblique allant de son extrémité postérieure à la grosse tubérosité du cinquième métatarsien, sur le bord externe du pied, marchant parallèlement de l'interligne articulaire du cuboïde et des quatrième et cinquième métatarsiens, à quelques milimètres en avant de lui.

2° Dénudation du squelette.
3° Désarticulation.........

Elles ne présentent rien de spécial.

---

15. DÉSARTICULATION TARSO-MÉTATARSIENNE. OPÉRATION DE LISFRANC

ANATOMIE.

- **1° Surfaces articulaires...**
  - Formées par la série d'arthrodies suivante de dedans en dehors :
  - 1. Facette du 1er métatarsien, oblongue, en présence de celle du 1er cunéiforme, analogue.
  - 2. Facettes du 2e métatarsien reçues dans la mortaise formée par les trois cunéiformes.
  - 3. Facette du 3e métatarsien en présence de celle du 3e cunéiforme.
  - 4. Facettes des 4e et 5e métatarsiens en présence des deux facettes du cuboïde
  - 5. Interligne tarso-métatarsien (fig. 58)..
    - 1. Est oblique en avant et en dedans, son extrémité interne est à 2 centimètres en avant de l'externe.
    - 2. Est de forme irrégulière, brisée, à cause des différences de direction des interlignes partiels qui le composent.
- **2° Interligne......**
  - 1. Entre 1er métatarsien et 1er cunéiforme est oblique en avant et en dehors, se dirigeant vers le milieu du 5e métatarsien.
  - 2. Entre 5e métatarsien et cuboïde est oblique en avant et en dedans, se dirigeant vers le tiers postérieur du 1er métatarsien.
  - 3. Entre 4e métatarsien et cuboïde, oblique dans le même sens.
  - 4. Entre 3e métatarsien et 3e cunéiforme est transversal. Situé à 1 millimètre en avant du précédent.
  - 5. Entre 2e métatarsien et 2e cunéiforme est transversal. Situé à 5 millimètres en arrière du précédent, à 10 millimètres en arrière du premier espace cunéo-métatarsien.
- **3° Ligaments......**
  - 1. *Sept dorsaux.*
    - 1. Trois pour le 2e métatarsien.
    - 2. Un pour chacun des quatre autres.................... — Peu résistants.
  - 2. *Cinq plantaires....* — Un pour chaque métatarsien... | Peu solides.
  - 3. *Deux interosseux...*
    - 1. *Externe......* | Peu résistant.
    - 2. *Interne......* — Étendu transversalement du 1er cunéiforme au 2e métatarsien, très résistant : c'est la clef de l'articulation : il l'empêche de s'ouvrir tant qu'il n'est pas sectionné ; c'est le ligament de Lisfranc (fig. 61).

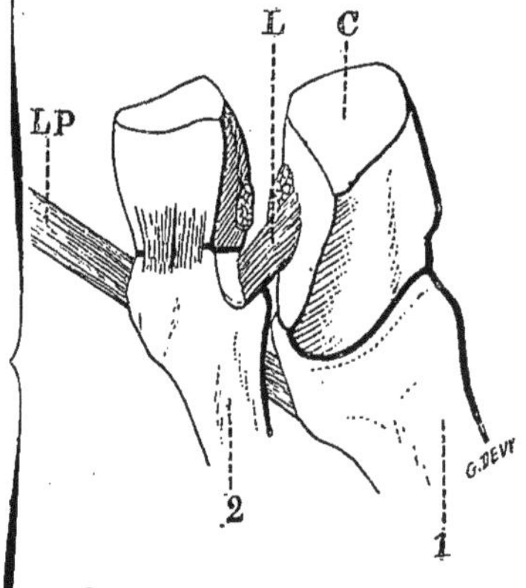

Fig. 61. — Ligament de Lisfranc.
L, du premier cunéiforme, C, au deuxième métatarsien ; LP, membre long péronier latéral.

ANATOMIE (*Suite*).

- **4° Tendons**
  1. Renforcent l'action des ligaments.
  2. Péronier antérieur : dos du 5e métatarsien.
  3. Court péronier latéral, tubérosité du 5e métatarsien.
  4. Jambier postérieur.
  5. Jambier antérieur : tubercule du 1er métatarsien.
  6. Long péronier latéral : tubérosité du 1er métatarsien.
- **5° Synoviale**
  1. *Propre* : Pour l'articulation des 1er métatarsien et 1er cunéiforme.
  2. *Commune* :
     1. Au cuboïde et aux 4e et 5e métatarsiens.
     2. Au tarse et aux 2e et 3e articulations cunéo-métatarsiennes.
- **6° Rapports**
  1. *Face dorsale* :
     1. Peau rétractile, mince.
     2. Tendons extenseurs.
     3. Pédieux.
     4. Artères dorsales.
  2. *Face plantaire* :
     1. Peau épaisse, peu rétractile.
     2. Masses musculaires de la plante.
     3. Vaisseaux et nerfs nombreux.
  3. *Bord interne* : Du pied : peau plus rétractile qu'en dehors.

POSITION

- **1° Opérateur** : Au bout du pied, le saisit de la main gauche en supination ; le pouce sur le tubercule de gauche, l'index sur celui de droite, la paume embrassant la plante.
- **2° Aide** : Fixe la jambe et rétracte les téguments.
- **3° Sujet** : En décubitus dorsal, pied dépassant le bord de la table.

P. DE REPÈRE

- **1° En dehors** : Saillie nette de la tubérosité du 5e métatarsien sentie en promenant le doigt d'avant en arrière sur le bord externe du pied.
- **2° En dedans**
  1. On trouve trois saillies d'avant en arrière :
     1. Tubercule du 1er métatarsien à 2 millimètres en avant de l'interligne.
     2. Tubercule du 1er cunéiforme, à 4 millimètres en arrière de l'interligne.
     3. Tubercule du scaphoïde, à 3 centimètres en arrière de l'interligne.
  2. L'extrémité interne de l'article est à 2 centimètres en avant de l'externe.

Méthode à deux lambeaux inégaux, grand lambeau plantaire, petit lambeau dorsal (cicatrice dorsale).

OPÉRATION.

1° Incision dorsale (fig. 62)........

1. Tirée transversalement d'un bord à l'autre du pied.
2. Légèrement convexe en avant dont le point le plus saillant est à 15 millimètres en arrière de la racine du 2e orteil.
3. L'extrémité interne est à 2 centimètres en avant et au-dessous du tubercule du 1er métatarsien.
4. L'extrémité externe est à 1 centimètre en avant de celui du 5e.
5. N'intéressant d'abord que la peau qui se rétracte, aidée par l'aide.
6. Repasser au niveau de la peau rétractée et couper les tendons, muscles et vaisseaux jusqu'à l'os.

2° Incision plantaire (fig. 63).

1. Les orteils sont saisis de la main gauche, doigts dessus, pouce dessous, et fortement relevés.
2. Le bistouri est porté à l'extrémité gauche de l'incision dorsale et de là tire une incision.

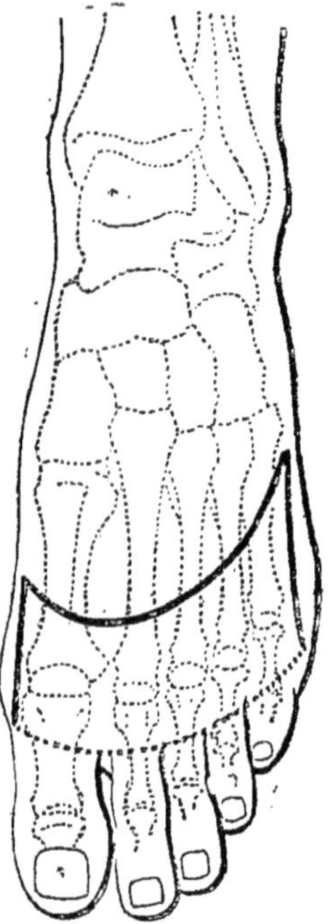

Fig. 62. — Incision dorsale.

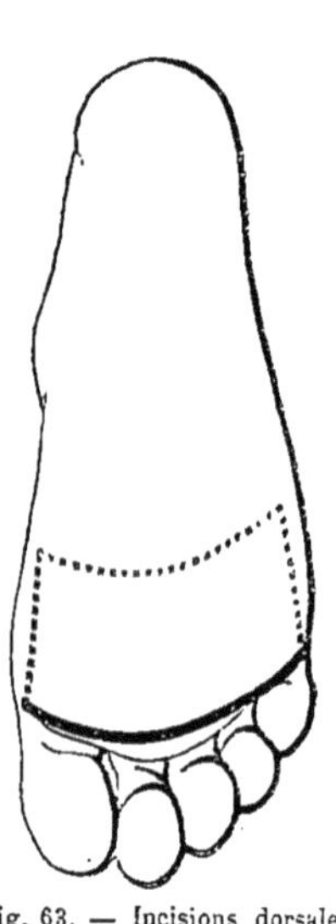

Fig. 63. — Incisions dorsale et latérale en pointillé; incision plantaire en trait plein.

3. Allant d'arrière en avant sur le métatarsien correspondant jusqu'au niveau de la tête.
4. Puis transversale dans le pli digito-plantaire.
5. Puis longitudinale sur le métatarsien du côté droit jusqu'à l'extrémité droite de l'incision dorsale.

3° Dissection des bords du lambeau plantaire.

1. Les orteils sont confiés à l'aide qui les allonge sans les renverser.
2. Saisir le bout libre du lambeau plantaire avec les doigts gauches et libérer ce lambeau d'avant en arrière, en rasant les os jusqu'en arrière des têtes métatarsiennes.
3. Bien dégager les sésamoïdes du 1er métatarsien et la tête du 5e; s'approcher même de l'articulation sans l'atteindre, toujours en rasant de près les os, et bien libérer les côtés du lambeau.

4° Dissection du lambeau dorsal........

1. Mobiliser les téguments dorsaux. Pied remis en extension.
2. L'aide les rétracte avec les doigts ou un écarteur.
3. Le couteau les libère.
4. Il faut mettre à nu l'articulation, surtout la tubérosité du 5e métatarsien et le tubercule du 1er.

OPÉRATION (*Suite*).

4° **Désarticuler....**

1er temps.......

1. Le pouce gauche est placé sur le tubercule du 1er.
2. Le couteau ouvre l'articulation cunéenne avec la pointe (pied gauche) ou le talon (pied droit) du couteau suivant en avant et en dehors l'obliquité de l'interligne.

2e temps.......

1. La main gauche tire en dedans l'avant-pied.
2. Le couteau contourne en arrière la tubérosité du 5e métatarsien, ouvre son articulation cuboïdienne oblique en avant et en dedans; celle du 4e qui lui fait suite et est oblique dans le même sens; l'articulation du 3e, transversale.

3e temps.......

1. La main gauche abaisse fortement l'avant-pied.
2. La pointe du couteau cherche l'interligne du 2e métarsien, par deux ou trois coups portés transversalement à 10 millimètres derrière l'articulation du 1er métatarsien, en glissant sur l'os d'arrière en avant, elle tombe dans l'interstice.
3. Couper le ligament dorsal.

4e temps.......

Exécuter le coup de maître.

1. Main gauche, le pouce dans le 1er espace qu'il agrandit, les doigts sous les orteils.
2. Le couteau est enfoncé presque horizontalement dans le 1er espace, d'avant en arrière, appuyé sur la face externe du 1er métatarsien, sur une longueur d'un centimètre : il refuse alors d'avancer, pris entre le ligament de Lisfranc en haut, le tendon du long péronier en bas : le tranchant en haut.
3. Relever le couteau verticalement, sans laisser glisser la pointe ; la lame tranche le ligament de Lisfranc, la main gauche fait bâiller l'articulation en pressant sur les orteils.

5e temps.......

1. La gauche tire sur l'avant-pied et le tord, le couteau désinsère les ligaments plantaires, de gauche à droite, rase les métatarsiens de près, les dénude d'arrière en avant jusqu'à atteindre la partie qui a été mise à nu par la dissection du lambeau plantaire.
2. On peut aussi, après avoir détaché les ligaments plantaires, réarticuler après avoir placé le couteau sous les métacarpiens et achever la taille des chairs en tirant le couteau horizontalement, au contact des os, d'arrière en avant.
3. Si une articulation était ankylosée, il faudrait la scier.

16. DÉSARTICULATION MÉDIO-TARSIENNE. — AMPUTATION DE CHOPART

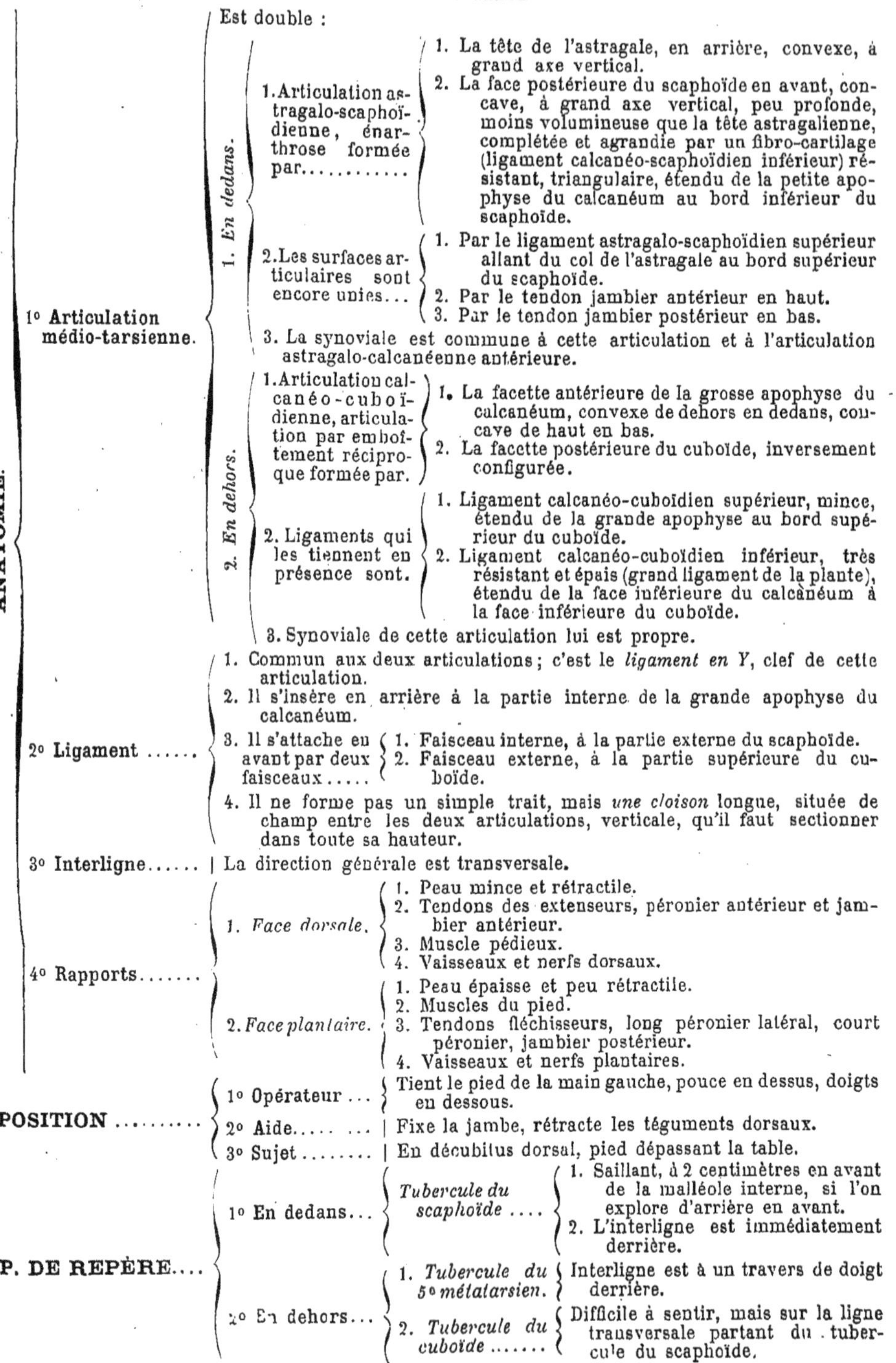

ANATOMIE.

- 1° **Articulation médio-tarsienne.** Est double :
  - *1. En dedans.*
    - 1. Articulation astragalo-scaphoïdienne, énarthrose formée par...........
      1. La tête de l'astragale, en arrière, convexe, à grand axe vertical.
      2. La face postérieure du scaphoïde en avant, concave, à grand axe vertical, peu profonde, moins volumineuse que la tête astragalienne, complétée et agrandie par un fibro-cartilage (ligament calcanéo-scaphoïdien inférieur) résistant, triangulaire, étendu de la petite apophyse du calcanéum au bord inférieur du scaphoïde.
    - 2. Les surfaces articulaires sont encore unies...
      1. Par le ligament astragalo-scaphoïdien supérieur allant du col de l'astragale au bord supérieur du scaphoïde.
      2. Par le tendon jambier antérieur en haut.
      3. Par le tendon jambier postérieur en bas.
    - 3. La synoviale est commune à cette articulation et à l'articulation astragalo-calcanéenne antérieure.
  - *2. En dehors.*
    - 1. Articulation calcanéo-cuboïdienne, articulation par emboîtement réciproque formée par.
      1. La facette antérieure de la grosse apophyse du calcanéum, convexe de dehors en dedans, concave de haut en bas.
      2. La facette postérieure du cuboïde, inversement configurée.
    - 2. Ligaments qui les tiennent en présence sont.
      1. Ligament calcanéo-cuboïdien supérieur, mince, étendu de la grande apophyse au bord supérieur du cuboïde.
      2. Ligament calcanéo-cuboïdien inférieur, très résistant et épais (grand ligament de la plante), étendu de la face inférieure du calcanéum à la face inférieure du cuboïde.
    - 3. Synoviale de cette articulation lui est propre.
- 2° **Ligament** ......
  1. Commun aux deux articulations; c'est le *ligament en Y*, clef de cette articulation.
  2. Il s'insère en arrière à la partie interne de la grande apophyse du calcanéum.
  3. Il s'attache en avant par deux faisceaux.....
     1. Faisceau interne, à la partie externe du scaphoïde.
     2. Faisceau externe, à la partie supérieure du cuboïde.
  4. Il ne forme pas un simple trait, mais *une cloison* longue, située de champ entre les deux articulations, verticale, qu'il faut sectionner dans toute sa hauteur.
- 3° **Interligne**...... La direction générale est transversale.
- 4° **Rapports**.......
  - 1. *Face dorsale.*
    1. Peau mince et rétractile.
    2. Tendons des extenseurs, péronier antérieur et jambier antérieur.
    3. Muscle pédieux.
    4. Vaisseaux et nerfs dorsaux.
  - 2. *Face plantaire.*
    1. Peau épaisse et peu rétractile.
    2. Muscles du pied.
    3. Tendons fléchisseurs, long péronier latéral, court péronier, jambier postérieur.
    4. Vaisseaux et nerfs plantaires.

POSITION ....

- 1° Opérateur ... Tient le pied de la main gauche, pouce en dessus, doigts en dessous.
- 2° Aide...... Fixe la jambe, rétracte les téguments dorsaux.
- 3° Sujet........ En décubitus dorsal, pied dépassant la table.

P. DE REPÈRE....

- 1° En dedans... *Tubercule du scaphoïde* ....
  1. Saillant, à 2 centimètres en avant de la malléole interne, si l'on explore d'arrière en avant.
  2. L'interligne est immédiatement derrière.
- 2° En dehors...
  - 1. *Tubercule du 5° métatarsien.* Interligne est à un travers de doigt derrière.
  - 2. *Tubercule du cuboïde* .... Difficile à sentir, mais sur la ligne transversale partant du tubercule du scaphoïde.

I. — MÉTHODE A LAMBEAU PLANTAIRE UNIQUE (fig. 64).

OPÉRATION.......

Marquer la direction de l'interligne.

1° Incision dorsale.......

1. Tirée de gauche à droite.
2. Ayant pour limite un point situé, en dehors, à un doigt derrière le tubercule du 5° métatarsien; en dedans, *sur le tubercule* du scaphoïde, non derrière lui.
3. Convexe en avant, l'arc ayant un doigt de flèche.
4. Coupant à fond, peau et tendons, jusqu'au squelette.

2° Incision plantaire.....

1. La main gauche saisit les orteils, pouce en dessous, et les relève.
2. Le couteau est mis à l'extrémité gauche de l'incision dorsale, coupe d'arrière en avant, sur le bord du pied; s'arrondit en avant, passe transversalement sous les articulations métatarso-phalangiennes; s'arrondit et retourne en arrière sur le bord droit du pied jusqu'à l'extrémité droite de l'incision dorsale.
3. Le lambeau sera plus large à la base qu'au bout.

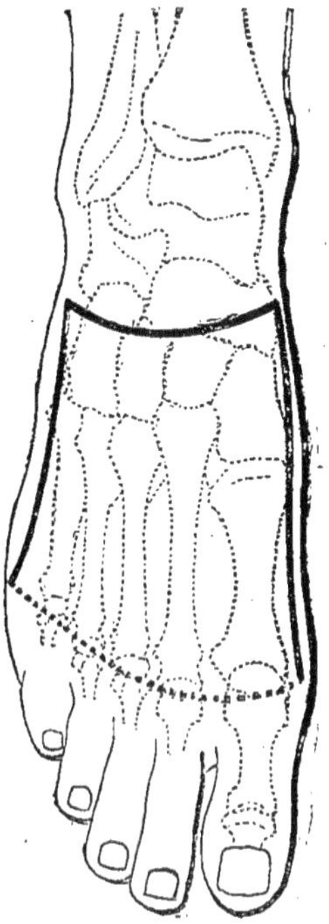

3° Dissection du lambeau plantaire.....

1. Orteils confiés à l'aide.
2. La main gauche saisit le bout antérieur du lambeau plantaire.
3. Le couteau dénude la tête des métatarsiens, surtout celle du 5° en dehors, les sésamoïdes en dedans; puis le plein tranchant appliqué derrière elle s'enfonce en haut, puis en arrière vers le talon et dénude la face inférieure des métatarsiens sur une petite étendue: bien libérer les bords cutanés du lambeau jusqu'au scaphoïde et au 5° métatarsien.

Fig. 64. — Méthode à lambeau plantaire.

4° Désarticulation..........

1. L'aide rétracte les téguments dorsaux et découvre l'article.
2. La main gauche, en supination, sous la plante, porte le pied en varus.
3. Le couteau porté en dehors coupe le ligament astragalo-scaphoïdien et continuant en dedans le calcanéo-cuboïdien supérieur; puis le ligament en Y que le couteau coupe de haut en bas, à mesure que la main fléchit l'avant-pied vers le sol.
4. L'articulation largement ouverte, couper en dehors le tendon long péronier, en dedans le jambier postérieur; désinsérer le ligament de la plante, par de petits coups de gauche à droite, d'arrière en avant, au ras du scaphoïde et du cuboïde.

5° Réarticuler..

Le couteau étant engagé en travers, horizontal, tirer la lame d'arrière en avant, plus haute en dedans qu'en dehors, en rasant la face inférieure des os, jusqu'à ce qu'elle sorte au niveau où le lambeau antérieur a été arrêté.

II. — MÉTHODE A DEUX LAMBEAUX INÉGAUX, LE PLANTAIRE PLUS GRAND QUE LE DORSAL (fig. 65).

OPÉRATION.......	1° Incision du lambeau plantaire.....	1. Commençant en arrière, d'un côté au tubercule du scaphoïde, de l'autre à un doigt derrière la tubérosité du 5e métatarsien. 2. Longeant par ses bords latéraux les bords correspondants du pied. 3. Long de 4 à 5 travers de doigt.
	2° Incision du lambeau dorsal........	1. Commençant au niveau de l'incision plantaire. 2. Allant à fond et coupant peau, tendons, vaisseaux. 3. Limitant un lambeau qui mesure 2 centimètres à ses deux bouts; 4 centimètres au centre.
	3° Entailler....	En partie les chairs plantaires, comme il a été dit plus haut.
	4° Relever.....	Le lambeau dorsal jusqu'à ce que l'articulation soit à découvert.
	5° Désarticuler.	(Rien de spécial.)
	6° Réarticuler..	Et achever la taille des chairs de la plante, comme ci-dessus.

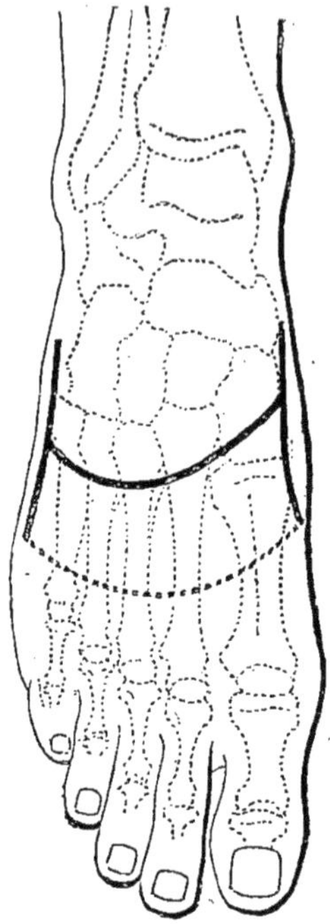

Fig. 65. — Méthode à deux lambeaux inégaux, le plantaire plus grand que le dorsal.

17. DÉSARTICULATION SOUS-ASTRAGALIENNE

ANATOMIE.

On ouvre dans cette opération deux articulations :

- 1° **Articulation astragalo-scaphoïdienne..** — Qui nous est connue.
- 2° **Articulation astragalo-calcanéenne.** — Est double.
  - 1. **Surfaces articulaires..**
    - 1. *Face supérieure du calcanéum*, à deux facettes articulaires...
      - 1. *Facette postéro-externe..* — La plus grande, oblique en avant et en dehors, convexe d'avant en arrière.
      - 2. *Facette antéro-interne.* — Plus petite, oblique en avant et en dehors sur la petite apophyse du calcanéum, concave d'avant en arrière.
    - Les deux séparées par la rainure calcanéenne oblique en avant et en dehors.
    - 2. *Face inférieure de l'astragale*, à deux facettes.
      - 1. Postéro-externe, concave.
      - 2. Antéro-interne, convexe.
      - Séparées par la rainure astragalienne, oblique en avant et en dehors.
  - 2. **Ligaments......** — Qui unissent ces surfaces deux à deux :
    - 1. *Astragalo-calcanéen postérieur, attaché.*
      - 1. En haut, sur le bord postérieur de la gouttière du long fléchisseur propre du pouce.
      - 2. En bas sur la face supérieure du calcanéum.
    - 2. *Astragalo-calcanéen externe, attaché.......*
      - 1. En haut, à la face externe de l'astragale.
      - 2. En bas, à celle du calcanéum, parallèle au ligament péronéo-calcanéen de la tibio-tarsienne.
    - 3. *Interosseux...*
      - 1. A fibres courtes, résistantes.
      - 2. Entre les deux rainures calcanéenne et astragalienne.
      - 3. Accessible seulement par le côté externe de la jointure.
  - 3. **Synoviale.......** — Est distincte pour chaque articulation :
    - 1. *De l'arthrodie postéro-externe* — Est indépendante.
    - 2. *De l'arthrodie antero-interne.* — Communique avec celle de l'articulation astragalo-scaphoïdienne.
  - 4. **Rapports.... ..**
    - 1. *En dehors....*
      - 1. Peau épaisse, adhérente.
      - 2. Tendons péroniers latéraux.
    - 2. *En dedans....*
      - 1. Peau mince.
      - 2. Tendons fléchisseurs et jambier postérieur.
    - 3. *En arrière....*
      - 1. Vaisseaux et nerfs tibiaux postérieurs.
      - 2. Peau épaisse.
      - 3. Tendon d'Achille et fléchisseur propre du gros orteil.

POSITION..........

- 1° **Opérateur......** — Au bout du pied.
- 2° **Sujet............** — En décubitus dorsal, jambe dépassant le bord de la table.

P. DE REPÈRE.... — Interligne à 1 centimètre environ au-dessous de la pointe de la malléole externe.

Méthode à long et large lambeau postéro-interne et plantaire (Farabeuf).
Pied gauche (fig. 66) :

OPÉRATION.

1° Incision des téguments..

1. *D'abord dorsale externe.*
Commençant sur le tendon extenseur propre du pouce, à quelques millimètres devant l'articulation scapho-cunéenne, se portant directement en dehors, longue de 5 centimètres.
Puis en arrière, parallèlement au bord plantaire interne, passant à un doigt sous la malléole péronière, aboutissant en s'abaissant à l'insertion du bord externe du tendon d'Achille.
2. *Puis, par une reprise*, reprendre, la jambe étant soulevée, sur le tendon extenseur.
Descendre vers la plante par un trait convexe en avant, arriver sous la première articulation cunéo-métatarsienne.
Couper la plante transversalement jusqu'au milieu.
Rétrograder vers le bord externe du pied, le suivre.
Et remonter à la partie postérieure du calcanéum pour atteindre, sur le bord externe du tendon d'Achille, la fin de l'incision première.
Ramener le couteau dans l'incision, pour couper à fond la peau, les tendons et les muscles.

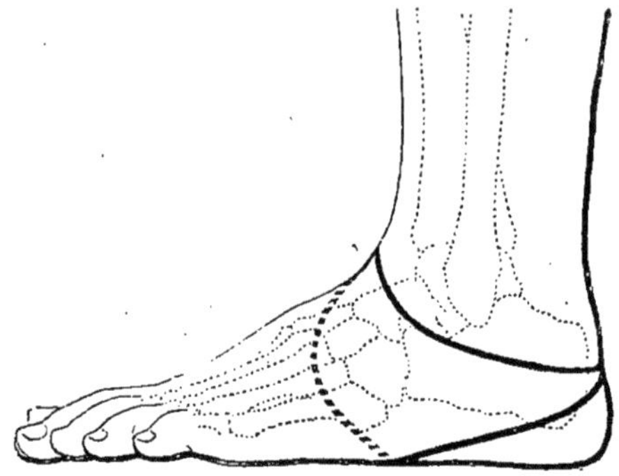

Fig. 66. — Pied gauche, incision des téguments.

2° Désarticulation.

1. Aide fléchit la jambe à angle droit, porte fortement le genou en dedans, rétracte les téguments, présente la face externe du pied.
2. Relève la lèvre supérieure de l'incision dorsale externe.
3. Porter en adduction le pied, de la main gauche.
4. Ouvrir l'articulation astragalo-scaphoïdienne sur la saillie de la tête astragalienne.
5. Trancher le ligament interosseux, la clef de l'articulation, par-dessous la tête astragalienne : l'articulation s'ouvre béante.
6. Désinsérer de gauche à droite les ligaments internes attachés au scaphoïde, à la petite apophyse du calcanéum ; le tendon d'Achille, en rasant l'os absolument.

3° Dénudation.....

1. Du calcanéum.
2. Le pied tordu fortement, la plante en dedans.
3. Dénuder au ras de l'os son bord postérieur (tendon d'Achille), sa face interne, en ménageant les vaisseaux et nerfs de la gouttière calcanéenne interne, après avoir coupé le jambier postérieur, le ligament latéral interne.
4. Sa face inférieure en contournant les tubérosités postérieures jusqu'à libération complète de l'os.

OPÉRATION (Suite).

Pied droit (fig. 67) :

- 1° Incision des téguments...
  1. *D'abord dorsale externe*, suivant le même trajet qu'au pied droit, mais en sens inverse : Du bord externe du tendon d'Achille, parallèle au bord plantaire, sous la malléole externe, aboutissant au tendon extenseur propre.
  2. *Puis, par une reprise* ou directement, continuer sur le bord interne du pied un trait convexe en avant, aboutissant au même point, coupant la plante transversalement, rétrogradant vers le bord externe, le suivant et aboutissant à l'origine de l'incision dorsale externe en se relevant un peu.
  3. *Ramener le couteau* dans l'incision et couper à fond.

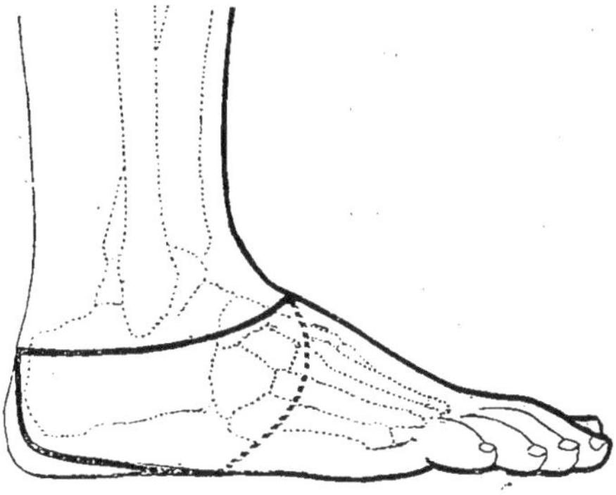

Fig. 67. — Pied droit, incision des téguments.

- 2° Désarticulation.
  1. *Attitude* ..... | Du membre identique.
  2. *Relever* ...... | Le lambeau dorsal externe.
  3. *Ouvrir*....... | L'articulation astragalo-scaphoïdienne, puis l'articulation astragalo-calcanéenne par section du ligament interosseux.
  4. *Achever*...... | De désinsérer en dedans et de gauche à droite ce qui retient le scaphoïde, la petite apophyse du calcanéum.
- 3° Dénuder........ Le calcanéum, de même, par des coups portés de gauche à droite et en opérant successivement sur ses faces postérieure, interne, inférieure.

18. DÉSARTICULATION TIBIO-TARSIENNE, AMPUTATION TOTALE DU PIED

ANATOMIE.

- L'articulation est une trochlée :
- 1° **Surfaces articulaires**.....
  - 1. *Inférieure*....
    - 1. Face supérieure de l'astragale.
    - 2. Convexe d'avant en arrière ; Concave transversalement.
    - 3. Facettes latérales interne et externe du même os.
  - 2. *Supérieure*...
    - 1. Face inférieure du tibia, inversement figurée.
    - 2. Facettes articulaires des malléoles, tibiale en dedans, péronière en dehors.
  - 3. *La poulie astragalienne*. — Est étroitement emboîtée dans la mortaise tibio-péronière.
  - 4. *Malléole*..... — Externe est un peu en arrière de l'interne, descend à 1 centimètre plus bas que l'interne.
- 2° **Ligaments**......
  - 1° Presque nuls en avant et en arrière.
  - 2° *Latéral interne*.......
    - Étendu du sommet de la malléole interne.
    - 1. Au tubercule du scaphoïde.
    - 2. A la petite apophyse du calcanéum.
    - 3. A la partie postéro-interne de l'astragale (ligament deltoïdien).
  - 3° *Lateral externe*.......
    - Formé de trois faisceaux :
    - 1. *Antérieur*.... — De la partie antérieure de la malléole externe à la face externe du col de l'astragale.
    - 2. *Postérieur*... — Du bord postérieur de la malléole à la face postérieure de l'astragale.
    - 3. *Moyen*....... — Faisceau péronéo-calcanéen, de la pointe de la malléole à la face externe du calcanéum, en arrière du tubercule externe.
- 3° **Synoviale**....... — Envoie prolongement dans articulation péronéo-tibiale inférieure.
- 4° **Rapports**.......
  - 1. *En avant*....
    - 1. Peau mince, rétractile.
    - 2. Tendons extenseurs, jambier antérieur, péronier antérieur.
    - 3. Vaisseaux et nerfs tibiaux antérieurs.
  - 2. *En dehors*....
    - 1. Peau mince, adhérente.
    - 2. Tendons péroniers latéraux.
  - 3. *En dedans*...
    - 1. Peau mince.
    - 2. Tendons fléchisseurs et jambier postérieur.
    - 3. Vaisseaux et nerfs tibiaux postérieurs.
  - 4. *En arrière*...
    - 1. Tendon fléchisseur propre du gros orteil.
    - 2. Tendon d'Achille.

POSITION..........

- 1° **Opérateur**... — Au bout du pied qu'il tient dans extension et abduction.
- 2° **Aide**......... — Tient jambe fléchie et rétracte téguments dorsaux.
- 3° **Sujet**........
  - 1. En décubitus dorsal.
  - 2. Pied dépassant le bord de la table.

P. DE REPÈRE....

- 1. *Saillie de l'astragale*..
  - 1. Sensible sur le dos du pied.
  - 2. Située à 2 centimètres sous l'articulation.
- 2. *Saillie des malléoles.*

I. — MÉTHODE EN RAQUETTE, LAMBEAU INTERNE ET POSTÉRIEUR [J. Roux (fig. 68)].

OPÉRATION.

1° Incision des téguments.

1. Commençant à la partie postérieure de la face externe du calcanéum.
2. Allant d'arrière en avant, à 1 centimètre sous la malléole jusqu'à l'extrémité antérieure du calcanéum.
3. Gagnant le dos du pied, en s'arrondissant, convexe en avant, à sommet au niveau de l'articulation astragalo-scaphoïdienne.
4. Contournant le bord interne du pied, sur le dos du premier cunéiforme.
5. Coupant la face plantaire obliquement de dedans en dehors et d'avant en arrière, jusqu'à rejoindre la fin de l'incision longitudinale, au niveau de l'articulation calcanéo-cuboïdienne.

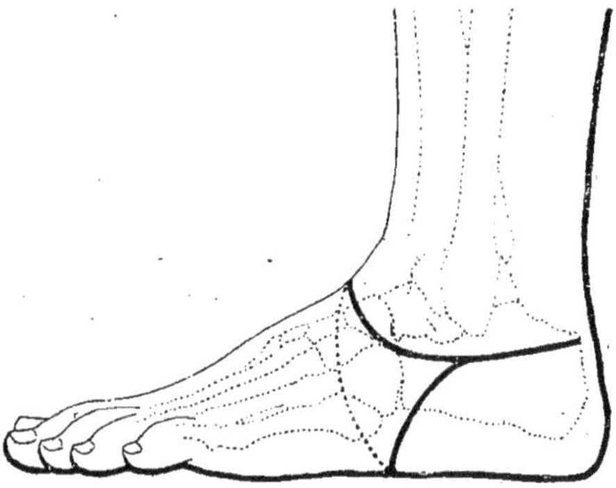

Fig. 68. — Méthode en raquette, lambeau interne et postérieur.

2° Libérer.

Les téguments en avant et couper de gauche à droite :

1. Les péroniers latéraux.
2. Le ligament latéral externe en dehors.
3. Les tendons extenseurs.
4. Le jambier antérieur et le péronier antérieur.
5. Les vaisseaux et nerf tibiaux antérieurs.
6. Couper à fond les chairs de la plante.

3° Disséquer.

1. La lèvre supérieure de l'incision.
2. En dedans jusqu'à la petite apophyse du calcanéum.
3. En avant jusqu'à l'interligne.
4. En dehors jusqu'à la malléole externe.
5. Aussi la lèvre inférieure.
6. Les faces inférieure, externe, interne du calcanéum, aussi loin que possible et près du tendon d'Achille.

3° Désarticuler.

1. Pied est tenu de la main gauche.
2. L'abaisser et couper le ligament antérieur.
3. Le renverser en dedans et couper le ligament latéral externe.
4. Exagérer ce renversement, détacher au ras de l'os le ligament latéral interne.
5. Disséquer et éloigner, sans les léser, le paquet vasculo-nerveux de la gouttière calcanéenne interne.
6. Couper le tendon d'Achille au ras de l'os.
7. Libérer complètement le squelette des parties molles en rasant l'os.

4° Scier.

Les malléoles à leur base et les deux bords tranchants antérieur et postérieur de la face inférieure du tibia, pour avoir une surface d'appui plane.

II. — LAMBEAU TALONNIER. — PROCÉDÉ DE SYME (fig. 69).

OPÉRATION.

- **1° Incision des téguments.**
  - **1° Dorsale......**
    - 1. *Commençant..* — A 1 centimètre en avant et au-dessous de la malléole située à gauche de l'opérateur.
    - 2. *Allant ....* — De gauche à droite, décrivant une courbe à convexité antérieure, dont le sommet antérieur est au-devant de la tête de l'astragale.
    - 3. *Finissant.....* — A 1 centimètre sous et devant la malléole droite.
  - **2° Plantaire....**
    - 1. *Commençant .* — A l'extrémité gauche de la précédente.
    - 2. *Descendant...* — Oblique en bas et en avant.
    - 3. *Croisant.....* — La face plantaire au niveau du tubercule du scaphoïde.
    - 4. *Remontant ...* — Sur le bord droit, oblique en haut et en arrière.
    - 5. *Finissant.....* — A l'extrémité droite de l'incision dorsale ; elle coupe toutes les parties molles à fond, jusqu'à l'os.

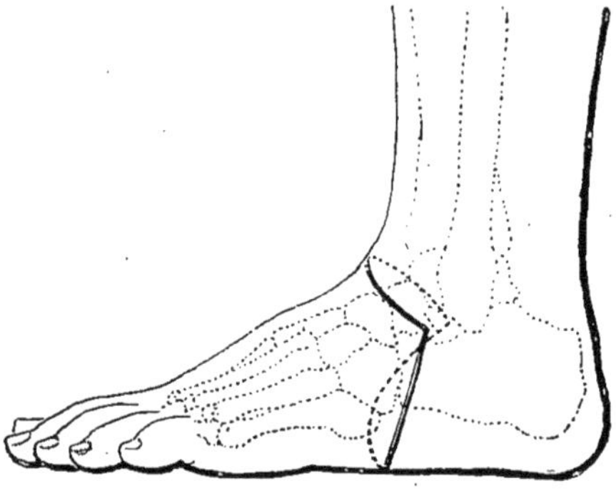

Fig. 69. — Lambeau talonnier ; incision des téguments.

- **2° Mobiliser.......**
  - 1. Les téguments du dos.
  - 2. Couper les tendons au niveau de la peau rétractée.
- **3° Dissection......**
  - 1. Du lambeau dorsal jusqu'au bord antérieur de la surface articulaire du tibia.
  - 2. Du lambeau plantaire, l'aide tenant le pied et l'opérateur tenant le lambeau de la main gauche.
  - 3. En dedans, jusqu'à la petite apophyse du calcanéum.
  - 4. En bas, sur 2 ou 3 centimètres.
  - 5. En dehors, aussi loin que possible.
- **4° Désarticulation.**
  - 1. *Le pied est repris ......* — Par la gauche de l'opérateur.
  - 2. *Pied en extension ....* — Section du ligament antérieur.
  - 3. *Pied en adduction forcée..* — Section du ligament latéral externe, le couteau rasant les faces externes de l'astragale et du calcanéum.
  - 4. *Pied en adduction exagérée.* — Section prudente du ligament interne, en ménageant le paquet vasculo-nerveux.
  - 5. *Pied attiré fortement en avant....* — Section à petits coups du tendon d'Achille au ras de l'os.
  - 6. *Pied tordu en tous sens et dissection finale du pied..*
    - 1. En dehors, peau adhérente.
    - 2. En arrière, peau adhérente.
    - 3. En dedans, paquet vasculo-nerveux de la gouttière calcanéenne.
    - 4. En bas, peau épaisse du talon.
- **5° Scier...........** — **Les malléoles.**

III. — LAMBEAU INTERNE AMÉLIORÉ.

OPÉRATION.......

Procédé identique à celui de l'amputation sous-astragalienne, « avec environ un doigt de peau en moins dans tous les sens ».

- 1° Incision des téguments... — Commençant au même point que la sous-astragalienne, suivant le même trajet en passant sous la malléole, croisant obliquement le dos du pied, contournant le bord interne au niveau du tubercule du scaphoïde, coupant le tiers externe de la plante, rejoignant le bord interne du pied, marchant parallèlement à lui, et rejoignant son point de départ au bord externe du tendon d'Achille.
- 2° Libérer ..... — Les téguments.
- 3° Disséquer.... — Le lambeau.
- 4° Désarticuler. — Comme ci-dessus.
- 5° Dénuder et scier .... — Les malléoles.

---

19. AMPUTATIONS OSTÉO-PLASTIQUES INTRACALCANÉENNES. AMPUTATION DE PIROGOFF

ANATOMIE........ — Articulations astragalo-calcanéenne et tibio-tarsienne nous sont connues. *Calcanéum* déborde en arrière l'astragale, par toute sa grosse apophyse, ce qui permet de le scier derrière cet astragale, sans avoir à désunir les deux os.

POSITION. P. DE REPÈRE.... — Connus.

OPÉRATION.......

Procédé de Le Fort.

- 1° Incision des téguments en raquette (fig. 70).....
  - 1° *Commençant.* — Sur le bord externe du tendon d'Achille.
  - 2° *Allant.......* — D'arrière en avant, à 1 centimètre sous la pointe de la malléole, jusqu'au niveau de l'extrémité postérieure du 5ᵉ métatarsien.

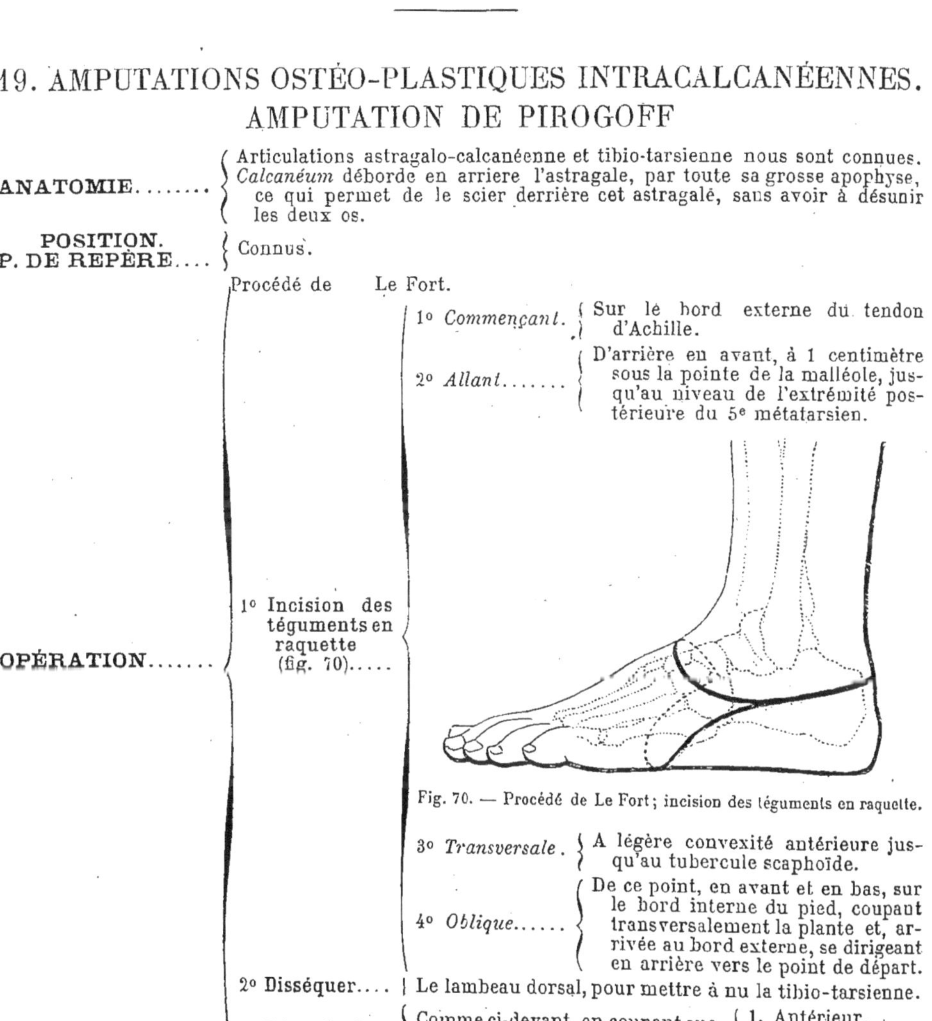

Fig. 70. — Procédé de Le Fort; incision des téguments en raquette.

  - 3° *Transversale.* — A légère convexité antérieure jusqu'au tubercule scaphoïde.
  - 4° *Oblique......* — De ce point, en avant et en bas, sur le bord interne du pied, coupant transversalement la plante et, arrivée au bord externe, se dirigeant en arrière vers le point de départ.
- 2° Disséquer.... — Le lambeau dorsal, pour mettre à nu la tibio-tarsienne.
- 3° Désarticuler. — Comme ci-devant, en coupant successivement les trois ligaments.
  1. Antérieur.
  2. Latéral externe.
  3. Latéral interne.

OPÉRATION (*Suite*).

4° **Libérer**...... Le calcanéum des parties adhérentes à la partie supérieure de ses faces latérales, en rasant l'os de près, pour ménager les organes de la gouttière interne.

5° **Scier**........

1. Le calcanéum (fig. 71).
2. Faire saillir cet os, en tirant fortement le pied.

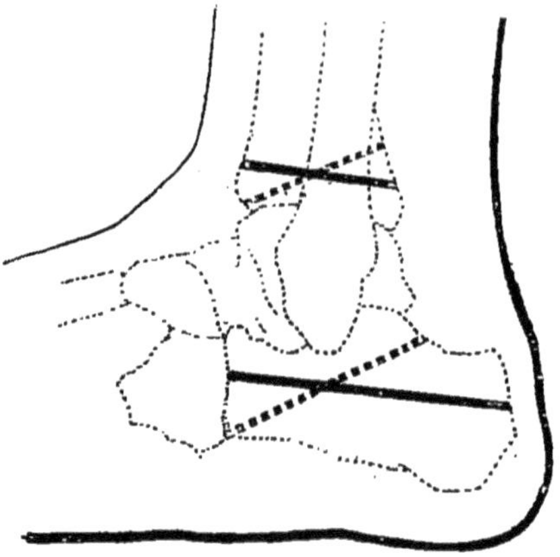

Fig. 71. — Pointillé, procédé Sédillot ; trait plein, procédé J. Le Fort.

3. Le scier horizontalement d'arrière en avant, pendant que des écarteurs abaissent les parties molles recouvrant latéralement le calcanéum, jusqu'à ce qu'on scie les limites antérieures du calcanéum.

N. B. — Cette section horizontale est préférée (Le Fort).
 1. A la section verticale de Pirogoff.
 2. A la section oblique de Sédillot.

4. Achever de détacher le pied.
5. Scier les malléoles et les parties cartilagineuses du plateau tibial.
6. Affronter le tibia et le calcanéum avivés : suture osseuse au besoin, à deux travers de doigt au moins au-dessus de l'articulation.

---

20. AMPUTATION SUS-MALLÉOLAIRE

ANATOMIE.

1° **Tibia**........... Arrondi, sans crête, légèrement renflé.

2° **Péroné**.......... S'épaissit aussi.

3° **Espace interosseux**... Fait défaut, pas de ligament interosseux.

4° **Parties molles les recouvrant sont**...........

1° *Superficiellement*....... Peau, rétractile en avant et en arrière, adhérente au squelette en dedans et en dehors.

2° *Profondément* — Aponévrose qui forme deux loges avec les os............

1° *Loge antérieure* avec, de dedans en dehors..
 1. Tendon jambier antérieur.
 2. Tendons extenseurs.
 3. Vaisseaux et nerfs tibiaux antérieurs.
 4. Tendons péroniers antérieur et latéraux.

2° *Loge postérieure* avec, d'arrière en avant.....
 1. Tendon d'Achille, doublé des dernières fibres du soléaire très rétractile.
 2. Vaisseaux et nerfs tibiaux postérieurs.
 3. Tendons fléchisseurs des orteils et jambier postérieur............

POSITION

- 1° Opérateur. — Au bout du pied.
- 2° Deux aides.
  - 1. Un tenant la jambe.
  - 2. Un tenant le pied.
- 3° Sujet. — En décubitus dorsal, pied dépassant le bord de la table.

OPÉRATION.

I. Méthode circulaire, de nécessité, peu recommandable (cicatrice terminale)

- 1° Marquer. — Point de section osseuse.
- 2° Incision.
  - 1. Circulaire en deux temps.
  - 2. A 4 centimètres au-dessous de ce point.
  - 3. Exclusivement cutanée.
- 3° Abaisser. — Une incision verticale, parallèle au bord antérieur du tibia, un peu en dedans de lui, longue de trois à quatre travers de doigt, uniquement cutanée.
- 4° Disséquer. — Et relever jusqu'aux bords latéraux du tibia et du péroné les deux petits lambeaux ainsi formés.
- 5° Couper. — Le tendon d'Achille au ras de la peau.
- 6° Tailler. — Un petit lambeau postérieur de bas en haut jusqu'au niveau supérieur de l'incision verticale antérieure.
- 7° Couper. — Les muscles antérieurs exclusivement.
- 8° Scier. — Les os.

II. Méthode à deux lambeaux inégaux, le postérieur très long, l'antérieur court (fig. 72)

- 1° Marquer. — Le point de section osseuse.
- 2° Dessiner les lambeaux.
  - 1. *Lambeau postérieur*...
    - 1. Sera légèrement rejeté en dedans.
    - 2. Mesurera en largeur plus que la demi-circonférence du membre; en longueur, le diamètre du membre, plus un tiers.
    - 3. Sera arrondi en U.
  - 2. *Lambeau antérieur*...
    - 1. Sera carré.
    - 2. Mesurera 2 à 3 centimètres de longueur.
- 3° Incision cutanée suivant ce tracé.
  - 1. *D'abord à droite*, incision descendante, puis branche transversale.
  - 2. *Puis à gauche*, branche ascendante, l'opérateur se portant lui-même de droite à gauche.
- 4° Incision des téguments antérieurs. — Par un trait unissant les deux branches verticales à 3 centimètres sous leur origine.
- 5° Mobiliser. — Partout la peau.
- 6° Entailler les muscles postérieurs.
  - 1. Soulever entre l'index et le pouce le tendon d'Achille et le couper d'arrière en avant.
  - 2. Couper à droite et à gauche l'aponévrose, en long, sur les os.
  - 3. Saisir avec la main gauche les muscles et les couper de bas en haut, en rasant l'os avec soin.
- 7° Couper. — Transversalement les chairs antérieures, les relever en un court lambeau, en les détachant de l'os à la Ravaton.
- 8° Scier. — Après avoir mis la compresse à deux chefs et coupé circulairement le périoste.

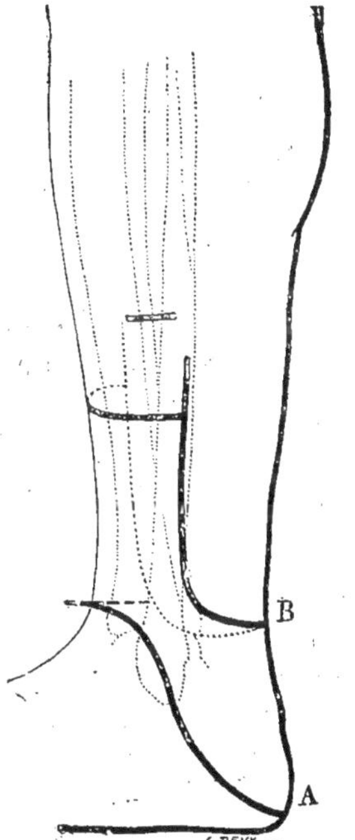

Fig. 72. — A, ellipse; B, à deux lambeaux inégaux.

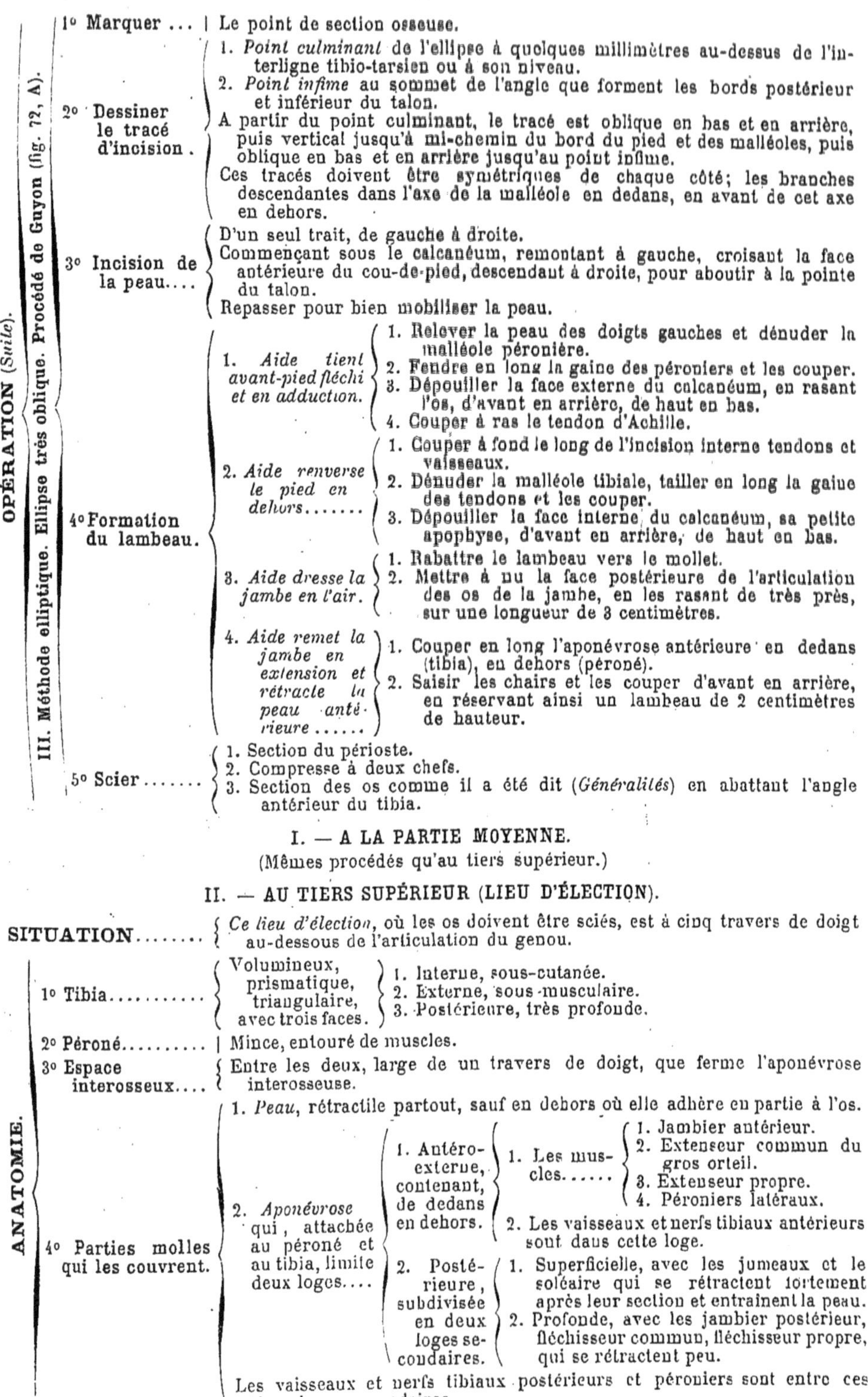

OPÉRATION (*Suite*).

III. Méthode elliptique. Ellipse très oblique. Procédé de Guyon (fig. 72, A).

- **1° Marquer...** — Le point de section osseuse.
- **2° Dessiner le tracé d'incision.**
  - 1. *Point culminant* de l'ellipse à quelques millimètres au-dessus de l'interligne tibio-tarsien ou à son niveau.
  - 2. *Point infime* au sommet de l'angle que forment les bords postérieur et inférieur du talon.
  - A partir du point culminant, le tracé est oblique en bas et en arrière, puis vertical jusqu'à mi-chemin du bord du pied et des malléoles, puis oblique en bas et en arrière jusqu'au point infime.
  - Ces tracés doivent être symétriques de chaque côté; les branches descendantes dans l'axe de la malléole en dedans, en avant de cet axe en dehors.
- **3° Incision de la peau....**
  - D'un seul trait, de gauche à droite.
  - Commençant sous le calcanéum, remontant à gauche, croisant la face antérieure du cou-de-pied, descendant à droite, pour aboutir à la pointe du talon.
  - Repasser pour bien mobiliser la peau.
- **4° Formation du lambeau.**
  - 1. *Aide tient avant-pied fléchi et en adduction.*
    - 1. Relever la peau des doigts gauches et dénuder la malléole péronière.
    - 2. Fendre en long la gaine des péroniers et les couper.
    - 3. Dépouiller la face externe du calcanéum, en rasant l'os, d'avant en arrière, de haut en bas.
    - 4. Couper à ras le tendon d'Achille.
  - 2. *Aide renverse le pied en dehors.......*
    - 1. Couper à fond le long de l'incision interne tendons et vaisseaux.
    - 2. Dénuder la malléole tibiale, tailler en long la gaine des tendons et les couper.
    - 3. Dépouiller la face interne du calcanéum, sa petite apophyse, d'avant en arrière, de haut en bas.
  - 3. *Aide dresse la jambe en l'air.*
    - 1. Rabattre le lambeau vers le mollet.
    - 2. Mettre à nu la face postérieure de l'articulation des os de la jambe, en les rasant de très près, sur une longueur de 3 centimètres.
  - 4. *Aide remet la jambe en extension et rétracte la peau antérieure......*
    - 1. Couper en long l'aponévrose antérieure en dedans (tibia), en dehors (péroné).
    - 2. Saisir les chairs et les couper d'avant en arrière, en réservant ainsi un lambeau de 2 centimètres de hauteur.
- **5° Scier.......**
  - 1. Section du périoste.
  - 2. Compresse à deux chefs.
  - 3. Section des os comme il a été dit (*Généralités*) en abattant l'angle antérieur du tibia.

I. — A LA PARTIE MOYENNE.

(Mêmes procédés qu'au tiers supérieur.)

II. — AU TIERS SUPÉRIEUR (LIEU D'ÉLECTION).

SITUATION........ — *Ce lieu d'élection*, où les os doivent être sciés, est à cinq travers de doigt au-dessous de l'articulation du genou.

ANATOMIE.

- **1° Tibia...........** — Volumineux, prismatique, triangulaire, avec trois faces.
  - 1. Interne, sous-cutanée.
  - 2. Externe, sous-musculaire.
  - 3. Postérieure, très profonde.
- **2° Péroné..........** — Mince, entouré de muscles.
- **3° Espace interosseux....** — Entre les deux, large de un travers de doigt, que ferme l'aponévrose interosseuse.
- **4° Parties molles qui les couvrent.**
  - 1. *Peau*, rétractile partout, sauf en dehors où elle adhère en partie à l'os.
  - 2. *Aponévrose* qui, attachée au péroné et au tibia, limite deux loges....
    - 1. Antéro-externe, contenant, de dedans en dehors.
      - 1. Les muscles......
        - 1. Jambier antérieur.
        - 2. Extenseur commun du gros orteil.
        - 3. Extenseur propre.
        - 4. Péroniers latéraux.
      - 2. Les vaisseaux et nerfs tibiaux antérieurs sont dans cette loge.
    - 2. Postérieure, subdivisée en deux loges secondaires.
      - 1. Superficielle, avec les jumeaux et le soléaire qui se rétractent fortement après leur section et entraînent la peau.
      - 2. Profonde, avec les jambier postérieur, fléchisseur commun, fléchisseur propre, qui se rétractent peu.
  - Les vaisseaux et nerfs tibiaux postérieurs et péroniers sont entre ces deux loges secondaires.

POSITION

- 1° Opérateur...
  1. En dehors du membre des deux côtés.
  2. Ou en dedans de la jambe gauche, en dehors de la jambe droite.
- 2° Aides...
  1. Un tient la cuisse et rétracte les téguments en haut.
  2. Un tient la partie inférieure de la jambe.
- 3° Sujet... En décubitus, la jambe dépassant la table.

OPÉRATION.

I. Méthode circulaire (fig. 73)...

- 1° Marquer... Point où on sciera l'os... A cinq travers de doigt au-dessous de l'articulation du genou.
- 2° Mesurer le lambeau...
  1. Prendre la circonférence au niveau de ce point, par exemple 36 centimètres.
  2. Le diamètre égale le tiers, soit 12 centimètres, qu'il faut augmenter d'un tiers, soit 4 centimètres = 16.
  3. La longueur de la manchette sera de 8 centimètres, à partir du point de section osseuse.
- 3° Incision de la peau...
  Dite circulaire, oblique en avant et en bas.
  1. Couteau par-dessous le membre attaque la face éloignée, l'inférieure, la plus rapprochée ; par une reprise, attaquer la face antérieure.
  2. Libérer la peau et la faire rétracter par l'aide.
  3. La retrousser de deux doigts en avant, moins sur les côtés, non en arrière.
- 4° Section des muscles...
  1. Jambe fléchie en rotation externe... Saisir les muscles du mollet, les pincer et couper les jumeaux au niveau de la peau rétractée.
  2. Jambe remise en extension. *En avant :* section longitudinale de l'aponévrose le long de la crête tibiale. Pincer les muscles antérieurs, les couper en travers, les décoller à la Ravaton de bas en haut, avec leurs vaisseaux, dans une étendue d'un travers de doigt.
  3. Jambe est élevée par l'aide... *En arrière :* diviser par un trait transversal au niveau du trait antérieur les muscles profonds postérieurs ; les décoller de bas en haut du squelette ostéo-fibreux, jusqu'au point de section osseuse.
- 5° Perforer... D'un coup de pointe le ligament interosseux et repousser en haut la lèvre supérieure de l'incision.
- 6° Sciage...
  Après formation d'une manchette périostique et application de la compresse à trois chefs.
  1. Commencer et finir par le tibia.
  2. Couper le péroné 1 centimètre plus haut que le tibia.
  3. Abattre la crête du tibia.

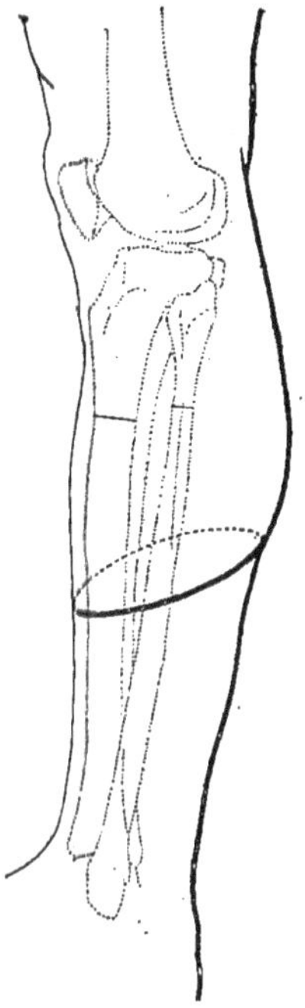

Fig. 73. — Méthode circulaire.

OPÉRATION (*Suite*).

- **II. Méthode à lambeau externe** (fig. 74)..........
  - **1° Marquer**..... Point de section osseuse, au lieu d'élection.
  - **2° Mesurer**..... Le lambeau et le dessiner, qui aura.........
    - 1. En largeur : la demi-circonférence du membre.
    - 2. En longueur : le diamètre augmenté de 2 centimètres.
    - La branche antérieure est en dedans et le long de la crête du tibia.
  - **3° Incision des téguments**...
    - **1. Du lambeau externe**.... Suivant le tracé indiqué, formant la branche verticale antérieure, la branche transversale arrondie en U, la branche verticale postérieure.
    - **2. Des téguments internes**.... Incision transversale allant du sommet de la branche postérieure de l'U à deux travers de doigt au-dessous du sommet de la branche antérieure.
  - **4° Mobiliser**..... Les téguments.
  - **5° Taille des chairs du lambeau**...
    - a. *Insinuer la pointe au sommet de l'incision antérieure*.... Et couper l'aponévrose en long suivant la crête du tibia, puis en dehors suivant le contour du lambeau cutané. Couper dans le même sens les muscles de la loge antérieure. Les pincer des doigts gauches, les soulever et les séparer des os, en les disséquant à la Ravaton, en ménageant l'artère tibiale, de bas en haut, jusqu'au lieu de section.
    - b. *Glisser le couteau derrière le péroné, aussi haut que possible*.......... Traverser le mollet, faire sortir la pointe par le sommet de l'incision postérieure de l'U : les doigts gauches pincent les chairs du mollet et le couteau tiré de haut en bas coupe ce lambeau par transfixion.
    - c. *Relever ce lambeau*...... Couper les muscles profonds transversalement et le ligament interosseux à un travers de doigt sous le point de section ; les relever en raclant l'os et en ruginant jusqu'au-dessus du point d'élection.
  - **6° Sciage**...... Comme dans méthode qui précède.

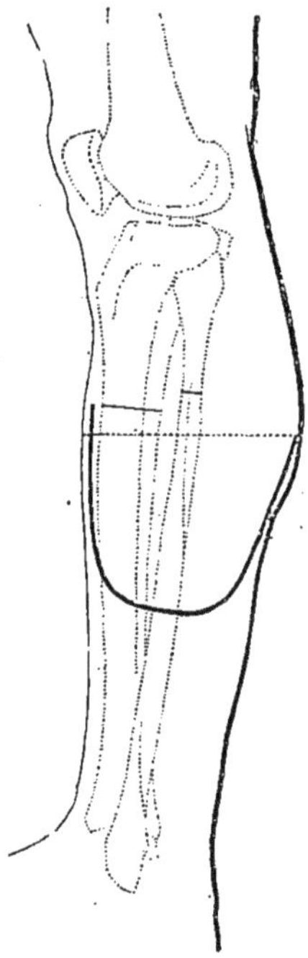

Fig. 74. — Méthode à lambeau externe.

21. DÉSARTICULATION DU GENOU

- **ANATOMIE.**
  - Articulation est une troclée.
  - Surfaces articulaires....
    - 1. Supérieures. — Les deux condyles du fémur, unis en avant par la poulie.
    - 2. Antérieures. — La face postérieure de la rotule appliquée sur la poulie.
    - 3. Inférieures.. — Les deux cavités glénoïdes du tibia........
      - 1. Séparées par l'épine de cet os.
      - 2. Agrandies par deux fibro-cartilages semi-lunaires.
  - Ligaments sont...
    - 1° En avant....
      - 1. Ligament rotulien et tendon triceps.
      - 2. Expansions aponévrotiques, constituant les ailerons de la rotule, allant des bords de la rotule aux condyles fémoraux.
    - 2° En arrière... — Ligament postérieur renforcé par l'expansion postérieure du demi-membraneux.
    - 3° En dehors... — Ligament latéral externe, court, étroit, très résistant, allant du condyle externe à la tête du péroné.
    - 4° En dedans... — Ligament latéral interne, plus long, allant du condyle interne à la face interne du tibia.
    - 5° Dans l'échancrure intercondylienne...... — Les deux ligaments croisés..
      - 1. *Antérieur*. — Attaché en avant de l'épine du tibia, allant à la face profonde du condyle externe.
      - 2. *Postérieur*. — Attaché en arrière de l'épine, allant à la face profonde du condyle interne.
- **SYNOVIALE**....... Présente........
  - 1. Deux grands culs-de-sac latéro-rotuliens, externe et interne.
  - 2. Un cul-de-sac sous-tricipital.
  - 3. Un diverticule tibial, sous les cartilages semi-lunaires.
  - 4. Un prolongement sous le poplité.
  - 5. Un sous le demi-membraneux.
- **RAPPORTS**........
  - 1° En avant.... — Peau épaisse, adhérente à la rotule.
  - 2° Latéralement. — Peau mince et rétractile.
  - 3° En arrière...
    - 1. Organes du creux poplité.
    - 2. Artère en contact avec l'articulation.
    - 3. Veine en dehors et en arrière de l'artère.
    - 4. Nerf, en arrière, en dehors de la veine.
- **POSITION**...........
  - 1. Opérateur... — A gauche du membre à opérer.
  - 2. Deux aides...
    - 1. Un tient la cuisse et rétracte les téguments.
    - 2. Un tient la jambe.
  - 3. Sujet......... — En décubitus, dont le genou dépasse le bord libre de la table.
- **POINTS DE REPÈRE**..........
  - 1. Parties latérales de l'interligne sensibles en avant par des mouvements de flexion.
  - 2. Interligne est à deux doigts, en arrière, au-dessous du pli de flexion du jarret (creux poplité).

OPÉRATION.

I. Méthode elliptique (fig. 75) (cicatrice postérieure)...

1° Incision cutanée en deux temps.
- *1er temps*....... Les trois quarts antérieurs du pourtour, de gauche à droite.
- *2e temps*........
  1. Le dernier quart postérieur.
  2. En ellipse, à point infime, en avant, à cinq doigts sous la rotule ; à point culminant, postérieur, à trois doigts sous le pli de flexion poplité.

2° Disséquer ... Libérer les téguments et faire rétracter la peau, surtout en arrière........ Et retrousser les téguments antérieurs de bas en haut, jusque sur la face antérieure de la rotule; ne prendre que la peau et le tissu sous-cutané, avec en dedans les tendons de la patte d'oie sectionnés au ras de l'os.

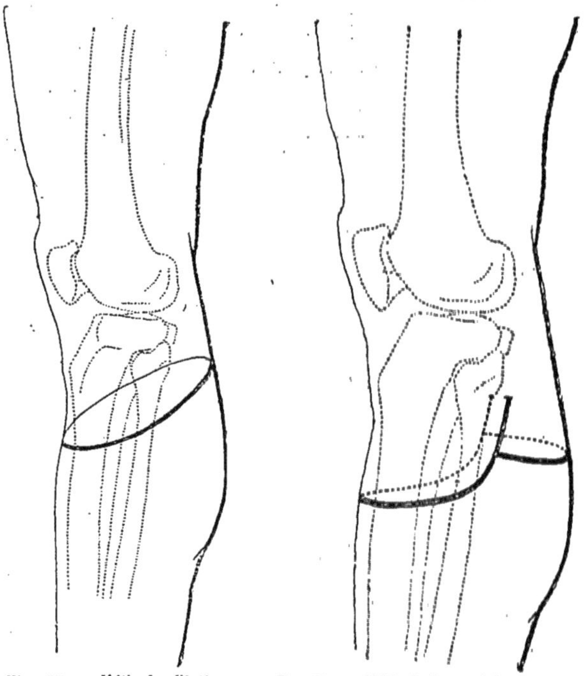

Fig. 75. — Méthode elliptique. Fig. 76. — Méthode à grand lambeau antérieur.

3° Désarticuler.
La jambe est modérément fléchie :
Couper le tendon rotulien sous la pointe de la rotule.
Puis les ailerons rotuliens de bas en haut, d'avant en arrière jusqu'aux condyles du fémur.
Puis les ligaments latéraux droit et gauche, sur le condyle fémoral, pour laisser les cartilages semi-lunaires adhérents au tibia.
Puis les ligaments croisés.

4° Luxer en avant le plateau tibial.
1. Désinsérer le ligament postérieur sur le tibia.
2. Détacher les parties molles de haut en bas, derrière le tibia et le péroné, sur une hauteur de 6 à 8 centimètres.
3. Sortir directement en arrière au ras de la peau.

OPÉRATION (*Suite*).

- II. Méthode à grand lambeau antérieur et petit lambeau postérieur (fig. 76).......
  - 1° Mesure des lambeaux..
    - 1. Grand lambeau....
      - 1. Longueur : le diamètre du genou.
      - 2. Largeur : dépassant d'un doigt de chaque côté la demi-circonférence du membre.
    - 2. Petit lambeau. | Longueur : un demi-diamètre.
  - 2° Incision du lambeau antérieur...
    - 1. Commençant à un doigt sous l'interligne, derrière la tubérosité interne du tibia (jambe gauche), derrière la tête du péroné (jambe droite).
    - 2. Descendant longitudinalement le long du corps de l'os correspondant.
    - 3. Se portant en dedans transversalement, de gauche à droite, à la hauteur voulue.
    - 4. Remontant du côté opposé, symétriquement, à la hauteur du point de départ.
  - 3° Incision du lambeau postérieur.. — En travers, sur la ligne tracée.
  - 4° Disséquer... — Le lambeau antérieur, comme précédemment; le confier à l'aide.
  - 5° Désarticuler. — Comme il a été dit. C'est en sortant, après la désarticulation, que le couteau coupe d'avant en arrière les muscles, vaisseaux et nerfs du creux poplité au ras de la section cutanée du lambeau postérieur.

22. AMPUTATION DE LA CUISSE

ANATOMIE.

- 1° **Forme**.........
  - 1. Conique à base supérieure.
  - 2. Aplatie transversalement.
- 2° **Fémur**.......... Présente.......
  - 1. **Extrémité supérieure renflée avec.**
    - 1. Tête arrondie, articulée avec os iliaque.
    - 2. Grand trochanter saillant, donnant attache aux muscles fessiers.
    - 3. Petit trochanter, en dedans.
  - 2. **Extrémité inférieure**...
    - 1. Renflée.
    - 2. Articulée avec tibia et rotule.
  - 3. **Corps**........
    - 1. Arrondi, plus superficiel en avant et en dehors.
    - 2. Présentant en arrière la ligne âpre à attaches musculaires.
- 3° **Peau**........... Plus rétractile en dedans et en arrière.
- 4° **Aponévrose**.....
  - 1. Épaisse surtout en dehors.
  - 2. Limitant des loges musculaires.
    - 1. Interne et postérieure, à muscles longs se rétractant fortement après la section.
    - 2. Externe et antérieure, à muscles plus courts.
- 5° **Artère fémorale.** A trajet connu.
- 6° **Nerf sciatique..** Dans la loge postérieure, devient vertical, non rétractile, d'où nécessité de le sectionner pour éviter un névrome douloureux.

POSITION..........
- Comme ci-dessus.
- Opérateur en dehors du membre à amputer.

OPÉRATION.

- I. **Méthode circulaire** (fig. 77)........
  - Applicable seulement au tiers inférieur où les muscles se rétractent également.
  - 1° **Marquer**..... Le point de la section osseuse.
  - 2° **Mesurer le lambeau**....
    - La manchette aura la longueur du rayon augmentee d'un tiers.
    - En arrière et en dedans, augmenter de deux doigts, car la rétraction est plus grande.
  - 3° **Incision cutanée en deux temps.**
    - *1er temps.* Inciser les trois quarts postérieurs de la cuisse, le couteau sous le membre.
    - *2e temps..* Le dernier quart antérieur.
  - 4° **Libérer**...... Les téguments et faire rétracter jusqu'à raccourcissement de trois doigts au moins : aider au besoin par une courte manchette.
  - 5° **Faire rétracter**...
    - Fortement les téguments, par un aide.
    - Couper circulairement, en un ou deux temps, les muscles jusqu'à l'os.
  - 6° **Faire rétracter à nouveau.**
    - Il se forme un cône musculaire à base supérieure.
    - Couper circulairement à sa base, au niveau de la peau rétractée, jusqu'à l'os.
  - 7° **Manchette périostique.** Compresse à deux chefs.
  - 8° **Scier**........ En finissant sur la face externe, non sur la ligne âpre qui éclaterait.
  - 9° **Réséquer**.... Très haut le nerf sciatique.

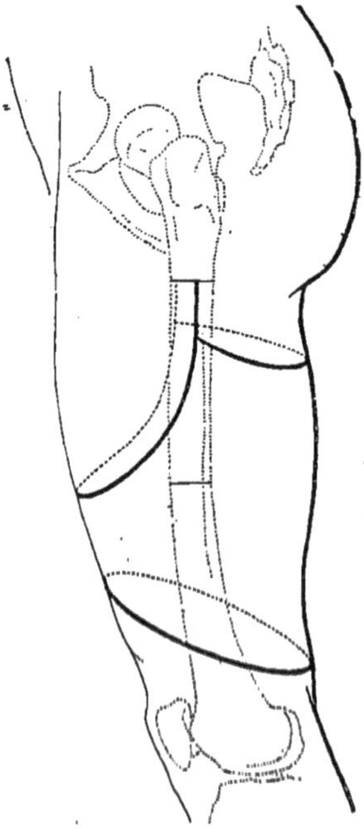

Fig. 77. — Méthode à lambeaux inégaux.

OPÉRATION (*Suite*).

- II. Méthode à deux lambeaux inégaux : grand lambeau antérieur, petit postérieur (fig. 77)........
  - 1° Marquer..... | Le point de section osseuse.
  - 2° Mesurer et dessiner... | Les lambeaux qui auront....
    - 1. *Lambeau antérieur.*
      - 1. Longueur : le diamètre, plus sa moitié.
      - 2. Largeur : la demi-circonférence.
    - 2. *Lambeau postérieur.* | Longueur : le demi-diamètre.
  - 3° Incision des téguments..
    - 1. *Incision antérieure* en U........
      - 1. Commençant un peu au-dessous du point de section.
      - 2. Descendant sur la face gauche de la cuisse par rapport à l'opérateur, verticalement, dans l'étendue indiquée.
      - 3. Croisant transversalement la face antérieure.
      - 4. Remontant au même niveau, sur la face droite.
    - 2. *Incision postérieure..* | Un peu au-dessous des têtes de l'U, en demi-lune.
  - 4° Mobiliser.... | Les téguments.
  - 5° Section des muscles....
    - 1. *Lambeau antérieur...* | Par entaille ou par transfixion (Voy. *Généralités*), en rasant la face antérieure du fémur sans pourfendre l'artère, la peau restant plus large que la masse musculaire.
    - 2. *Lambeau postérieur..* | Coupé transversalement, au ras de la peau rétractée, en *creusant* vers la racine du membre.
  - 6° Tailler....... | Lambeau périostique, compresse à deux chefs.
  - 7° Scier....... | Réséquer le nerf.

23. DÉSARTICULATION DE LA HANCHE

ANATOMIE.

- 1° Articulation coxo-fémorale.. — Est une énarthrose.
- 2° Surfaces articulaires....
  - 1. Cavité cotyloïde de l'os iliaque. — Hémisphérique; agrandie par le bourrelet cotyloïdien.
  - 2. Tête du fémur...... — Arrondie, représentant les deux tiers d'une sphère portée par le col du fémur qui est aplati d'avant en arrière; le grand trochanter, situé en dehors du col, donne attache à des muscles nombreux : fessiers et pelvi-trochantériens; le petit trochanter donne attache au tendon psoas.
- 3° Ligaments......
  - 1. Capsule fibreuse.... — Insérée : en haut au pourtour de la cavité cotyloïde; en bas sur le col; son attache antérieure se porte plus en dehors que la postérieure.
  - 2. Ligaments la renforçant..
    - 1. *Ischio-fémoral*, formé de deux portions......
      - 1. Horizontale.
      - 2. Verticale, de l'épine antéro-inférieure de l'ilion à la fossette prétrochantinienne (ligament de Bertin).
    - 2. *Pubo-fémoral.*
    - 3. *Ischio-fémoral.*
  - 3. Ligament rond....... — S'enroulant autour de la tête dans la cavité cotyloïde.
- 4° Muscles nombreux jouent le rôle de ligaments actifs..........
  - 1. Superficiels.. — Couturier, tenseur du fascia lata, droit antérieur, droit interne, demi-tendineux, demi-membraneux, biceps............ — Sont longs et se rétractent énergiquement après la section.
  - 2. Profonds ....
    - 1. Externes..... — Les trois fessiers.
    - 2. Postérieurs... — Muscles pelvi-trochantériens (pyramidal, jumeaux, carré crural, obturateurs).
    - 3. Internes..... — Adducteurs.
    - 4. Antérieurs... — Pectiné, psoas.

RAPPORTS........

- 1° En avant.... — Triangle de Scarpa, contenant surtout......
  - 1. Artère fémorale et ses grosses branches.
  - 2. Veine fémorale, en dedans d'elle.
  - 3. Nerf crural, en dehors d'elle.
- 2° En arrière... — Région fessière, contenant surtout....
  - 1. Nerfs grand et petit sciatiques.
  - 2. Artères fessière, ischiatique, honteuse interne.
- 3° En dedans... — Région obturatrice avec. — Vaisseaux et nerfs obturateurs.

POSITION..........

- 1° Opérateur... — En dehors du membre.
- 2° Aides........ — Tiennent membre à opérer étendu, côté opposé en flexion et abduction légères.
- 3° Sujet......... — En décubitus dorsal, les deux membres inférieurs dépassant le bord de la table.

P. DE REPÈRE.... — Bord supérieur du grand trochanter répond au tiers supérieur de l'articulation. La tête est dans l'angle obtus en dehors, formé par le croisement de l'arcade de Fallope et des vaisseaux fémoraux dont la direction nous est connue.

OPÉRATION.

I. Méthode à raquette antérieure (fig. 78).

1° Amorce de l'incision cutanée et ligature des vaisseaux..
- Incision commence au milieu du pli de l'aine.
- Descend rectiligne, oblique légèrement en bas et en dehors sur un trajet de quatre doigts.
- Se recourbe en dedans jusqu'au moyen adducteur, à 10 centimètres sous le pli génito-crural.

2° Ligature des vaisseaux.
1. Écarter la lèvre interne de l'incision qui croise les vaisseaux.
2. Fendre la paroi antérieure du canal crural sur la sonde cannelée.
3. Lier l'artère et la veine très haut, au-dessus de leurs branches collatérales.

3° Compléter l'incision tégumentaire.
1. Le couteau est ramené par-dessous le membre, reprend l'incision sur l'adducteur, la mène horizontalement sur la face postérieure de la cuisse ; remonte obliquement en dehors, à trois doigts sous le sommet du trochanter.
2. Une reprise, par-dessus la cuisse, de haut en bas, unit la fin de l'incision rectiligne antérieure à la fin de l'incision externe.
3. Repasser dans l'incision, si c'est nécessaire, pour mettre bien à nu l'aponévrose.

4° Taille des muscles....
1. **Pincer avec les doigts gauches et couper au ras de la peau rétractée, en haut, les muscles suivants successivement.**
   1. Couturier.
   2. Tenseur du fascia lata.
   3. Grand fessier.
   4. Droit antérieur.
2. **Mise en abduction et flexion légères de la cuisse.** — Ouvrir la gaine du psoas sur son bord interne, le pincer par ce bord (l'aide attirant les vaisseaux en dedans), et le désinsérer ; le rejeter dans le lambeau externe.
3. **La capsule est à nu.......** — La fendre sur sa face antérieure, parallèlement au col.
4. **Accrocher la lèvre externe de la fente ..** — La détacher du col ; détacher le petit fessier du sommet trochantérien, puis le moyen fessier de la ligne oblique, puis les pelvi-trochantériens dans la cavité digitale (pendant ce temps, l'aide produit et exagère la rotation en dedans).
5. **Accrocher la lèvre interne de la fente capsulaire...** — Et la détacher du col, l'aide produisant la rotation en dehors.

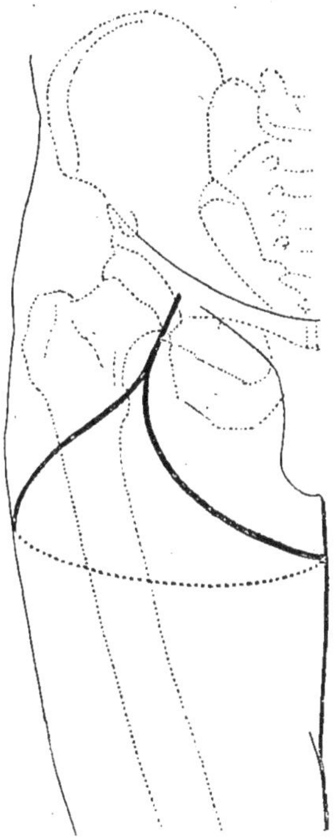

Fig. 78. — Méthode à raquette antérieure.

5° Désarticulation......
1. Laisser retomber la cuisse.
2. Porter deux incisions transversales au sommet de l'incision capsulaire.
3. La tête se luxe en avant.
4. Couper sur la tête le ligament rond qui se présente.
5. Aide fait saillir la tête.
6. Détacher au ras de l'os la partie restante de la capsule, puis le tendon obturateur externe.
7. Couper les parties molles, de façon à ressortir au ras de la peau.

6° Parer le moignon ..
- Attirer et couper haut l nerf sciatique.

OPÉRATION (*Suite*).

II. Méthode à lambeau antérieur prédominant.. (fig. 79).

- **1° Marquer.....** Le lambeau à la teinture.
- **2° Incision en U, dont.......**
  1. La branche externe commence entre le trochanter et l'épine iliaque antéro-supérieure, et descend longitudinalement sur une longueur de 20 centimètres.
  2. La branche interne commence au pli inguino-crural, descend derrière la saillie visible du moyen adducteur, et s'arrête au même niveau que la précédente.
  3. La branche transversale unit les deux, en s'arrondissant à ses angles, en U.
- **3° Incision postérieure.** Unissant les deux branches, un peu au-dessous de leurs têtes, et passant à un doigt sous le pli fessier.
- **4° Libérer......** Le lambeau antérieur, qui doit pouvoir remonter dans une étendue de deux à trois doigts.
- **5° Taille des muscles....** Au ras du lambeau antérieur.
  1. Pincer et couper les muscles fascia lata, couturier, droit antérieur, moyen adducteur.
  2. Lier les vaisseaux fémoraux.
  3. Entailler le psoas et le pectiné (l'articulation apparaît).
- **6° Désarticulation........** Comme il a été dit.
- **7° Sortir enfin..** En coupant les parties molles postérieures au ras de l'incision postérieure.

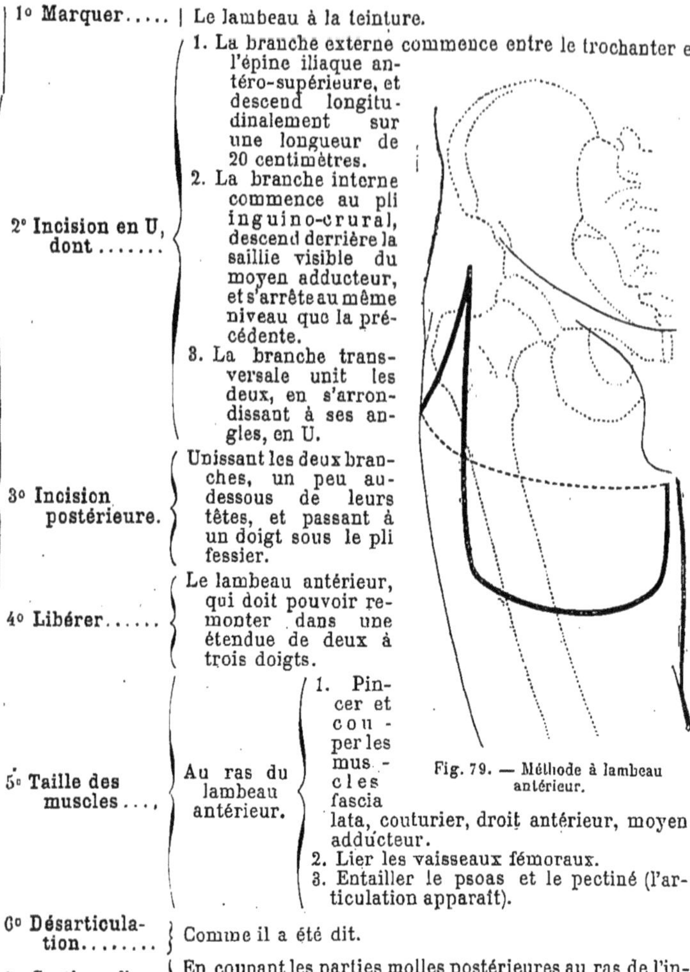

Fig. 79. — Méthode à lambeau antérieur.

III

RÉSECTIONS

I. RÉSECTIONS EN GÉNÉRAL

DÉFINITION. — Ablation partielle ou totale d'un ou de plusieurs os vivants, en conservant les parties molles voisines.

INDICATIONS.

- 1° **Ablation de parties osseuses malades....** — Par exemple :
  - Tête du fémur dans la coxalgie.
  - Métacarpien tuberculeux.
- 2° **Recherche d'un résultat orthopédique...**
  1. Correction d'une attitude vicieuse.
  2. Etablissement d'une néarthrose.
- 3° **Création d'une voie...** — Pour atteindre des organes ou parties profondes et cachées....
  1. Résection du maxillaire pour atteindre un fibrome naso-pharyngien.
  2. Résection du coccyx pour l'extirpation du rectum.

DIVISION. — La résection est dite..........

- 1° **Dans la contiguïté ou articulaire..** — Quand elle est pratiquée sur les extrémités articulaires des os.....
  1. Partielle.....
  2. Totale.........
  - Selon qu'elle intéresse la totalité ou une partie des os formant la jointure.
- 2° **Dans la continuité. Elle est....**
  1. Totale, appelée encore *extirpation*, quand on enlève l'os entier.
  2. Partielle, appelée.....
     1. *Excision* ou *abrasion*, quand on enlève de l'os en épaisseur, la continuité se trouvant respectée.
     2. *Évidement*, quand la coque extérieure est respectée, et qu'on enlève les parties profondes malades par un tunnel creusé à travers le périoste et la coque.
- 3° **Simple.......** — Quand on enlève le périoste avec l'os......
  1. Dans la contiguïté, en vue d'obtenir une ankylose articulaire.
  2. Dans la continuité, quand l'étendue d'os enlevée est peu considérable, et que les deux bouts pourront se réunir par un cal.
- 4° **Sous-périostée** (opérations dans la continuité de l'os).......
  1. *Indications*... — Ablation d'os dans une étendue si considérable qu'un cal ne pourra la combler.
  2. *Précautions*..
     1. Ménager le périoste, dont les propriétés ostéogènes ont été démontrées par Ollier.
     2. Conserver les parties voisines qui assurent la nutrition du périoste et le fonctionnement du membre...
        1. Muscles et tendons.
        2. Vaisseaux.
        3. Nerfs.
  3. *Résultats*..... — Les deux fragments se consolident par reproduction osseuse intermédiaire.
- 5° **Sous-capsulo-périostée...**
  1. *Indications*... — Ablation de surfaces articulaires, mais on veut conserver la mobilité de la jointure.
  2. *Précautions*..
     1. Conserver la capsule articulaire et les ligaments : donc, la fendre sans l'enlever, pour aller à la recherche des surfaces osseuses à enlever.
     2. Conserver le périoste aux dépens duquel se reformeront les parties osseuses, semblables autant que possible aux parties enlevées.
     3. Conserver les tissus qui nourrissent (vaisseaux et nerfs), qui actionnent la jointure (muscles).
  3. *Résultats*..... — Conservation de la mobilité articulaire.

APPAREIL INSTRUMENTAL.

Les instruments peuvent être divisés en quatre classes.

- **1° Instruments servant à diviser les parties molles et à les séparer de l'os..........**
  - **1° Bistouris de trois formes..**
    1. Un à pointe dans l'axe (fig. 80), à bout tranchant convexe pour faire les incisions et dissections à ciel ouvert.
    2. Un à pointe rabattue (fig. 81), à tranchant rectiligne, pour inciser le périoste, les capsules.

    Fig. 80. — Bistouri à pointe dans l'axe. Fig. 81. — Bistouri à pointe rabattue. Fig. 82. — Bistouri à pointe mousse. Fig. 83. — Rugine.

    3. Un à pointe mousse et boutonnée, à tranchant en serpette, pour couper les tendons et ligaments de dedans en dehors (fig. 82).
  - **2° Rugines .....**
    1. Droites ou courbes sur le plat (fig. 83).
    2. Solides, courtes.
    3. A bords et extrémités biseautés et tranchants.
    4. Servent à décoller le périoste de l'os.
  - **3° Détache-tendons.**
  - **4° Sondes-rugines.....** Rugines courbes, étroites et longues, creusées d'une gouttière à leur face concave et percées d'un œil à leur extrémité, pour permettre de passer la scie à chaîne.
- **2° Instruments servant à protéger les parties molles pendant la section de l'os ....**
  1. Crochets écarteurs doubles, à extrémité recourbée.
  2. Crochets à deux dents mousses emmanchés.
- **3° Instruments servant à fixer les os pendant qu'on les dépouille et qu'on les divise...**
  1. Pinces à griffes solides.
  2. Daviers ordinaires ou à double articulation.
  3. Davier à bec de perroquet.
- **4° Instruments servant à diviser les os..........**
  1. Cisailles.
  2. Pinces coupantes.
  3. Cuiller tranchante, gouge, curette.
  4. Scies de modèles divers......
     1. A arbre.
     2. A dos mobile.
     3. Cultellaire.
     4. A chaîne, manœuvrée par des mouvements de va-et-vient à l'aide de deux poignées.

OPÉRATION.

- Comprend trois temps.
- 1° **Incision des parties molles...**
  - 1° **Incisions cutanées..**
    - 1. Du côté où l'os est le plus superficiellement placé.
    - 2. Pratiquées suivant l'axe du membre en général.
    - 3. A direction variable....
      - 1. Rectiligne, simple ou brisée.
      - 2. Curviligne, en T, en V, etc.
  - 2° **Incision des parties molles......**
    - *Règles*..........
      - 1. Parallèles à la direction des muscles et des tendons.
      - 2. Évitant de les couper en travers.
      - 3. Evitant de couper les nerfs moteurs des muscles.
- 2° **Dégagement de l'os........**
  - 1° **Incision linéaire.....**
    - Au bistouri, parallèle à la direction de l'os.
  - 2° **Insinuer.....**
    - La rugine droite sous une lèvre et décoller peu à peu le périoste ; la rugine ne quitte plus l'os et détache ainsi le périoste, les tendons, les ligaments, enlevant au besoin des lamelles osseuses qui restent adhérentes aux parties molles ; la rugine courbe contourne l'os au niveau de la diaphyse.
- 3° **Section de l'os..**
  - 1° **Dans la continuité des os......**
    - 1. Écarter et protéger les parties molles.
    - 2. Enlever l'os, par les instruments divers ci-dessus et dans l'étendue où il est malade.
  - 2° **Dans la contiguïté..**
    - Enlever tous les os malades, mais de telle sorte que les parties restantes, en se juxtaposant, ne donnent pas au membre une attitude vicieuse ni une déviation.

II. RÉSECTIONS EN PARTICULIER

1. EXTIRPATION DE LA PHALANGETTE DES DOIGTS (SURTOUT AU NIVEAU DU POUCE)

OPÉRATION.......

Deux procédés (fig. 84).

1° Procédé de Guérin...

1. Incision en T double sur la face palmaire......
   1. Branche longitudinale suivant l'axe de l'os.
   2. Deux branches transversales, à chacune des deux extrémités de la phalangette.

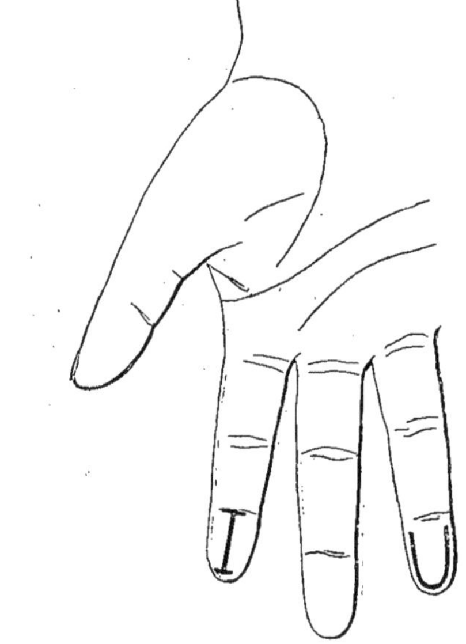

Fig. 84. — Extirpation de la phalangette d'un doigt.

2. Détacher les deux lambeaux ainsi formés.
3. Dégager les faces latérales de la phalangette, puis sa face dorsale.

2° Procédé de Maisonneuve.

1. Incision en U, à convexité inférieure, dont les branches longitudinales suivent les bords de la phalangette depuis son articulation jusqu'à l'extrémité inférieure de la pulpe où est tracée la branche transversale.
2. Détacher de bas en haut les lambeaux palmaire et dorsal, au ras de l'os, désinsérer les tendons, désarticuler.

2. RÉSECTION DES ARTICULATIONS INTERPHALANGIENNES (SURTOUT AU NIVEAU DU POUCE)

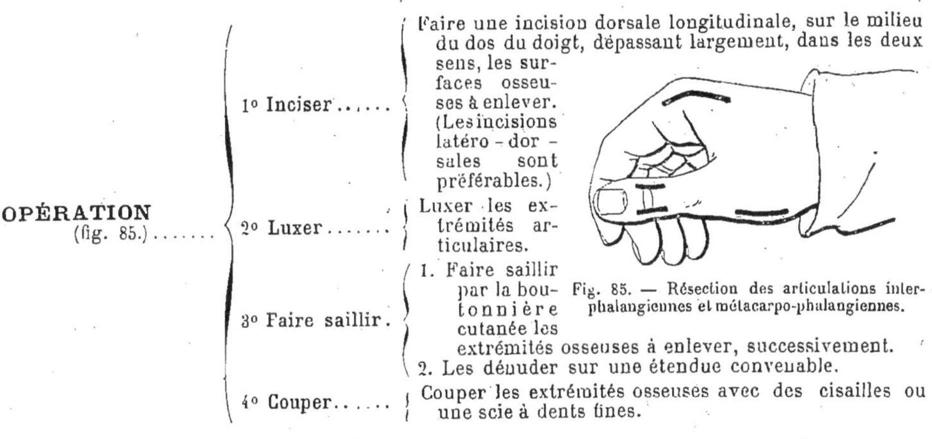

OPÉRATION (fig. 85.)
- 1° Inciser...... Faire une incision dorsale longitudinale, sur le milieu du dos du doigt, dépassant largement, dans les deux sens, les surfaces osseuses à enlever. (Les incisions latéro-dorsales sont préférables.)
- 2° Luxer....... Luxer les extrémités articulaires.
- 3° Faire saillir.
  - 1. Faire saillir par la boutonnière cutanée les extrémités osseuses à enlever, successivement.
  - 2. Les dénuder sur une étendue convenable.
- 4° Couper..... Couper les extrémités osseuses avec des cisailles ou une scie à dents fines.

Fig. 85. — Résection des articulations interphalangiennes et métacarpo-phalangiennes.

3. RÉSECTION DES ARTICULATIONS MÉTACARPO-PHALANGIENNES

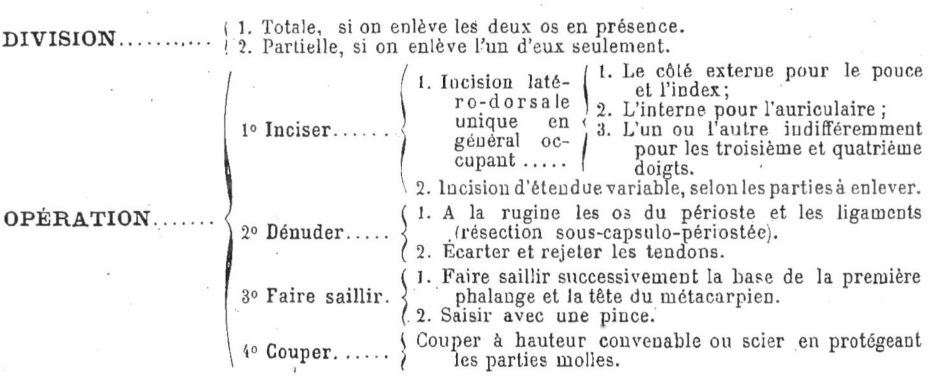

DIVISION...........
- 1. Totale, si on enlève les deux os en présence.
- 2. Partielle, si on enlève l'un d'eux seulement.

OPÉRATION.......
- 1° Inciser......
  - 1. Incision latéro-dorsale unique en général occupant .....
    - 1. Le côté externe pour le pouce et l'index ;
    - 2. L'interne pour l'auriculaire ;
    - 3. L'un ou l'autre indifféremment pour les troisième et quatrième doigts.
  - 2. Incision d'étendue variable, selon les parties à enlever.
- 2° Dénuder.....
  - 1. A la rugine les os du périoste et les ligaments (résection sous-capsulo-périostée).
  - 2. Écarter et rejeter les tendons.
- 3° Faire saillir.
  - 1. Faire saillir successivement la base de la première phalange et la tête du métacarpien.
  - 2. Saisir avec une pince.
- 4° Couper...... Couper à hauteur convenable ou scier en protégeant les parties molles.

4. EXTIRPATION DU PREMIER MÉTACARPIEN

OPÉRATION (fig. 86)........

- 1° Inciser......
  1. Faire une incision latéro-dorsale externe.
  2. Suivant le bord externe du métacarpien.
  3. Dépassant d'un travers de doigt les extrémités supérieure et inférieure. Allant jusqu'à l'os.
- 2° Dénuder.....
  1. L'os à la rugine droite d'abord, puis courbe.
  2. Sur le dos.
  3. Sur les faces latérales du corps et des extrémités.
  4. Sur la face palmaire.
- 3° Ouvrir.......
  1. Ouvrir l'articulation supérieure par sa face externe, puis palmaire, puis interne (en évitant l'artère radiale).
  2. Saisir le métacarpien, l'attirer, le luxer.
  3. Dénuder de haut en bas le métacarpien.
  4. Désarticuler en bas en coupant successivement les ligaments interne, externe, antérieur.

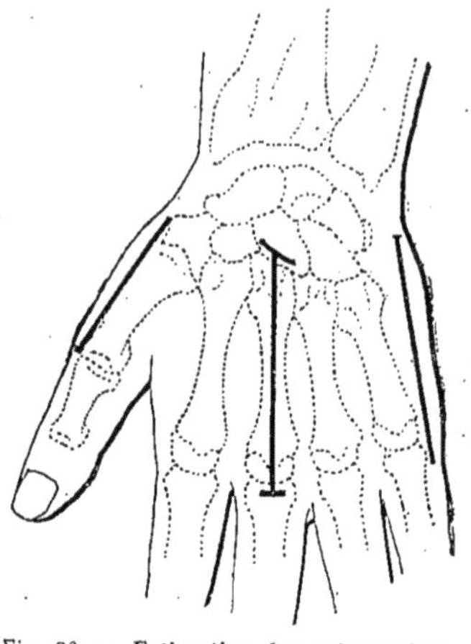

Fig. 86. — Extirpation des métacarpiens.

---

5. EXTIRPATION DE L'UN DES QUATRE DERNIERS MÉTACARPIENS

I. — DEUXIÈME ET CINQUIÈME MÉTACARPIENS.

OPÉRATION (fig. 86).......

- Même procédé que celui employé pour le 1er métacarpien..........
  - *2e métacarpien..* | Incision latéro-dorsale externe.
  - *5e métacarpien..* | Incision latéro-dorsale interne.
- 1° Inciser...... Incision dorsale médiane, allant d'une extrémité a l'autre du métacarpien.
- 2° Écarter...... | Écarter les tendons extérieurs.

II. — TROISIÈME ET QUATRIÈME MÉTACARPIENS.

OPÉRATION (Procédé de Chassaignac)....

- 1° Inciser......
  1. Inciser le périoste au milieu de l'os, longitudinalement;
  2. Dénuder le périoste circulairement en son milieu.
- 2° Sectionner... Sectionner l'os en ce point avec la cisaille ou la scie à chaîne.
- 3° Désarticuler.
  1. Saisir avec le davier le fragment inférieur.
  2. Le renverser en le dénudant de haut en bas.
  3. Le désarticuler.
  4. Saisir, dénuder de bas en haut et désarticuler le fragment supérieur.

---

6. RÉSECTION DU POIGNET

DIVISION
- 1. Totale : si elle porte sur les os du carpe et de l'avant-bras.
- 2. Partielle : si on enlève seulement l'un ou l'autre.

ANATOMIE
- Rapports du poignet
  - 1. Face antérieure inabordable, couverte de tendons, vaisseaux, nerfs.
  - 2. Face dorsale, superficielle, couverte de tendons qui peuvent être écartés.
  - 3. Bord externe : le squelette peut être atteint directement, en coupant la radiale, sans léser de tendons.
  - 4. Bord interne : on peut passer entre les tendons cubitaux, antérieur et postérieur.

POSITION
- 1. La main écartée du tronc.
- 2. Appuyée sur un billot (cadavre).
- 3. Sur un sachet rempli de sable (sujet vivant).

P. DE REPÈRE
- 1. Sont connus (Voy. plus haut).
- 2. Apophyses styloïdes qui aident à déterminer l'interligne.
- 3. Trajet des tendons extenseurs de l'index à marquer de bas en haut.
- 4. Trajet du long extenseur du pouce à marquer de même.

OPÉRATION (fig. 87.)
- Règles
  - 1. Conserver les nerfs qui animent les doigts.
  - 2. Conserver. 1. Les tendons fléchisseurs / 2. Les tendons extenseurs des doigts.
  - 3. Les tendons moteurs du poignet (radiaux, cubitaux) sont moins importants, car le poignet aura un certain degré (variable) d'ankylose.
- 1° Inciser
  - Faire une incision cutanée longitudinale.
    - 1. Mesurant 9 à 12 centimètres, selon la grosseur de la main, un tiers au-dessus, les 2 tiers au-dessous de l'interligne.
    - 2. Passant entre les tendons long extenseur du pouce et extenseurs de l'index, au ras de ceux-ci.
- 2° Séparer
  - 1. Reconnaître dans la plaie ces deux tendons.
  - 2. Les séparer à petits coups, sur le radius, en coupant leurs gaines aponévrotiques.
- 3° Dénuder et décortiquer les os
  - 1. Couper d'un coup de bistouri le périoste radial, la capsule sur le radius et le carpe, jusqu'en dedans du 2e radial qui sera rejeté dans la lèvre externe.
  - 2. Décoller la lèvre capsulo-périostique externe avec la rugine droite sur le radius, vers l'apophyse styloïde, sur les os du carpe (scaphoïde, trapézoïde).
- 4° Dénuder et décortiquer la lèvre capsulo-périostique interne de la même façon
  - 1. Sur le radius d'abord.
  - 2. Sur les os du carpe ensuite (semi-lunaire, pyramidal, grand os, os crochu).
  - 3. Sur le cubitus.
  - Toute la face postérieure des extrémités radiales et cubitale est donc dénudée.

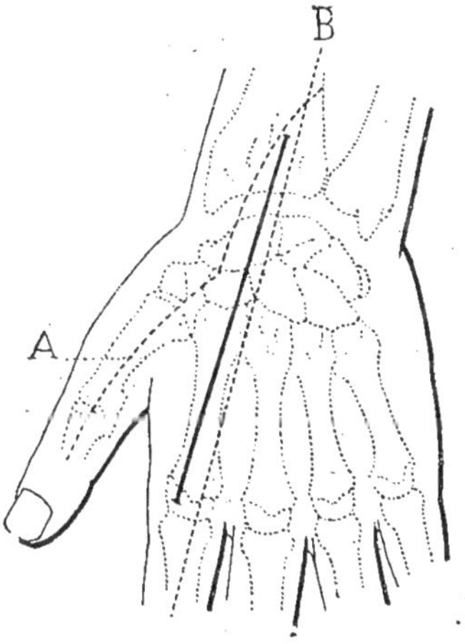

Fig. 87. — A, tendon long extenseur du pouce; B, tendon extenseur de l'index.

OPÉRATION (*Suite*).

- 5° **Luxation et sciage des extrémités antibrachiales...**
  1. Faire écarter fortement les deux lèvres de la plaie...
     1. Faire saillir d'abord le radius, libérer son apophyse.
     2. Faire saillir le cubitus et le libérer en partie de même.
  2. Saisir fortement les deux os, quand c'est possible, les dénuder sur leur face antérieure, la main en flexion forcée.
  3. Scier ces deux os, après avoir protégé les chairs.
- 6° **Extirpation des os du carpe...**
  1. Main en flexion forcée. — Qui fait saillir le carpe.
  2. Saisir avec une pince.. — Chaque os successivement, le décortiquer en avant à la rugine et l'enlever dans l'ordre suivant.........
     1. Scaphoïde.
     2. Semi-lunaire.
     3. Pyramidal.
     4. Grand os.
     5. Trapézoïde.
     6. Os crochu.
     7. Le trapèze, point d'appui du pouce, devra être laissé s'il n'est pas malade.
     8. Le pisiforme, de même.

---

7. RÉSECTIONS PARTIELLES DU POIGNET

I. — ABLATION DES OS DU CARPE.

OPÉRATION.......

- 1° Incision précédente. — Sera faite, mais dépassera par en haut l'interligne, et sera prolongée en bas un peu plus loin.
- 2° Dénudation de la face postérieure des os...... — Sans décortiquer le radius.
- 3° Faire saillir le carpe.
- 4° Dénuder..... — Sa face antérieure.
- 5° Extraire les os...... — Dans l'ordre indiqué; s'ils sont ramollis, les extraire à la curette.

II. — RÉSECTION DES EXTRÉMITÉS INFÉRIEURES DU RADIUS ET DU CUBITUS.

OPÉRATION.......

- 1° **Dénudation du radius..**
  - Poignet en position moyenne.
  - 1° **Incision sur le bord externe du radius... ..** — Sur la crête qui limite en avant la gouttière des tendons long abducteur et court extenseur..........
    1. Mesurant 6 centimètres.
    2. Descendant d'un doigt sous l'interligne.
  - 2° **Écarter les tendons dorsaux engainés.**
  - 3° **Inciser le périoste radial et la capsule.** — Jusqu'au scaphoïde.
  - 4° **Dénuder le radius à la rugine.....**
    1. En avant jusqu'au bord interne.
    2. En arrière, sur le bord externe et la face postérieure.

    Le radius est alors libre sur toute sa périphérie.
- 2° **Dénudation du cubitus..**
  - Poignet en pronation.
  1. Incision entre les reliefs des deux tendons cubitaux montant à 5 centimètres au-dessus de l'apophyse styloïde.
  2. Fendre le périoste et le ligament latéral interne; décoller les deux lèvres et dénuder tout le pourtour.
- 3° **Sciage.......** — Des deux os séparément par la scie à chaîne.
- 4° **Extirpation..**
  - Saisir le bout libre du fragment inférieur, le basculer en tirant à soi, achever la dénudation sur sa face antérieure et le désarticuler.
  - Cette manœuvre sera faite pour chaque os successivement.

---

8. RÉSECTION DU COUDE

(SE PRATIQUE DANS DEUX CONDITIONS DIFFÉRENTES)

I. — SUR UN COUDE NON ANKYLOSÉ POUR ENLEVER DES OS ALTÉRÉS PAR LE TRAUMATISME OU LA MALADIE.

ANATOMIE.	Nous est connue.		
	1° Rapports généraux de l'articulation du coude......	1. *En avant*....	Muscles, vaisseaux, nerfs importants : on ne peut l'atteindre par cette face.
		2. *En arrière* ..	Situation superficielle : c'est par là qu'on l'atteint.
	2° Rapports spéciaux......	1. Branche motrice du radial......	S'enroule autour de la face externe du radius, pour devenir postérieure, à 2 centimètres au-dessous de l'interligne.
		2. Nerf cubital..	Est au contact du périoste dans la gouttière épitrochléo-olécranienne.
		3. Biceps et brachial antérieur...	Ont leur attache principale à plus de 2 centimètres de l'interligne.
		4. Triceps......	Prend ses attaches principales à l'olécrâne et les perd quand on enlève cette apophyse ; mais il envoie des expansions interne et externe, surtout à l'aponévrose antibrachiale, de telle sorte que le rôle de ce muscle est conservé.
POSITION..........	Opérateur en dehors du bras.		
P. DE REPÈRE..	Connus.		
OPÉRATION (Procédé d'Ollier).	1er temps. Incision de la peau et pénétration dans la capsule articulaire (fig. 88).	1. Avant-bras fléchi sur le bras à 130°.	
		2. Incision.....	A la région postéro-externe du bras : 1° verticalement descendante, au niveau de l'interstice situé entre le long supinateur et le tendon triceps, allant de 6 centimètres au-dessus de l'interligne à la saillie de l'épicondyle ; 2° puis oblique en bas et en dehors jusqu'à l'olécrâne ; 3° puis verticalement descendante sur le bord postérieur de l'humérus, dans une étendue de 4 à 5 centimètres, et coupant jusqu'à l'os. Elle est donc formée par trois lignes coudées ou trois portions, incision *en baïonnette*. Au niveau de la première portion, sectionner l'aponévrose, pénétrer entre le triceps et les radiaux pour sectionner le périoste et ouvrir la jointure. Au niveau de la 2e portion oblique, sectionner entre le triceps et l'anconé.
	2e temps. Dénudation des surfaces osseuses..	1° Détacher....	L'insertion sous-épicondylienne du ligament latéral externe.
		2° Dénuder.....	La tubérosité externe de l'humérus aussi loin que possible à la rugine. Puis la face externe du cubitus. Puis le radius par l'articulation radio-cubitale dont on détache le ligament annulaire.
		3° Étendre l'avant-bras.	Et détacher le tendon triceps avec soin, lentement et prudemment, en mordant dans le tissu osseux, et rejeter le tendon en dedans.
		4° Libérer......	Le bord interne de la cavité sigmoïde du cubitus de ses ligaments.
		5° Libérer......	En avant l'apophyse coronoïde, et détacher le tendon brachial antérieur.
	3e temps. Section des os de l'avant-bras............	Les faire saillir dans la plaie et les scier avec une scie cultellaire ou les couper successivement à la cisaille.	
	4e temps. Dénudation de l'extrémité interne de l'humérus....	*a*. Par l'incision postéro-externe.	
		b. Par une incision interne.....	Descendant de la pointe de l'épitrochlée à 5 centimètres au-dessous.
	5e temps..........	Sciage de l'humérus faisant saillie dans la plaie, à hauteur voulue.	

Fig. 88. — Procédé d'Ollier.

II. — SUR UN COUDE ANKYLOSÉ.

OPÉRATION (Procédé d'Ollier).

Temps	Acte	Détail
1er temps	1° Incision postéro-externe	Brisée en trois portions, comme ci-devant, allant jusqu'à l'os.
	2° Dénudation sous-périostée de l'épicondyle.	Et de la partie externe de l'articulation radio-humérale.
	3° Dénudation de l'olécrâne	Par désinsertion du triceps.
	4° Section	Si possible, avec la gouge et le maillet, des adhérences qui unissent le radius et l'olécrâne à l'humérus.
2e temps	1° Incision interne	Verticale, de 4 centimètres, dont le milieu répond à l'épitrochlée.
	2° Dénudation sous-périostée de l'épitrochlée.	En ménageant le cubital qu'il faut porter en dehors et en arrière.
	3° Dénudation	De la partie interne de l'articulation huméro-cubitale et du cubitus.
	4° Section	Si possible des adhérences huméro-cubitales.
3e temps	Section de l'humérus à la scie, au-dessus de ses tubérosités et de la pointe de l'olécrâne, avec une scie cultellaire, la dénudation sous-périostée étant poussée aussi loin que possible.	
4e temps	Section des os de l'avant-bras, au-dessous des lignes d'ankylose osseuses ou fibreuses.	
5e temps	Ablation d'une zone circulaire de périoste, pour constituer un nouvel interligne articulaire et empêcher le retour de l'ankylose, avec des bistouris ou des ciseaux, sur une hauteur de 6 à 8 millimètres : en enlevant le périoste, on évite l'ossification en ce point.	

9. RÉSECTION DE LA PARTIE INFÉRIEURE DE L'HUMÉRUS

OPÉRATION

Acte	Détail
1° Incision	Sur le bord externe de l'os. Passant entre les radiaux et le supinateur en avant, le triceps en arrière.
2° Écarter	Ces muscles.
3° Inciser	Le périoste en long.
4° Dénuder	L'os sur ses deux faces à la rugine.
5° Inciser	L'os avec la scie à chaîne en haut.
6° Saisir	Le fragment à enlever par son extrémité supérieure, l'attirer à soi de haut en bas, achever la dénudation et le désarticuler.

10. RÉSECTION DE LA PARTIE MOYENNE DE L'HUMÉRUS

OPÉRATION

Acte	Détail
1° Incision	Sur le bord externe de l'os, descendante. Passant entre le brachial antérieur et le vaste externe.
2° Rejeter	Le nerf radial en arrière.
3° Inciser	Le périoste.
4° Dénuder	L'os à la rugine.
5° Diviser	L'os en haut et en bas avec la scie à chaîne.

11. RÉSECTION DE L'ÉPAULE

RÈGLES............ Respecter......

1. Le deltoïde, dont le rôle est très important pour l'épaule.
2. Le nerf circonflexe, qui s'enroule autour du col de l'humérus et innerve ce muscle.
3. La longue portion du biceps.
4. Les muscles rotateurs attachés aux tubérosités humérales.

OPÉRATION.......

- **1er temps** (fig. 89). Bras très écarté du tronc ; avant-bras fléchi sur le bras.
  - 1° **Incision cutanée**.... Commençant à l'apophyse coracoïde, suivant l'espace delto-pectoral, longue de 10 centimètres.

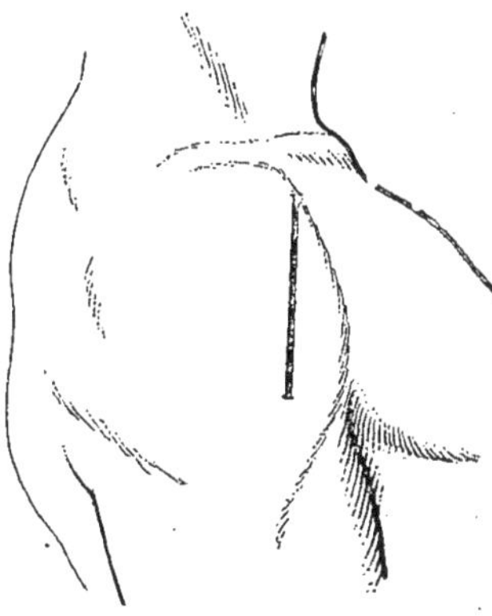

    Fig. 89. — Résection de l'épaule.
  - 2° **Écarter**...... Les deux muscles bordant l'espace, éviter la veine céphalique.
- **2e temps** ....
  - 1° **Chercher**.... La coulisse bicipitale et le tendon du biceps.
  - 2° **Diviser**...... La capsule et le périoste en dehors de lui, parallèlement à la coulisse.
  - 3° **Dénuder**..... La lèvre externe de bas en haut : face externe de l'humérus, grosse tubérosité, pendant qu'un aide produit de plus en plus la rotation en dedans. Écarter en dehors la longue portion du biceps dégagée de sa coulisse.
  - 4° **Détacher**.... La lèvre interne capsulo-périostique ; face interne de l'humérus, petite tubérosité, pendant que l'aide produit la rotation en dehors.
- **3e temps**.......
  - 1° **Faire saillir**. La tête par l'ouverture cutanée.
  - 2° **Détacher**..... A la rugine, la face postérieure de la capsule et le périoste postéro-interne.
  - 3° **Scier**........ L'humérus au niveau de son col anatomique, le coude étant fixé et la tête de l'humérus tenue par un davier, les parties molles protégées.
- **4e temps**.. .... Si la cavité glénoïde est malade, l'évider à la gouge ou à la curette.

12. RÉSECTIONS DE LA CLAVICULE

I. — RÉSECTION PARTIELLE DE L'EXTRÉMITÉ EXTERNE.

ANATOMIE.......
- 1° *Sous la partie moyenne* passent, séparés d'elle seulement par le muscle sous-clavier..
  - 1. L'artère et la veine sous-clavières.
  - 2. Les nerfs du plexus brachial.
- 2° *Au-dessus et en arrière d'elle*.. — L'artère sus-scapulaire.

OPÉRATION.......
- 1° **Incision**..... — Horizontale, sur le milieu de la face antérieure de l'os, comprenant la peau et le périoste.
- 2° **Dénuder**.....
  - 1. A la partie externe de la clavicule.
  - 2. Les faces antérieure et supérieure à la rugine droite.
  - 3. Les faces postérieure et inférieure à la rugine courbe et de dedans en dehors.
- 3° **Diviser**...... — L'os avec la scie à chaîne.
- 4° **Saisir**....... — L'extrémité interne du fragment externe avec le davier et l'attirer, achever de le dénuder et désarticuler.

II. — RÉSECTION PARTIELLE DE L'EXTRÉMITÉ INTERNE.

ANATOMIE........ — La clavicule couvre le confluent des veines jugulaires et sous-clavière.

OPÉRATION.......
- 1° **Incision**..... — Cutanéo-périostique, sur le milieu de la face antérieure de l'os, à la partie interne de la clavicule.
- 2° **Dénuder**.... — Comme ci-devant, les quatre faces de la clavicule.
- 3° **Diviser**...... — Avec la scie à chaîne.
- 4° **Saisir**....... — Le fragment interne, le dénuder de dehors en dedans, le désarticuler.

III. — EXTIRPATION TOTALE DE LA CLAVICULE.

OPÉRATION.......
- 1° **Incision**..... — Cutanéo-périostique sur toute la longueur de la face antérieure de l'os.
- 2° **Dénuder**..... — L'os sur toutes ses faces, sur une partie, en dedans de la coracoïde, en dehors des vaisseaux.
- 3° **Scier**........ — L'os à ce niveau.
- 4° **Saisir**....... — Achever la dénudation et extirper chacun des deux fragments de l'os, comme ci-devant.

13. EXTIRPATION DE LA PHALANGETTE DES ORTEILS

(SE PRATIQUE SURTOUT AU GROS ORTEIL)

OPÉRATION.......
- 1° **Incision**..... En fer à cheval à convexité antérieure.
- 2° **Dissection**... Des deux lambeaux dorsal et plantaire, etc., comme pour les doigts.

14. RÉSECTION DES ARTICULATIONS MÉTACARPO-PHALANGIENNES

(SURTOUT AU GROS ORTEIL)

OPÉRATION....... Procédé identique à celui employé au niveau des doigts.

15. EXTIRPATION DES MÉTATARSIENS

OPÉRATION.......
- 1° **Incision cutanée** (fig. 90)..... Sur toute la longueur du métatarsien.
  - 1. *Pour le 1er*... Interne et dorsale, portant à chaque

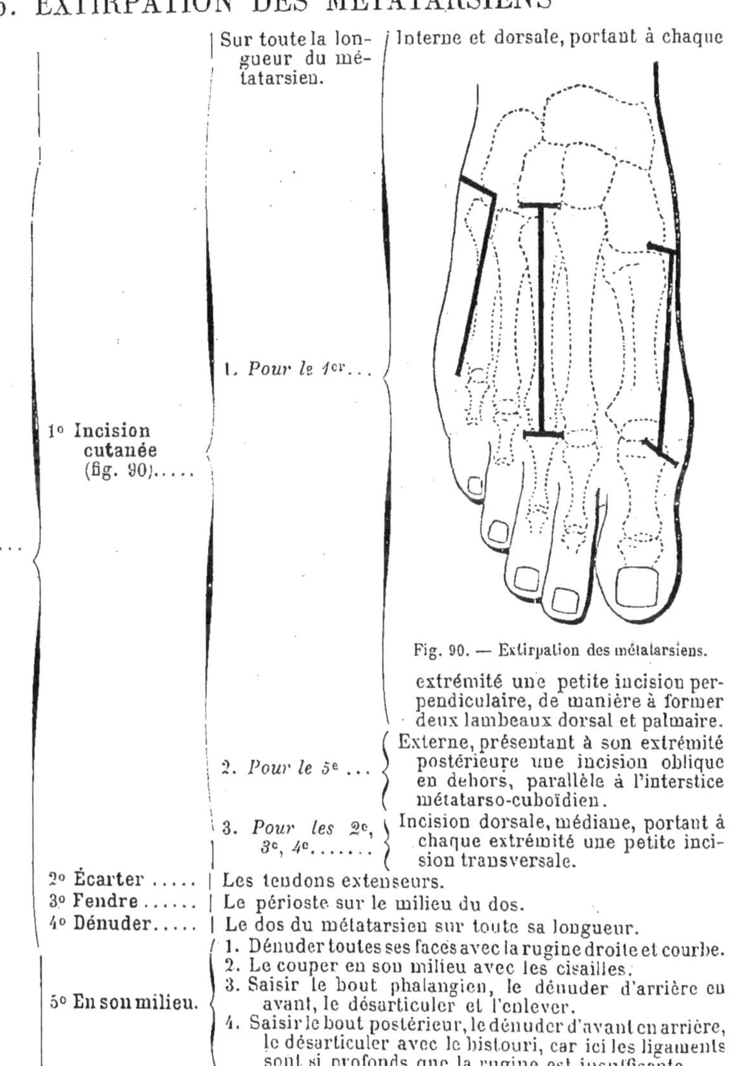

Fig. 90. — Extirpation des métatarsiens.

extrémité une petite incision perpendiculaire, de manière à former deux lambeaux dorsal et palmaire.
  - 2. *Pour le 5e*... Externe, présentant à son extrémité postérieure une incision oblique en dehors, parallèle à l'interstice métatarso-cuboïdien.
  - 3. *Pour les 2e, 3e, 4e*...... Incision dorsale, médiane, portant à chaque extrémité une petite incision transversale.
- 2° **Écarter**..... Les tendons extenseurs.
- 3° **Fendre**...... Le périoste sur le milieu du dos.
- 4° **Dénuder**..... Le dos du métatarsien sur toute sa longueur.
- 5° **En son milieu**.
  1. Dénuder toutes ses faces avec la rugine droite et courbe.
  2. Le couper en son milieu avec les cisailles.
  3. Saisir le bout phalangien, le dénuder d'arrière en avant, le désarticuler et l'enlever.
  4. Saisir le bout postérieur, le dénuder d'avant en arrière, le désarticuler avec le bistouri, car ici les ligaments sont si profonds que la rugine est insuffisante.

16. EXTIRPATION DE L'ASTRAGALE. — ASTRAGALECTOMIE

ANATOMIE....... Nous est connue.

OPÉRATION (Farabeuf).........

1° **Incision externe** (fig. 91).....
1. Longue de 6 centimètres.
2. En arrière et le long du tendon péronier antérieur.
3. Commençant à quelques millimètres au-dessus de l'interligne tibio-tarsien.
4. Sur elle, croiser une incision oblique en bas et en arrière vers la pointe de la malléole.

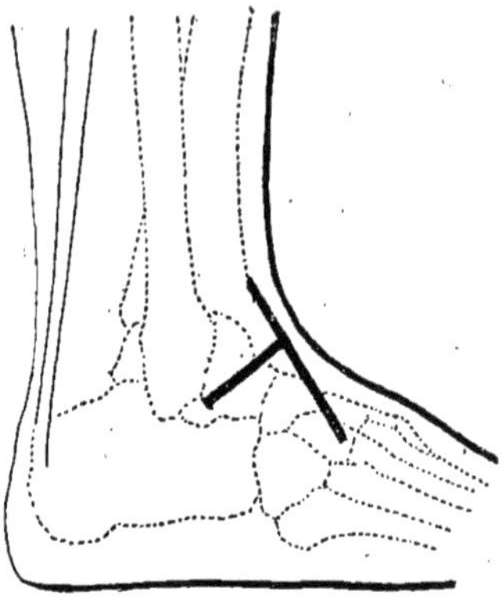

Fig. 91. — Extirpation de l'astragale.

2° **Disséquer**... À fond les deux petits lambeaux jusqu'à voir le col et la tête de l'astragale, les ligaments externes de l'articulation.

3° **Couper**......
- A la rugine le ligament péronéo-astragalien antérieur.
- Faire soulever la lèvre inférieure de la plaie.
- Insinuer la rugine contre la tête de l'astragale et détacher le ligament tibio-astragalien antérieur, puis le ligament dorsal astragalo-scaphoïdien, puis les fibres externes de celui-ci.
- Passer la rugine sous l'astragale et détacher aussi loin que possible les fibres astragalo-calcanéennes.
- Revenant en arrière, passer la rugine entre la malléole et le calcanéum pour détacher le ligament péronéo-astragalien postérieur.

4° **Incision interne**....
- Courbe, longue de 5 centimètres, au-devant de la malléole interne.
- Couper à la rugine les fibres tibio-astragaliennes antérieures et astragalo-scaphoïdiennes internes.
- Puis le ligament péronéo-astragalien postérieur.

5° **Extraction**... Davier saisit la tête de l'astragale dans la plaie externe et l'arrache, la rugine coupant les dernières adhérences.

17. EXTIRPATION DU CALCANÉUM (Ollier)

OPÉRATION (fig. 92).

- **1° Incision cutanée externe....**
  1. Commençant sur le bord externe du tendon d'Achille à 2 centimètres au-dessus de la pointe de la malléole externe, parallèle au tendon en descendant jusque sous la tubérosité externe du calcanéum.
  2. Se portant en avant jusqu'à la base du 5ᵉ métatarsien qu'elle dépasse un peu en obliquant en haut et en dedans.
- **2° Repasser dans l'incision...** — Et couper à fond, jusqu'à l'os, sauf en avant, à 2 centimètres derrière la base du 5ᵉ métatarsien où on couperait les tendons péroniers latéraux.
- **3° Dénuder.....** — A la rugine la moitié postérieure de la face externe du calcanéum, d'arrière en avant et de bas en haut.
- **4° Détacher....** — Le tendon d'Achille de dehors en dedans.
- **5° Dénuder ....**
  - A la rugine la face inférieure de l'os de dehors en dedans, puis le tiers postérieur de sa face interne.
  - L'aide attire en avant les tendons péroniers latéraux. Détacher l'attache inférieure du ligament péronéo-calcanéen, dénuder la grande apophyse, détacher la capsule calcanéo-cuboïdienne à sa partie externe.
- **6° Passer la rugine .....** — Sous l'astragale et détacher le ligament interosseux astragalo-calcanéen, en allant aussi loin que possible.
- **7° Saisir ....**
  - Et tirer à soi le calcanéum qui est assez mobile.
  - Couper avec le bistouri en serpette ou la rugine insinuée.
    1. Le ligament calcanéo-scaphoïdien.
    2. Le ligament en Y.
  - Achever la dénudation de la face interne de l'os et l'extraction de l'os par des mouvements de torsion et de traction aidés par l'action de la rugine.

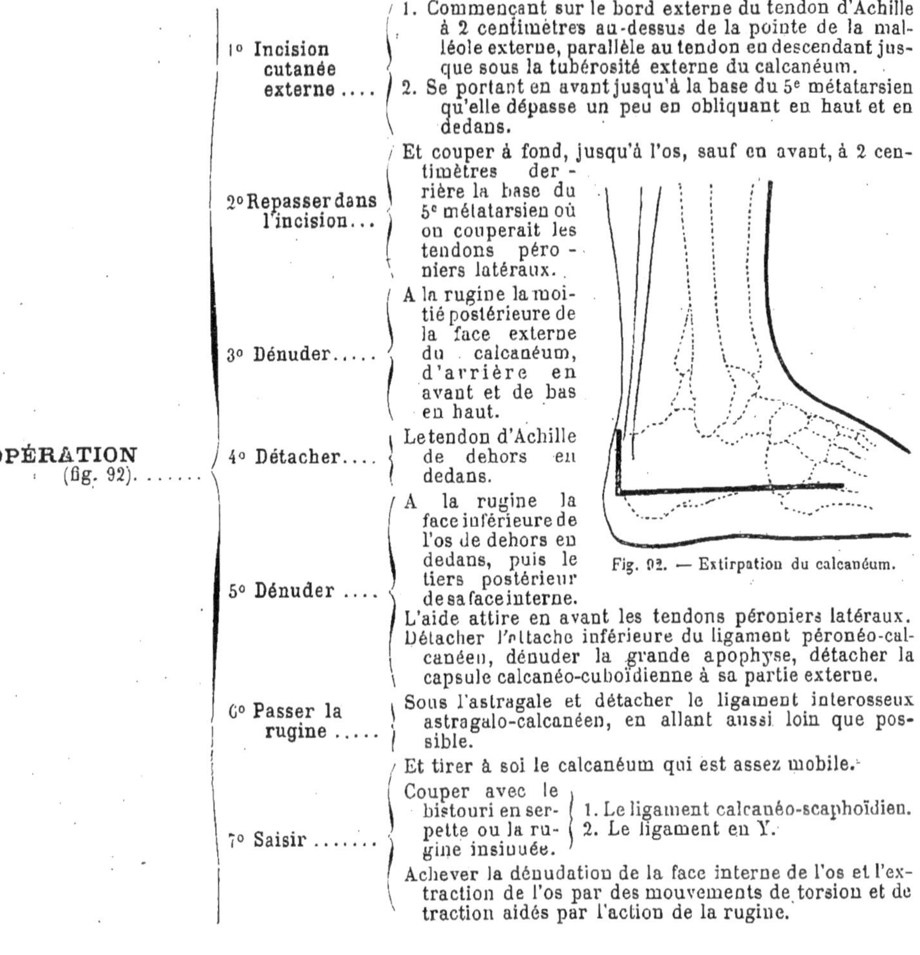

Fig. 92. — Extirpation du calcanéum.

18. RÉSECTION TIBIO-TARSIENNE

OPÉRATION.

- **1° Jambe en rotation interne, reposant sur sa face interne ....**
  - **1° Incision.....**
    - Parallèle au bord postérieur du péroné, verticale, cutanéo-périostée, allant de la pointe malléolaire à 6 centimètres au-dessus (fig. 93).
    - Incision horizontale, la croisant à angle droit, sous la pointe malléolaire, longue de 3 centimètres, ayant 2 centimètres en avant, 1 centimètre en arrière de l'incision verticale.
  - **2° Dénuder.....** La face externe du péroné à la rugine droite, ses bords et sa face interne à la rugine courbe.
  - **3° Détacher ....** De même les ligaments
    1. Latéral externe de l'articulation tibio-tarsienne.
    2. Antérieur, postérieur, interosseux de la tibio-péronière.
- **2° Jambe tournée en dehors, reposant sur sa face interne...**
  - **1° Incision verticale...** Sur la face externe du tibia mais plus près de son bord antérieur, allant de la malléole à 6 centimètres au-dessus, croisée en haut et en bas par deux incisions horizontales ayant pour longueur la largeur du tibia.
  - **2° Dénuder.....**
    - A la rugine les faces interne, puis antérieure et postérieure du tibia.
    - Détacher les ligaments tibio-astragaliens antérieur, postérieur et interne.
  - **3° Scier........**
    - Les os de la jambe.
    - Les parties molles sont écartées.
    - La lame de scie passe partout, est insinuée derrière les parties molles antérieures, montée sur l'arbre et les deux os sciés ensemble d'avant en arrière.
  - **4° Extraire.....** Le fragment péronier par la plaie externe, puis le fragment tibial par la plaie interne.
  - **5° Si l'astragale doit être enlevé .....** Le détacher, comme il a été dit plus haut, du calcanéum, du scaphoïde, et l'extraire.

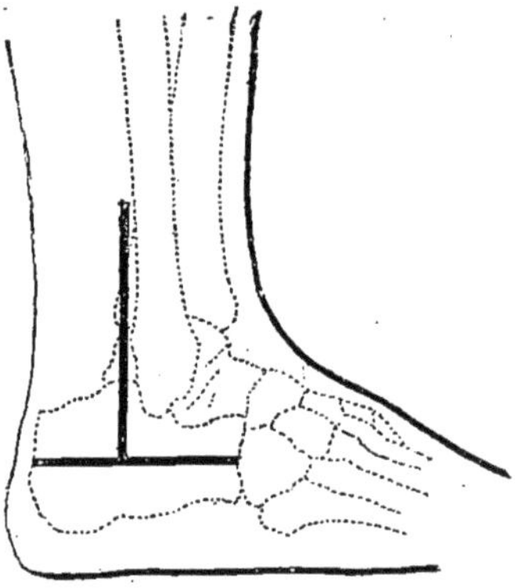

Fig. 93. — Résection tibio-tarsienne.

---

19. EXTIRPATION DE L'EXTRÉMITÉ SUPÉRIEURE DU PÉRONÉ

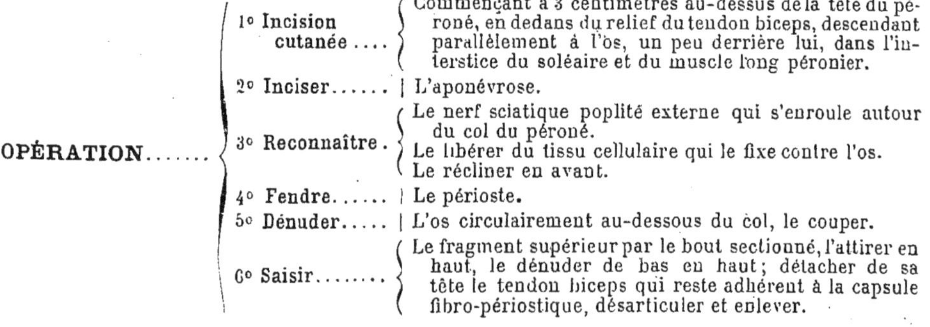

OPÉRATION.......

- **1° Incision cutanée ....** Commençant à 3 centimètres au-dessus de la tête du péroné, en dedans du relief du tendon biceps, descendant parallèlement à l'os, un peu derrière lui, dans l'interstice du soléaire et du muscle long péronier.
- **2° Inciser......** L'aponévrose.
- **3° Reconnaître.**
  - Le nerf sciatique poplité externe qui s'enroule autour du col du péroné.
  - Le libérer du tissu cellulaire qui le fixe contre l'os.
  - Le récliner en avant.
- **4° Fendre......** Le périoste.
- **5° Dénuder.....** L'os circulairement au-dessous du col, le couper.
- **6° Saisir........** Le fragment supérieur par le bout sectionné, l'attirer en haut, le dénuder de bas en haut; détacher de sa tête le tendon biceps qui reste adhérent à la capsule fibro-périostique, désarticuler et enlever.

---

20. RÉSECTION DU GENOU

POSITION	1° Opérateur	Devant et en dehors du genou.
	2° Aides	1. Un aide tient la cuisse près de la racine. 2. Un autre tient la jambe légèrement fléchie au début.
	3° Sujet	Au bout de la table.
OPÉRATION	1° Incision transversale et curviligne (fig. 94)	1. Commençant à gauche au-dessus du condyle fémoral. 2. Descendant sur le bord postérieur de cette saillie. 3. S'arrondissant transversalement pour passer sous la pointe de la rotule. 4. Se relevant à droite et suivant un trajet identique jusque derrière et au-dessus du condyle fémoral situé à droite de l'opérateur. 5. Elle n'intéresse que la peau et le tissu sous-cutané.
	2° Couper transversalement	Le tendon rotulien à la pointe de la rotule, la partie antérieure de la capsule.
	3° Enlever	La rotule, saisie avec un davier et qu'on sépare des parties voisines.
	4° Couper	Les deux ligaments latéraux sur les bords postérieurs et inférieurs des condyles.
	5° Couper	Le ligament croisé antérieur sur l'épine du tibia et dans la partie interne de l'échancrure intercondylienne le ligament croisé postérieur.
	6° L'aide plie	Fortement la jambe, relève le fémur dont il fait saillir l'épiphyse inférieure.
	7° L'opérateur dénude	A la rugine les faces latérales des condyles fémoraux, détache et remonte l'attache de la synoviale en avant, en arrière, sur les côtés, dans une hauteur variable selon le point où l'os devra être scié.
	8° L'aide protège	Par un écarteur ou un lacs les chairs poplitées.
	9° L'opérateur saisit	Un condyle avec le davier et scie le fémur avec une scie à large lame de préférence, perpendiculairement à l'axe de la cuisse et dans le sens des condyles eux-mêmes, c'est-à-dire obliquement en bas et en dedans. La partie enlevée ne dépassera pas 15 millimètres chez un enfant de huit ans ; chez l'adulte, on enlèvera tout le mal, mais sans dépasser 8 à 10 centimètres, de peur d'atteindre le canal médullaire. La scie procédera d'avant en arrière, si l'on est sûr que le creux poplité est bien protégé, d'arrière en avant dans le cas contraire.
	10° Dénuder	A la rugine le pourtour des plateaux du tibia et des ménisques sur une hauteur de 10 à 15 millimètres. Faire saillir le tibia. Scier perpendiculairement au tibia, d'arrière en avant, sur une hauteur de 10 à 15 millimètres chez l'enfant, sur une hauteur variable chez l'adulte et selon l'étendue du mal.
	11° Ajuster	Les surfaces osseuses de section, les suturer quelquefois, suturer les parties fibreuses périosseuses, drainer.
	12° Suturer	La peau.
RÉSULTATS		1° L'ankylose rectiligne et solide est le but à poursuivre. 2° L'emploi de la rugine n'est pas appliqué pour obtenir une néarthrose, mais pour accroître la production osseuse qui assurera l'ankylose, en conservant un manchon ostéogéné formé par les ligaments, la capsule et le périoste.

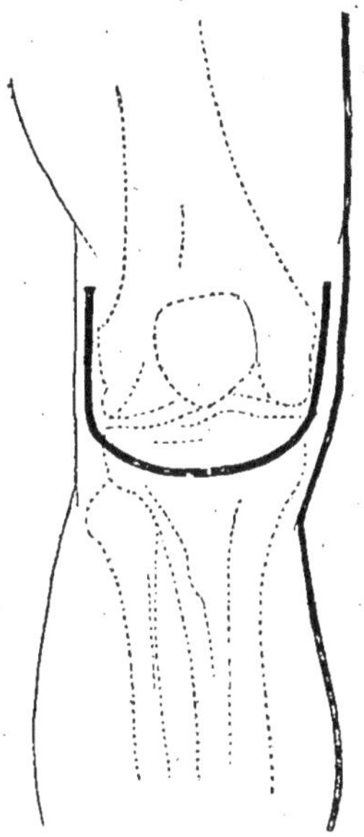

Fig. 94. — Résection du genou.

21. RÉSECTION DE LA HANCHE

ANATOMIE........ Connue.

POSITION..........
- **1° Opérateur**... Du côté malade.
- **2° Sujet**........ Sur côté sain, jambe saine étendue, jambe malade à demi fléchie, tenue par un aide.

OPÉRATION.

- **1° Incision rectiligne**..... Qui commence ou finit à 7 ou 8 centimètres au-dessus du bord supérieur du grand trochanter, finit ou commence (selon le sens) au niveau du bord inférieur de ce trochanter; elle prolonge la direction du fémur vers l'épine iliaque postéro-supérieure, et passe sur le milieu même de la face externe du trochanter (fig. 95).
- **2° Fendre le grand fessier**......... Dans l'intervalle de deux faisceaux, les écarter.
- **3° Reconnaître**.... Dans la profondeur, séparer et écarter le moyen fessier porté en avant du pyramidal attiré en arrière.
- **4° La capsule est au-dessous**.... La fendre avec le bistouri sur toute la longueur du col, de même que le périoste sur le col et le grand trochanter.
- **5° Décoller**........ La lèvre capsulo-périostique antérieure avec la rugine droite, en allant de haut en bas et d'arrière en avant : on dénude ainsi la face antérieure du col, le bord antérieur, la face externe du trochanter, et on désinsère le moyen fessier et le petit fessier : l'aide produit et exagère de plus en plus la flexion de la cuisse.
- **6° Décoller ensuite.** La lèvre postérieure; on dénude la face postérieure du col et du trochanter, et on désinsère les muscles obturateurs, pyramidal, carré crural : l'aide remet la cuisse de plus en plus en extension.
- **7° Porter la cuisse.** En adduction, flexion et rotation externe; la tête tend à se luxer, et on l'aide en incisant la capsule circulairement, si c'est nécessaire.
- **8° Section du col fémoral**....... Avec la scie à chaîne, la pince coupante. — Extirpation de la tête qui ne tient plus que par le ligament rond.
- **9° Si la cavité cotyloïde est altérée**........ L'attaquer à la gouge, la cuiller ou la rugine.

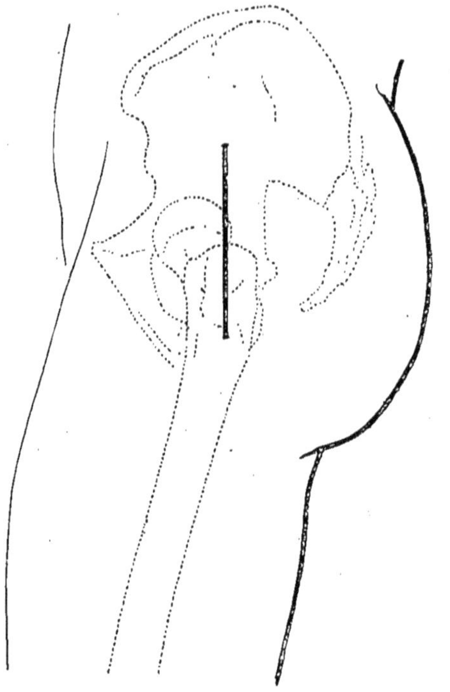

Fig. 95. — Résection de la hanche.

IV

OPÉRATIONS SUR LES OS

1. OSTÉOTOMIE

DÉFINITION....... Opération qui a pour but de casser un os pour le faire consolider en bonne attitude; c'est une opération orthopédique. Elle tend à remplacer l'ostéoclasie, plus aveugle.

INDICATIONS..... 1. Courbure vicieuse d'un os (rachitisme). 2. Attitude vicieuse d'un os à la suite d'une ankylose.

SIÈGE.............. Tout os peut présenter ces courbures ou ces attitudes, mais c'est au membre inférieur qu'on est le plus souvent appelé à intervenir.

2. OSTÉOTOMIE DU TIBIA

INDICATIONS..... Déviation rachitique des jambes.

SIÈGE.............. Variable selon ces déviations.

OPÉRATION.

- 1° **Ostéotomie oblique** (fig. 97).. Cherche à obtenir l'allongement du tibia par chevauchement des deux fragments et consolidation en cette attitude.
  - 1° **Section verticale de la peau**..... Sur la face interne de la jambe.
  - 2° **Mise à nu**.... De l'os.
  - 3° **Section oblique**..... A la scie fine; le ciseau ne doit être employé qu'aux épiphyses, là où le tissu est spongieux, car là où l'os est compact, il produirait des éclats.
  - 4° **Section du péroné**... Par une forte pesée manuelle.
  - 5° **Mise en bonne attitude**.... Et plâtre.
- 2° **Ostéotomie cunéiforme** (fig. 96)........ La base du coin est dirigée du côté où l'os fracturé doit être amené.
- 3° **Ostéotomie transversale simple ou linéaire**........ Par la scie fine; le fragment inférieur fait avec le supérieur un angle ouvert du côté où était primitivement la déviation.

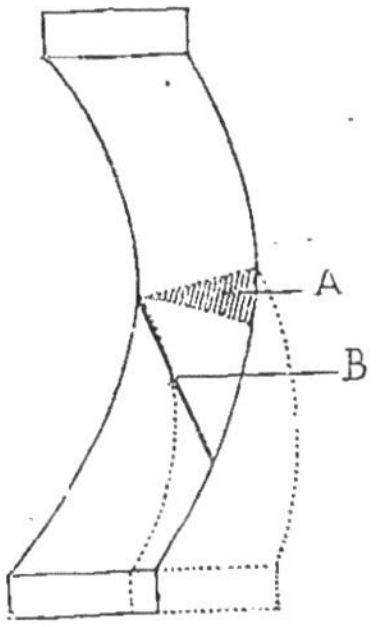

Fig. 96. — Tibia rachitique. A, Ostéotomie cunéiforme. Position du segment inférieur et redressement après l'ostéotomie cunéiforme (pointillé); B, trait de l'ostéotomie oblique.

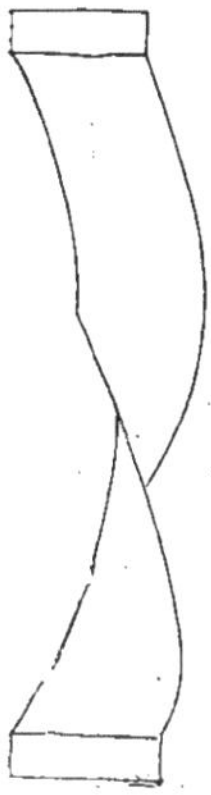

Fig. 97. — Position du segment inférieur sur le même tibia après ostéotomie oblique (allongement et redressement).

N. B. — Après l'ostéotomie (quelle que soit la variété adoptée), l'importance prépondérante revient à l'immobilisation en bonne attitude, surtout par un appareil plâtré.

3. OSTÉOTOMIE DE L'EXTRÉMITÉ INFÉRIEURE DU FÉMUR

INDICATIONS..... Attitude vicieuse du genou, surtout genu valgum.

SIÈGE.............. Ostéotomie sus-condylienne.

OPÉRATION....... Deux procédés principaux.

- 1° **Ostéotomie cunéiforme**. Ablation d'un coin à base interne; de la sorte, le condyle interne hypertrophié est porté au même niveau que son congénère.
- 2° **Ostéotomie transversale**.. Ou simple; quand le fragment inférieur a été amené en bonne attitude, il détermine avec le supérieur un angle ouvert en dehors.

4. OSTÉOTOMIE DE L'EXTRÉMITÉ SUPÉRIEURE DU FÉMUR

INDICATIONS..... Attitude vicieuse de la coxalgie guérie : flexion, adduction.

SIÈGE............... Ostéotomie sous-trochantérienne.

OPÉRATION. Trois procédés :

Procédé	Temps	Description
1° Ostéotomie cunéiforme (fig. 98)........	1° Incision.....	De quelques centimètres dont le milieu est au bord inférieur du trochanter.
	2° Dénudation..	De l'os.
	3° Ablation.....	Au ciseau d'un coin osseux à base externe tel, qu'en mettant la jambe en adduction normale, les surfaces osseuses soient au contact.
	4° Suture.......	De la peau, pansement.
	5° Immobilisation......	Dans un appareil plâtré.
2° Ostéotomie oblique (fig. 99)..	1° Incision cutanée....	Longue..
	2° Section de l'os......	Est oblique en bas et en dedans et pratiquée avec le ciseau de Mac Even ou une scie fine : on amène le fragment inférieur en bonne attitude, on l'abaisse et on obtient un *allongement* du membre ; c'est le but cherché par ce procédé.
	3° Immobilisation......	Dans plâtre après suture et pansement.
3° Ostéotomie linéaire ou transversale (fig. 100).......	1° Incision.....	De 1 centimètre allant jusqu'à l'os.
	2° Le ciseau....	Est passé dans la plaie et coupe au niveau du bord inférieur du trochanter ; on achève la fracture osseuse par une forte pesée manuelle.
	3° On immobilise.....	En bonne attitude ; les deux fragments forment un angle ouvert en dehors, mais que le cal osseux comble.

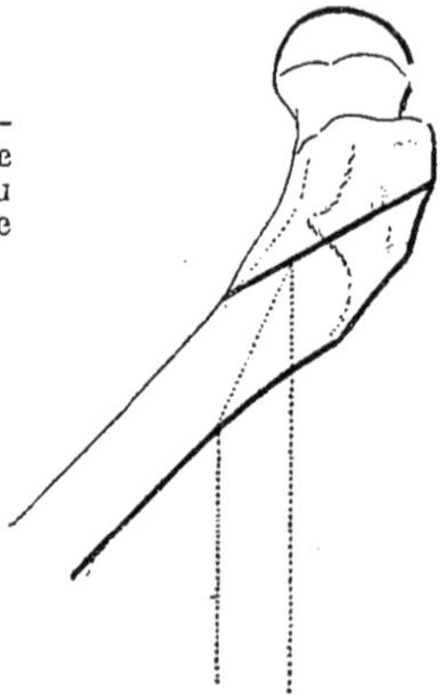

Fig. 99. — Ostéotomie oblique.

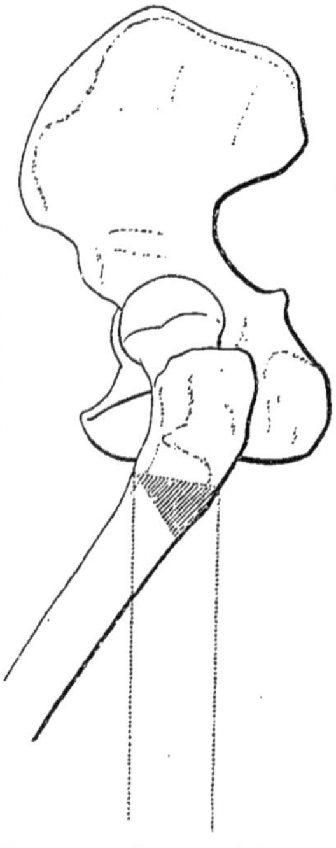

Fig. 98. — Fémur ankylosé en flexion. Ostéotomie cunéiforme (hachures). Position après l'opération (pointillé).

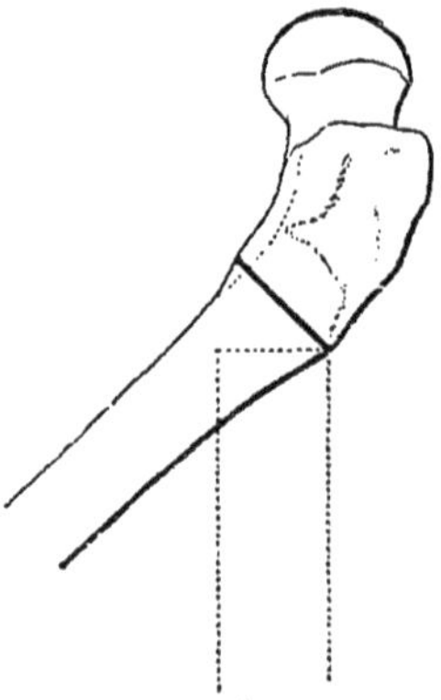

Fig. 100. — Ostéotomie linéaire.

5. GREFFE OSSEUSE

DÉFINITION........ Consiste à combler une perte de substance du squelette par des fragments d'os morts ou vivants.

INDICATIONS.....
1. Nécrose et cavités osseuses à la suite d'ostéomyélite.
2. Perte d'os à la suite d'un traumatisme, d'une intervention chirurgicale pour tuberculose, syphilis, tumeur maligne, à la suite de la trépanation.
3. Pseudarthroses.

PROCÉDÉS.

Sont au nombre de deux.

- I. Greffe d'os vivants ..
  - 1° Choix du transplant osseux......
    - 1. Le prendre..
      - 1. Sur le malade lui-même : crête du tibia (Ollier).
      - 2. Sur un autre sujet indemne de syphilis ou tuberculose.........
        - 1. Sur nouveau-né.
        - 2. Sur membre récemment amputé.
      - 3. Sur de jeunes animaux.
    - 2. Le prendre aseptiquement.
    - 3. Le débarrasser des parties molles voisines, même du périoste.
    - 4. Le conserver à 35° dans de l'eau stérilisée ou une solution antiseptique.
  - 2° Transplantation......
    - 1. Hémostase et asepsie de la cavité à combler.
    - 2. Introduire le transplant osseux.
    - 3. Ramener en avant le périoste, si possible, et les parties molles.
    - 4. Réunir les téguments, mais drainer en cas de suppuration.
- II. Greffe d'os morts decalcifiés.....
  - 1° Choix des os. Ceux qui ont une couche épaisse de tissu compact (fémur et tibia de bœuf).
  - 2° Préparation..
    - 1. Les diviser en fragments de forme et volume variables.
    - 2. Plonger 8 jours dans solution d'acide chlorhydrique à 10 p. 100 qu'on change tous les jours.
    - 3. Laver dans eau courante.
    - 4. Plonger dans sublimé à 2 p. 100, 48 heures.
    - 5. Conserver dans solution saturée d'éther iodoformé.
  - 3° Transplantation......
    - 1. Hémostase et asepsie du foyer osseux.
    - 2. Introduction des fragments d'os décalcifié dont on bourre fortement la cavité.
    - 3. Suture par-dessus du périoste et des parties molles.
    - 4. Suture de la peau.
    - 5. Drainage de la cavité osseuse.

QUE DEVIENNENT LES OS IMPLANTÉS?..
1. Les greffes ne s'accroissent pas, mais jouent seulement un rôle irritant.
2. Le périoste, les muscles produisent des cellules embryonnaires plus tard ossifiantes; celles-ci produisent un manchon autour des os implantés; elles les envahissent, les résorbent et un os nouveau prend la place de l'os implanté qui disparaît. Ce travail dure des mois.

QUEL GENRE DE GREFFE CHOISIR?.......

Chacune a ses indications :
- 1° Os décalcifiés.. Sont plus faciles à préparer, obtenir et aseptiser.
- 2° Os vivants.. Sont employés quand l'os à reconstituer a été enlevé avec son périoste.

V

OPÉRATIONS SUR LES ARTICULATIONS

1. MÉTHODE SCLÉROGÈNE DE LANNELONGUE

DÉFINITION....... Qui cherche la production de tissu fibreux au niveau des articulations en vue d'amener la guérison.

INDICATIONS.....
- 1° **Tuberculoses non suppurées surtout**...... Conjointement avec l'immobilisation et la compression.
- 2° **Tumeurs blanches, plus rarement**..... Conjointement avec........
  1. L'ouverture et le grattage des abcès.
  2. L'évidement des foyers osseux.

MODE D'ACTION. Le chlorure de zinc au dixième est l'irritant choisi. Il produit une réaction violente autour des tissus tuberculeux, la production de cellules embryonnaires nombreuses, qui se transforment en tissu fibreux dur qui oblitère les vaisseaux, détruit les lymphatiques, voie habituelle de la propagation tuberculeuse, et envahit les fongosités elles-mêmes.

OPÉRATION (le genou pris pour exemple)...........
- 1° **User d'une seringue de Pravaz**...... Avec aiguille longue.
- 2° **Enfoncer celle-ci**..... Là où la synoviale se réfléchit sur l'os et s'y attache, profondément jusque sous le périoste, et pousser trois ou quatre gouttes à chaque piqûre.
- 3° **Les piqûres sont faites**..
  1. Quatre ou cinq au cul-de-sac sous-tricipital.
  2. Deux ou trois sur chaque bord de la rotule.
  3. Autant sur les côtés du ligament rotulien.
  4. Cinq ou six au niveau des condyles et des tubérosités du tibia.
- 4° **Immobilisation**...... Dans appareil plâtré.

RÉSULTATS CONSÉCUTIFS..
1. Douleurs vives pendant trois à quatre heures, nécessitant quelquefois une piqûre de morphine.
2. Gonflement, rougeur, tension, réseau veineux dès le lendemain.
3. Accalmie de l'inflammation au huitième jour.
4. Transformation fibreuse et dure des fongosités, et diminution de leur volume.

SOINS CONSÉCUTIFS..
1. On met l'articulation sous une compression énergique pendant deux mois.
2. On renouvelle les injections s'il reste des fongosités molles.

ACCIDENTS POSSIBLES......
1. Épanchement sanguin intra-articulaire.
2. Escarres cutanées légères (sans inconvénients).

2. SYNOVECTOMIE (Ollier) OU ARTHRECTOMIE

DÉFINITION....... C'est l'ablation d'une synoviale articulaire atteinte de tuberculose.

INDICATIONS..... Tuberculose de la synoviale sans lésions osseuses.

OPÉRATION..... (genou).

- **1° Ouverture de l'articulation.** — Par une incision en U, comme pour la résection passant sous la pointe de la rotule.
- **2° Extirpation de la synoviale** — Aux ciseaux courbes dans l'ordre suivant..
  1. Cul-de-sac sous-tricipital.
  2. Attaches fémorales et intercondyliennes.
  3. Faces antérieure et latérales du tibia (on enlève les cartilages semi-lunaires).
  4. Creux poplité.
- **3° Cautérisation des surfaces articulaires** . — Avec du chlorure de zinc au 1/10e.
- **4° Suture en deux plans**..
  1. Plan profond, capsulaire.
  2. Plan superficiel, cutané.

RÉSULTATS...... Récidive fréquente, car il y a souvent de petits foyers osseux; il est impossible d'enlever toute la synoviale.

---

3. PONCTION ARTICULAIRE

INDICATIONS.....

1. Hydarthrose aiguë et très douloureuse.
2. Hydarthrose chronique.
3. Hémarthrose.

SIÈGE.............. Surtout.........

1. Le genou : culs-de-sac latéro-rotuliens.
2. Le coude : culs-de-sac latéro-olécraniens.
3. Le cou-de-pied : culs-de-sac pré- ou rétro-malléolaires.

OPÉRATION (au genou pris pour type)

- Asepsie minutieuse et sérieuse du genou.
- Trocart et canule n° 4 de l'appareil Dieulafoy.
- **1° Ponction** .... — D'un coup sec, à 1 centimètre en dehors de la base de la rotule, de préférence sur le cul-de-sac externe. La jambe est étendue; on presse sur les culs-de-sac supérieur et interne, ce qui fait saillir davantage l'externe.
- **2° Diriger la canule**...... — En bas, en dedans, en arrière, derrière la rotule, où aucune frange ne la bouchera.
- **3° Aspirer**......
  - Ou comprimer fortement le genou.
  - On est autorisé à laver l'articulation par des liquides aseptiques et irritants que l'on chasse ensuite.
- **4° Pansement aseptique**... — A plat ou nuage d'ouate couvert de collodion.
- **5° Compression modérée.**

---

4. ARTHROTOMIE

DÉFINITION....... Ouverture large d'une articulation pour intervenir à son intérieur.

INDICATIONS.....
- 1. Arthrite purulente à évacuer.
- 2. Corps étranger organique ou extra-organique à enlever.

OPÉRATION.....

Le genou en est le siège d'élection et sera pris pour type.

- 1° **Asepsie rigoureuse.**
  - 1. Du genou.
  - 2. Des instruments.
  - 3. De l'opérateur.
- 2° **Incision cutanée et articulaire.**
  - 1. Sur le corps étranger, si on le sent...
    - 1. Quand il est fixe.
    - 2. Quand il est mobile, mais arrêté en un point.
  - 2. Sur le *bord externe* de la rotule, à quelque distance d'elle, au niveau du cul-de-sac externe, quand il a fui et est insensible.
  - *N. B.* — Dans le cas d'*arthrite suppurée*, on ferait au moins quatre incisions articulaires...
    - 1. Une sur chaque bord de la rotule pour les culs-de-sac sus-méniscaux.
    - 2. Une sur chaque tubérosité du tibia pour les culs-de-sac sous-méniscaux.
- 3° **Recherche du corps étranger...**
  - 1. Par la vue.
  - 2. Par le toucher au doigt.
  - 3. Par le lavage avec une solution aseptique qui le mobilise.
- 4° **Extraction...**
  - 1. Simple, s'il est détaché.
  - 2. Après section avec ou sans ligature du pédicule, selon que celui-ci est ou non vasculaire.
  - 3. Après détachement à la gouge ou aux ciseaux, s'il est fortement implanté.
- 5° **Suture.......**
  - 1. Au catgut, de la fente articulaire.
  - 2. De la peau, avec des crins.

5. ARTHRODÈSE

DÉFINITION. — Opération qui poursuit l'ankylose d'une articulation par l'abrasion du cartilage et même de l'os voisin, avec mise en contact suffisamment prolongée des deux surfaces articulaires.

INDICATIONS.

- 1° Articulations ballantes, dans le cas de paralysies musculaires dues à :
  1. La *paralysie infantile* surtout.
  2. La paralysie traumatique d'un nerf quelconque.
- 2° Luxations récidivantes.
- 3° Luxations congénitales du genou, etc.

OPÉRATION, EN GÉNÉRAL.

- 1° **Incision des parties molles** : Est, le plus souvent, celle des résections.
- 2° **Ouverture** : De la capsule.
- 3° **Mise à découvert** : Des surfaces articulaires.
- 4° **Abrasion des cartilages formant l'articulation** :
  1. Ablation des ménisques et des ligaments intra-articulaires.
  2. Respecter les apophyses péri-articulaires.
  3. Se servir du bistouri, du ciseau à ostéotomie, de la gouge, de la curette, la scie par exception.
  4. Détruire la synoviale en totalité.
  5. Respecter la capsule et les ligaments péri-articulaires.
  6. Respecter les tendons, à moins qu'ils ne gênent la coaptation des os.
- 5° **Réunion des os** :
  - 1° Par simple affrontement, en général.
  - 2° Par suture osseuse, ou enchevillement par des chevilles d'ivoire, quand les os sont malades et la soudure improbable.
- 6° **Suture par un double plan** :
  - *1er plan* : Profond, capsulo-aponévrotique, au catgut.
  - *2e plan* : Cutané, aux crins de Florence.
- 7° **Appareil plâtré.**

MANUEL OPÉRATOIRE SPÉCIAL A QUELQUES ARTICULATIONS.

- 1° Articulation tibio-tarsienne :
  1. Incision externe, sous la malléole.
  2. Section du ligament latéral externe, récliner les péroniers, et luxation du pied en dedans.
- 2° Genou : Incision de la résection, en U.
- 3° Coude : Deux incisions latéro-olécraniennes.
- 4° Épaule : Incision longitudinale antérieure.

RÉSULTAT. — La soudure osseuse est en général obtenue, surtout chez les sujets jeunes.

VI

OPÉRATIONS SUR LES MUSCLES ET LES TENDONS

1. TÉNOTOMIE EN GÉNÉRAL

DÉFINITION.......	Opération par laquelle on coupe un tendon le plus souvent, un muscle, une aponévrose rétractée, trop tendue, trop courte.	
INDICATIONS.....	Rétraction de ces parties amenant......	1. Une déformation. 2. Une gêne fonctionnelle.
INSTRUMENTS...	Appelés *ténotomes*; ce sont : 1. Un ténotome pointu, bistouri fin.	
	2. Un ténotome mousse qui présente.....	Une lame étroite, large de 3 millimètres, longue de 10 à 15, tranchante par un seul de ses bords; rectiligne en général; unie au manche par une tige métallique arrondie, ne blessant pas les téguments pendant l'action de la lame.
OPÉRATION.......	La *méthode sous-cutanée* est à peu près seule employée.	
	1° Exagérer la tension......	Du tendon à sectionner.
	2° Ponctionner la peau.....	Sur un des bords de sa saillie avec le bistouri fin.
	3° Glisser le ténotome à plat........	Et le pousser jusqu'au bord opposé du tendon, insinuant la lame, soit sous le tendon, soit entre lui et la peau.
	4° Relever la lame.......	En tournant le tranchant vers le tendon.
	5° Appuyer du tranchant..	Sur ce tendon qui cède et qu'on sent se rompre progressivement : ne pas scier, et par cette précaution les organes dangereux, nerfs, vaisseaux, fuient devant le tranchant. On reconnait que le tendon est complètement sectionné : par le défaut de résistance; par la formation d'une dépression sensible au doigt sur le trajet du tendon.
	6° Remettre le tendon à plat.	Comme pour l'introduction.
	7° Le retirer...	En suivant en sens inverse le chemin de l'entrée.
	8° Fermer l'ouverture..	1. Par un pansement sec. 2. Par un pansement au collodion.

2. TÉNOTOMIE DU TENDON D'ACHILLE

INDICATIONS		Rétraction du triceps sural avec pied bot équin pur ou varus équin.
ANATOMIE		Minimum de largeur du tendon se trouve : 1. Chez l'adulte, à 30 millimètres du bord supérieur du calcanéum. 2. Chez l'enfant, immédiatement au-dessus de ce bord. 3. Au-dessous de ce point, il est séparé du calcanéum par une bourse séreuse qu'il convient de ne pas intéresser.
RAPPORTS	1° En arrière...	La peau.
	2° En avant....	Il est séparé par une aponévrose et une loge pleine de tissu graisseux du paquet vasculo-nerveux du cou-de-pied : artère, veines et nerf tibiaux postérieurs.
POSITION	Sujet...........	Couché sur le ventre. Pied en flexion extrême qui tend le tendon et l'éloigne du paquet tibial postérieur.
OPÉRATION	1° Ponction au bistouri pointu.	Sur le bord interne du tendon à la hauteur du milieu de la malléole.
	2° Introduction du ténotome mousse......	Le pousser en avant du tendon, ou de préférence entre lui et la peau : on le sent cheminer jusqu'au bord externe du tendon.
	3° Retourner l'instrument.	Le tranchant contre le tendon, et le sectionner en appuyant jusqu'à ce qu'on sente un craquement, qu'une encoche se produise au-dessus du calcanéum et que le pied se redresse sans obstacle.

3. TÉNOTOMIE DU STERNO-MASTOÏDIEN

INDICATIONS		Rétraction de ce muscle, surtout dans le torticolis congénital.
SIÈGE DE LA SECTION		En bas, là où il est divisé en deux faisceaux, sternal et claviculaire, qu'on coupe séparément ou ensemble.
RAPPORTS	1° En dehors...	La peau.
	2° En avant ...	La veine jugulaire antérieure qui passe sous la face profonde et aboutit au carrefour jugulaire.
	3° En arrière...	La jugulaire postérieure.
	4° Profondément	En dedans, les muscles sous-hyoïdiens le séparent de la jugulaire interne du carrefour des jugulaires de la carotide primitive.
POSITION	1° Aide.........	Tire la tête dans le sens opposé à l'attitude vicieuse et exagère la tension du tendon.
	2° Sujet.........	Couché sur le dos.
OPÉRATION		1. Opérateur reconnaît la situation des veines superficielles. 2. Introduit le ténotome par le bord interne du muscle, s'il veut sectionner le faisceau sternal ; par le bord externe du muscle, s'il attaque le faisceau claviculaire. 3. Le ténotome glisse de préférence entre la peau et le muscle et agit de la surface à la profondeur. 4. On peut agir en sens inverse. 5. Si l'on veut sectionner les deux faisceaux à la fois, la section portera plus haut, là où ils sont réunis, tandis que précédemment elle portait à 2 centimètres au-dessus du sternum ou de la clavicule. 6. Pour le reste de l'opération, rien de spécial.

VII

OPÉRATIONS SUR LES NERFS

I. — SECTIONS ET RÉSECTIONS NERVEUSES EN GÉNÉRAL

INDICATIONS..... | Névralgies rebelles.

SIÈGE..............
- 1. Nerfs sensitifs surtout : branches du trijumeau en général.
- 2. Nerfs mixtes rarement.

DÉFINITION.

- 1° Section.........
  - Divise le nerf simplement.
  - Mais la conductibilité nerveuse se rétablit rapidement et par suite aussi la récidive des douleurs.
  - Elle se fait......
    - 1. A ciel ouvert.
    - 2. Par la méthode sous-cutanée.
- 2° Résection.......
  - Retranche une certaine étendue d'un nerf et, si elle enlève 3 à 4 centimètres, met à l'abri de la régénération nerveuse et de la récidive des douleurs.
  - Elle se fait toujours par la méthode à ciel ouvert qui comprend les temps suivants..................
    - 1. Connaissance du trajet du nerf.
    - 2. Incision cutanée.
    - 3. Mise à nu du nerf.
    - 4. Isolement et chargement de ce nerf.
    - 5. Section aux ciseaux, d'abord du bout central pour détruire toute sensation douloureuse, puis du bout périphérique.

II. — SECTIONS ET RÉSECTIONS NERVEUSES EN PARTICULIER

1. SECTION DU NERF SUS-ORBITAIRE

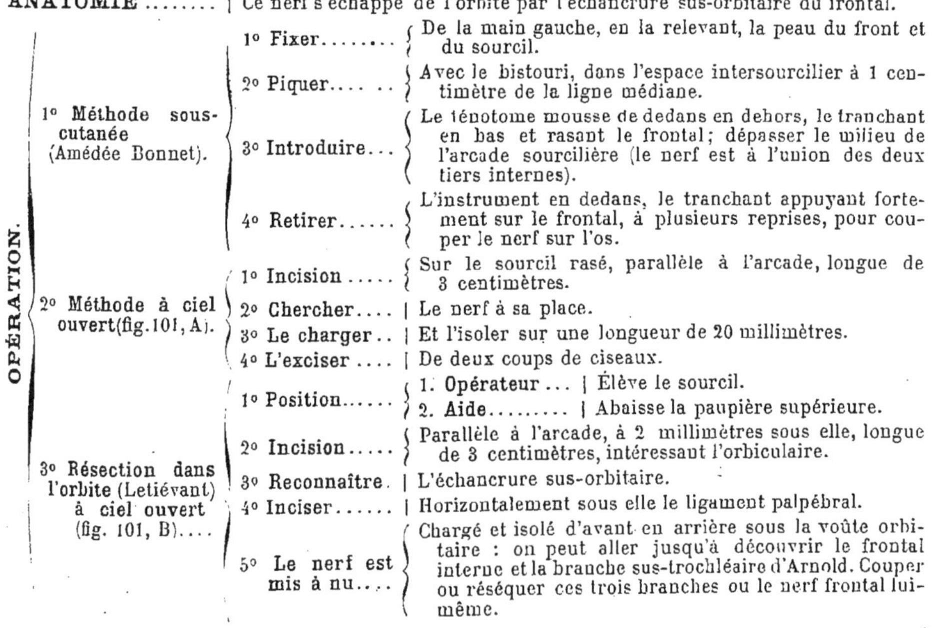

ANATOMIE........ | Ce nerf s'échappe de l'orbite par l'échancrure sus-orbitaire du frontal.

OPÉRATION.

- **1° Méthode sous-cutanée** (Amédée Bonnet).
  - 1° **Fixer**........ De la main gauche, en la relevant, la peau du front et du sourcil.
  - 2° **Piquer**.... .. Avec le bistouri, dans l'espace intersourcilier à 1 centimètre de la ligne médiane.
  - 3° **Introduire**... Le ténotome mousse de dedans en dehors, le tranchant en bas et rasant le frontal; dépasser le milieu de l'arcade sourcilière (le nerf est à l'union des deux tiers internes).
  - 4° **Retirer**...... L'instrument en dedans, le tranchant appuyant fortement sur le frontal, à plusieurs reprises, pour couper le nerf sur l'os.
- **2° Méthode à ciel ouvert** (fig. 101, A).
  - 1° **Incision** ..... Sur le sourcil rasé, parallèle à l'arcade, longue de 3 centimètres.
  - 2° **Chercher**.... | Le nerf à sa place.
  - 3° **Le charger**.. | Et l'isoler sur une longueur de 20 millimètres.
  - 4° **L'exciser** .... | De deux coups de ciseaux.
- **3° Résection dans l'orbite** (Letiévant) **à ciel ouvert** (fig. 101, B)....
  - 1° **Position**......
    - 1. **Opérateur** ... | Élève le sourcil.
    - 2. **Aide**......... | Abaisse la paupière supérieure.
  - 2° **Incision**..... Parallèle à l'arcade, à 2 millimètres sous elle, longue de 3 centimètres, intéressant l'orbiculaire.
  - 3° **Reconnaître**. | L'échancrure sus-orbitaire.
  - 4° **Inciser**...... | Horizontalement sous elle le ligament palpébral.
  - 5° **Le nerf est mis à nu**... Chargé et isolé d'avant en arrière sous la voûte orbitaire : on peut aller jusqu'à découvrir le frontal interne et la branche sus-trochléaire d'Arnold. Couper ou réséquer ces trois branches ou le nerf frontal lui-même.

2. SECTION DU NERF SOUS-ORBITAIRE

ANATOMIE........
- Terminaison du maxillaire supérieur.
- Traverse le plancher de l'orbite dans le canal sous-orbitaire, en sort au niveau du trou sous-orbitaire qui est........
  1. A la partie la plus élevée de la fosse canine.
  2. A 8 millimètres sous le rebord orbitaire inférieur.
  3. A l'union du tiers interne et des deux tiers externes de ce bord.
  4. Sur le prolongement d'une verticale passant entre les deux petites molaires supérieures.

OPÉRATION.
- 1° Méthode sous-cutanée (Amédée Bonnet).
  - 1° Ténotome.... Enfoncé le tranchant en haut, à 2 centimètres en dehors du trou sous-orbitaire, à 2 centimètres sous le bord inférieur de l'orbite.
  - 2° Main gauche. Tire en bas et en avant la lèvre supérieure pour tendre le nerf et l'éloigne de la fosse canine.
  - 3° Le ténotome glisse en dedans rasant l'os........... Jusqu'à l'éminence nasale, puis il est ramené en dehors, le tranchant en avant et en haut, opérant la section du nerf : renouveler la manœuvre jusqu'à section complète.
- 2° Méthode à ciel ouvert (fig. 101, C)....
  - 1° Par la face profonde de la joue..........
    - 1° Inciser...... Dans le sillon labio-gingival, la muqueuse buccale.
    - 2° Dénuder..... La fosse canine en relevant la lèvre supérieure.
    - 3° Chercher.... Charger et réséquer le nerf.
  - 2° Par la face externe de la joue.....
    - 1° Incision verticale... Suivant le sillon naso-jugal, depuis le sac lacrymal jusqu'à l'aile du nez.
    - 2° Incision horizontale. Allant du sommet de la précédente à la partie moyenne du bord orbitaire inférieur.
    - 3° Disséquer.... Le lambeau ainsi circonscrit, en rasant l'os. Le nerf est mis à nu, le réséquer.

---

3. SECTION DU NERF MAXILLAIRE SUPÉRIEUR

OPÉRATION. Procédé de Segond.
- 1° Incision des téguments..
  1. Commençant à l'extrémité postérieure de l'arcade zygomatique.
  2. Longeant son bord supérieur entièrement.
  3. Se recourbant en avant et en bas sur la face externe de l'os malaire.
  4. Comprenant la peau et le périoste.
- 2° Résection temporaire de l'arcade zygomatique.
  - Section de son attache antérieure par la scie à chaîne.
  - Renversement brusque et fracture de son extrémité postérieure.
  - Elle reste attachée par le masséter.
- 3° Écartement du muscle temporal... Au niveau de son bord antérieur, à l'aide de la sonde cannelée et non d'un instrument tranchant, pour éviter l'hémorragie ; le récliner en arrière.
- 4° Recherche du nerf dans la fente ptérygo-maxillaire..
  1. Difficile à cause de la graisse qui la comble.
  2. Possible, grâce à un crochet mousse à strabisme que l'on pousse dans la partie antérieure de la fente, comme pour l'introduire dans la fente, la pointe en haut ; on le retire et le nerf est finalement chargé. Les tractions opérées sur la lèvre supérieure se transmettent à lui.
- 5° Résection du nerf........
  1. Enrouler le nerf sur une pince à mors étroits.
  2. Couper au ras du trou grand rond et dans la fente sphéno-maxillaire. Le ganglion de Meckel est entraîné avec le nerf.
- 6° Éviter....... La blessure de la maxillaire interne.
- 7° Remettre.... L'arcade zygomatique en place et suturer son extrémité antérieure au malaire.
- 8° Points cutanés .... Superficiels et profonds.
- 9° Éviter la suppuration. Qui compromettrait les mouvements de la mâchoire et causerait la récidive des douleurs.

4. SECTION DU NERF DENTAIRE INFÉRIEUR

ANATOMIE........ Naît du maxillaire inférieur dans le creux ptérygo-pharyngien, passe entre les deux ptérygoïdiens, entre le ptérygoïdien interne et la branche montante du maxillaire, pénètre au niveau de l'épine de Spix dans le canal dentaire, en sort au niveau du trou mentonnier.

OPÉRATION..... On peut le couper.......
1. Au trou mentonnier.
2. A son entrée dans le canal dentaire.

I. — AU TROU MENTONNIER.

ANATOMIE........ Ce trou répond à l'interstice des deux petites molaires inférieures, à égale distance du bord inférieur et du bord alvéolaire du maxillaire.

OPÉRATION...... On l'atteint par méthode à ciel ouvert (fig. 101, D)...

- 1° Par voie extérieure, cutanée....
  1. Incision sur le bord inférieur du maxillaire.
  2. Relever le lambeau supérieur.
  3. Reconnaître le nerf.
  4. Section ou résection.

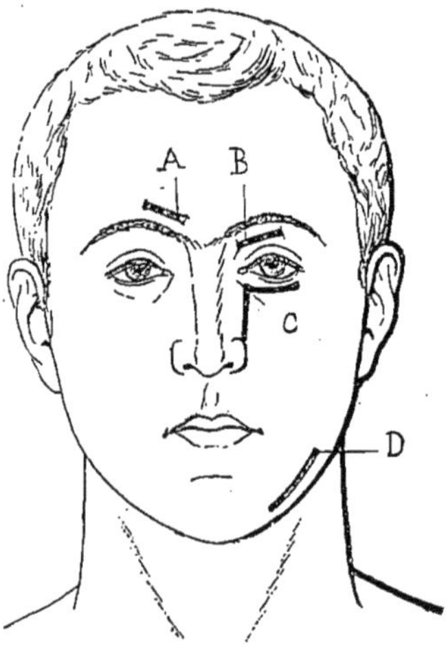

Fig. 101. — Méthode à ciel ouvert.

- 2° Par voie intérieure, sous-muqueuse.
  1. Incision de la muqueuse dans le pli labio-gingival.
  2. Écarter la muqueuse.
  3. Chercher et couper le nerf.

II. — A SON ENTRÉE DANS LE CANAL DENTAIRE (Letiévant).

OPÉRATION.......

- 1° Écarter les mâchoires.. Par un écarteur rapproché le plus possible de la commissure.
- 2° Sentir....... Le bord antérieur du tendon temporal, par un doigt introduit dans la bouche. Incision en avant de ce bord, allant de la dernière molaire supérieure à la dernière inférieure
- 3° Écarter...... En dedans la lèvre postérieure de l'incision. Mettre le doigt dans la plaie, sentir l'épine de Spix, la pulpe tournée en dehors sur la branche montante.
- 4° Le doigt est sur l'épine de Spix....
  1. Glisser un crochet sur la pulpe du doigt jusqu'à l'épine.
  2. Tourner la pointe en dehors.
  3. Attirer à soi, le paquet vasculo-nerveux est entraîné.
  4. Charger le nerf isolé de l'artère et le couper.
  5. Si l'artère était coupée aussi, l'hémorragie s'arrêterait facilement.

5. SECTION DU NERF MAXILLAIRE INFÉRIEUR

OPÉRATION.

- Procédé de Quénu.
  - 1° Dénudation de la fosse temporale..
    - 1° Incision..... — Allant de l'apophyse orbitaire externe au conduit auditif, convexe en haut, s'enfonçant jusqu'à l'os.
    - 2° Section de l'arcade zygomatique. — A ses deux extrémités.
    - 3° Le temporal est détaché à la rugine. — Rejeté en bas, jusqu'à ce qu'on voie la crête qui sépare la fosse temporale de la fosse zygomatique.
  - 2° Trépanation. — Un peu au-dessus de cette crête.
  - 3° Agrandissement de l'orifice à la gouge.
    - 1° Décollement de la dure-mère....... — A la rugine.
    - 2° Chercher le trou ovale.. — Qui est en avant de l'épine du sphénoïde, facile à sentir.
    - 3° Introduire .. — Une aiguille mousse dans ce trou.
    - 4° Faire sauter. — Le pont osseux qui sépare encore du trou ovale, à la pince-gouge.
    - 5° Le tronc nerveux est visible...... — Le charger.
  - 4° Résection du nerf.

---

6. ABLATION DU GANGLION DE GASSER

OPÉRATION.

- Procédé de Doyen.
  - 1° Incision verticale...
    1. Longue de 5 centimètres.
    2. Dépassant d'un centimètre, en bas, l'apophyse zygomatique.
    3. A égale distance du trou auditif et de l'apophyse orbitaire externe.
  - 2° Résection ... — De l'apophyse zygomatique.
  - 3° Dénudation.. — De la suture sphéno-temporale prolongée sur la voûte zygomatique jusqu'à la rencontre du trou ovale.
  - 4° Saisir........ — Les nerfs dentaire inférieur et lingual, les couper et leur bout central servira pour se diriger vers le trou ovale.
  - 5° Trépanation . — De la suture sphéno-temporale. Si la méningée moyenne est intéressée, la lier.
  - 6° Agrandissement....... — De l'orifice à la pince-gouge jusqu'au trou ovale qu'on agrandit largement.
  - 7° Décoller.... — La dure-mère en se dirigeant sur la face antérieure du rocher, en marchant à travers ses deux feuillets dédoublés qui environnent le ganglion. On est au voisinage du sinus pétreux supérieur, du sinus caverneux, de la carotide interne.
  - 8° Section...... — Du trijumeau au delà du ganglion et ablation de celui-ci en totalité, avec l'origine des trois branches qui en émanent.

RÉSULTATS. ..... — Ce procédé est le plus efficace contre les névralgies rebelles, mais il est souvent suivi de troubles trophiques de l'œil à cause de la destruction des filets de l'ophtalmique.

III. — ÉLONGATION DES NERFS

NDICATIONS.....
- 1. Névralgies rebelles.
- 2. Contractures douloureuses.
- 3. Épilepsie symptomatique.
- 4. Troubles trophiques divers.

)PÉRATION.......
- 1° **Recherche du nerf**..... Guidée par les notions anatomiques précises.
- 2° **Isolement du nerf**........ Pratiqué comme pour la ligature d'une artère.
- 3° **Élongation**.. Se fait :
  - 1. En tirant sur le nerf pris entre les pouces et les index de l'opérateur.
  - 2. En exerçant la traction surtout sur le bout périphérique.
  - On a construit des dynamomètres qui permettent de contrôler la force employée et d'éviter la rupture du nerf.

;IÈGE. . ...
- Les nerfs le plus souvent élongés sont..
  - 1. Le facial (paralysies).
  - 2. Le spinal (contracture).
  - 3. Le médian.
  - 4. Le cubital.
  - 5. Le radial.
  - 6. Lesciatique (névralgies).
  - 7. Le tibial postérieur (mal perforant plantaire).

VIII

OPÉRATIONS SUR LA TÊTE

---

1. TRÉPANATION DU CRÂNE

DÉFINITION....... Opération qui consiste à enlever une partie de la calotte cranienne, soit pour faire cesser une compression du cerveau, soit pour intervenir sur les méninges ou le cerveau.

INDICATIONS ET CONTRE-INDICATIONS (Terrier).

- 1° **Traumatismes craniens**...... Selon le moment où elle est faite, le trépan est dit :
  - 1. **Trépan préventif** avant tout symptôme. Dans les cas
    - 1. De plaie pénétrante infectée.
    - 2. D'enfoncement de la boite osseuse.
    - 3. De corps étrangers . .
      - 1. Enclavés dans l'os, tous les chirurgiens trépanent.
      - 2. Enfoncés dans le cerveau : deux écoles..
        - 1. Abstentionnistes.
        - 2. Interventionnistes.
  - 2. **Trépan primitif**....
    - Contre les accidents immédiats ou rapidement consécutifs au traumatisme ; dus à la commotion, compression, contusion cérébrale, consistant en phénomènes d'excitation ou de dépression.
    - Les phénomènes survenant quelques heures après l'accident sont dus à l'épanchement de sang dans la zone épidurale décollable de Gérard-Marchant, en général par rupture de la méningée moyenne : on ira la lier.
  - 3. **Trépan secondaire** . Dans les cas
    - 1. De méningo-encéphalite : trépan inutile.
    - 2. D'abcès enkysté.
    - 3. De nécrose d'une partie de l'os.
  - 4. **Trépan tardif** contre......
    - 1. L'épilepsie traumatique.
    - 2. Les troubles paralytiques.
    - 3. Les troubles de sensibilité.
    - 4. Les troubles mentaux.
- 2° **Maladies des os du crâne**......
  - 1. Tumeurs.
  - 2. Syphilis.
  - 3. Tuberculose.
  - 4. Ostéomyélite.
- 3° **Affections du cerveau**. ......
  - 1. Abcès non traumatiques : tuberculeux, métastatiques, otiques, etc.
  - 2. Tumeurs cérébrales.
  - 3. Épilepsie jacksonienne.
  - 4. Épilepsie vraie quelquefois

APPAREIL INSTRUMENTAL.

- 1° **Trépan à arbre.**
  - Formé de deux parties.......
    1. L'arbre du trépan.
    2. La couronne.
  - 1. **Arbre**....... L'arbre est un vilebrequin portant. ...
    1. A une extrémité, une palette concave destinée à fournir point d'appui.
    2. Au milieu, une boule par laquelle on le fait jouer.
    3. A l'autre extrémité (fig. 102), une tige d'acier quadrangulaire, portant sur une des faces une rainure munie de trous également distants, terminée par une pointe pyramidale, triangulaire, tranchante par ses côtés.

       C'est la *pyramide* ou *perforatif* qui s'implante dans l'os à trépaner et sert de pivot à la couronne.

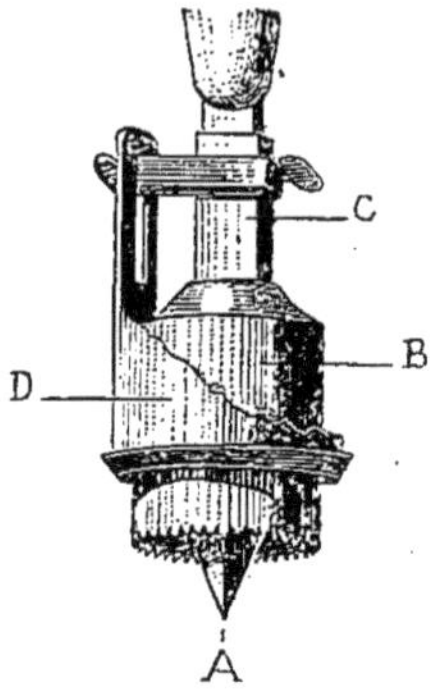

Fig. 102. — Trépan arbre.
A, pyramide; B, couronne; C, culasse; D, curseur.

  - 2. **Couronne**....
    - C'est un tube d'acier de 40 millimètres de hauteur sur 20 de largeur, conique.
    - L'extrémité inférieure, plus étroite, est dentelée en forme de scie circulaire.
    - L'extrémité supérieure, formée par une plaque appelée *culasse*, glisse à frottement doux sur la tige quadrangulaire qui termine l'arbre du trépan.
    - Elle est munie d'une vis qui permet de l'arrêter aux différents trous que présente la rainure de la tige, de façon à la laisser dépasser par une longueur variable de la pyramide.
    - Elle porte extérieurement un curseur métallique qu'une vis fixe au niveau qu'on désire et qui limite la pénétration de la couronne dans l'os.
- 2° **Trépan à main ou tréphine**... Est comparable à un tire-bouchon et formé.
  1. En haut par une poignée solide.
  2. En bas par une tige perforatrice et une couronne.
- 3° **Ciseaux et marteaux de plomb**......... Sont employés aussi par quelques chirurgiens.
- 4° **Tire-fond**....... Sert à extraire la rondelle séparée par la trépanation.
- 5° **Bistouris, rugine**, etc.

2. TOPOGRAPHIE CRANIO-CÉRÉBRALE

ANATOMIE......... Elle doit être connue pour appliquer le trépan là où l'étude des symptômes d'une part, la connaissance des localisations cérébrales d'autre part, nous enseignent que siègent les lésions à faire disparaître.

Les centres importants se groupent autour du sillon de Rolando et de la scissure de Sylvius qui constituent les deux points de repère importants.

POINTS DE REPÈRE.

1° Ligne rolandique.

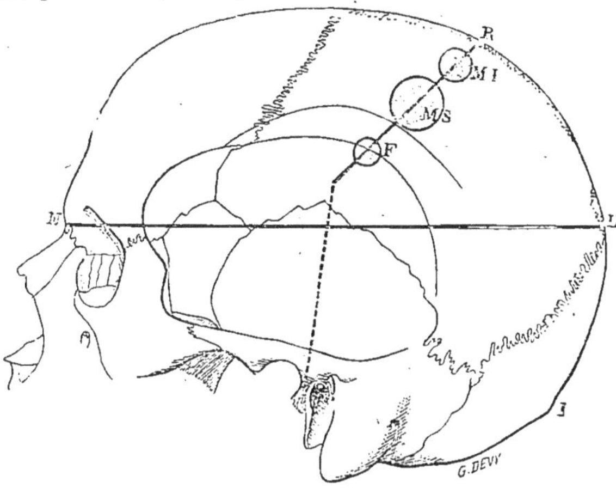

Fig. 103. — Ligne rolandique. Procédé de Poirier.

1. Procédé de Poirier (fig. 103)....
   - **1. Extrémité supérieure.**
     1. Mesurer la distance séparant l'angle naso-frontal (N) de la protubérance occipitale externe (I) en suivant la ligne sagittale.
     2. Prendre le milieu à partir du point nasal.
     3. Ajouter 2 centimètres (R) en arrière.
   - **2. Extrémité inférieure..**
     1. Marquer au crayon l'arc zygomatique.
     2. Élever à cet arc une perpendiculaire passant dans le sillon préauriculaire.
     3. Compter 7 centimètres à partir du trou auditif.

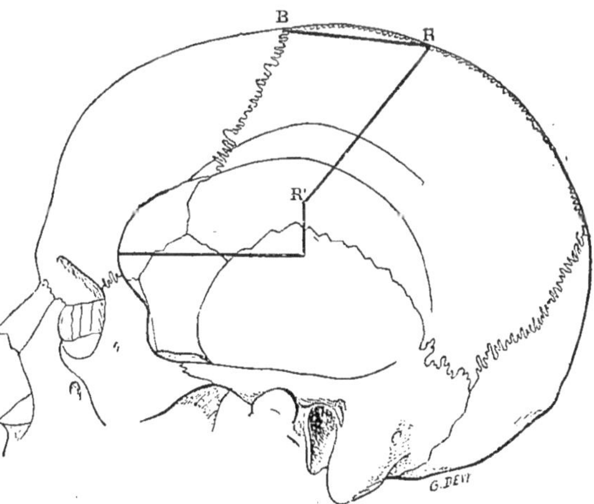

Fig. 104. — Ligne rolandique. Procédé de Lucas-Championnière.

2. Procédé de Lucas-Championnière (fig. 104)....
   - **1. Extrémité supérieure.** 57 millimètres derrière le bregma, sur la ligne médiane.
   - **2. Extrémité inférieure..**
     1. De l'apophyse orbitaire externe, tirer une horizontale longue de 7 centimètres.
     2. A son extrémité postérieure, élever une perpendiculaire haute de 3 centimètres.
     3. L'extrémité supérieure de celle-ci est le point cherché.

P. DE REPÈRE.

- 2° **Ligne Sylvienne.....**
  - **Procédé de Poirier** (fig. 103).... — Direction est indiquée par une ligne allant du sillon naso-frontal en avant à 1 centimètre au-dessus du lambda en arrière, lequel est à 7 centimètres au-dessus de l'inion ou protubérance occipitale externe.
- 3° **Les centres se groupent ainsi autour de ces deux lignes...**
  1. Membre inférieur au tiers supérieur de la ligne rolandique en trépanant à 2 centimètres de la ligne médiane pour fuir le sinus longitudinal.
  2. Membre supérieur et agraphie, au tiers moyen de cette ligne.
  3. Face et langue au tiers inférieur.
  4. Pli courbe sur la ligne sylvienne à 7 centimètres du lambda.

OPÉRATION.

- 1° **Taille du lambeau.......**
  1. Qui sera curviligne à base inférieure, côté par où viennent les vaisseaux.
  2. Qui comprendra la peau et le périoste.
  3. Qui sera décollé à la rugine et rabattu en bas.
- 2° **Ouverture du crâne ....**
  1. **Par le trépan.** — Selon la place dont on a besoin.
     1. Une seule couronne de 2 centimètres de diamètre.
     2. Plusieurs couronnes juxtaposées en cercle et on fait sauter ensuite les ponts osseux qui les séparent.
  2. **Par le ciseau et le maillet.**
  3. **Par de petites trépanations d'engagement.** — Aux quatre angles du segment osseux qu'on fait sauter par la pince-trépan de Farabeuf.
- 3° **Incision de la dure-mère.....**
  1. En croix.
  2. En lambeau convexe dont la base est vers le sinus le plus voisin.
- 4° **Exploration du cerveau.......** — Par procédé variable avec la nature de la maladie.
- 5° **Suture de la dure-mère.....** — Avec drainage du cerveau.
- 6° **Réparation de la brèche cranienne qui est tentée par des procédés multiples........**
  1. **Procédés hétéro-plastiques,** à l'aide de pièces n'ayant pas de connexions avec les bords de la plaie.........
     1. Plaques d'os décalcifié.
     2. Plaques d'os vivant.....
        1. En les empruntant à de jeunes animaux.
        2. En réimplantant la rondelle qu'on conserve aseptiquement dans une compresse chaude.

        Généralement, ces plaques se résorbent à la longue et le cerveau n'est pas garanti contre la compression extérieure.
  2. **Procédés autoplastiques,** à l'aide de pièces restées en connexions vasculaires avec les bords de la plaie...........
     1. **Résection sous-périostée.** — Après la suture, mais chez les sujets jeunes seulement, l'os se reconstitue.
     2. **Autoplastie par glissement.** — On emprunte aux parties du crâne voisines un lambeau formé des téguments, du périoste, et d'une portion d'épaisseur de l'os que l'on fait venir par glissement sur la perte de substance osseuse.
     3. **Résection temporaire du crâne de Chalot.**
        1. Incision curviligne à base inférieure du côté par où viennent les vaisseaux; intéressant la peau.
        2. Incision du périoste au ras de la peau rétractée.
        3. Section de l'os, au ciseau, au niveau de l'incision périostique, par un trait oblique de dehors en dedans. Il reste une base qu'on entame par deux incisions transverses et l'entaille osseuse a la forme d'un Ω.
        4. Luxation du lambeau osseux, à l'aide d'un élévateur. Après l'opération, on réapplique le fragment osseux qui ne tend pas à s'enfoncer à cause de l'entaille oblique et qui prend presque toujours sans se résorber.

IX

OPÉRATIONS SUR LA BOUCHE ET LES LÈVRES

1. BEC-DE-LIÈVRE

I. — BEC-DE-LIÈVRE SIMPLE UNILATÉRAL.

PRÉCAUTION PRÉLIMINAIRE.. — Quand narine est divisée par en bas, en libérer les deux côtés, au bistouri de préférence, largement.

OPÉRATION......

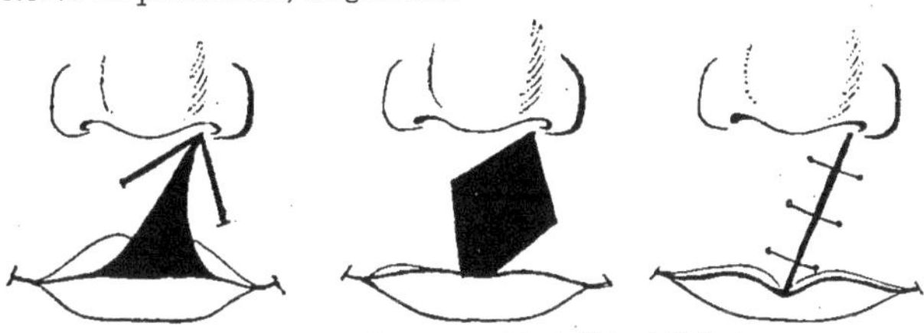

Fig. 107. — Bec-de-lièvre, procédé de Clémot-Malgaigne.

1° Procédé de Clémot-Malgaigne (fig. 107)....

1. Sur un des bords de la fissure....... — Introduire d'avant en arrière, par transfixion, un petit bistouri à lame étroite.
2. Couper en montant vers la narine, à la limite de la peau et de la muqueuse ; on détache ainsi un lambeau à base inférieure, à sommet situé au sommet de la fissure.
3. Agir de même sur le côté opposé.
4. On a ainsi deux lambeaux semblables qu'on abaisse, mettant en présence leurs faces cruentées.
5. On suture avec une aiguille fine de Reverdin courbe et cinq à sept crins de Florence fins qu'on enlèvera du 3e au 5e jour : les serrer juste assez pour juxtaposer les lambeaux.
6. Pansement sec par-dessus à l'iodoforme ; le collodion donne souvent des phlyctènes ; il se forme un tubercule saillant en bas qui disparaîtra par rétraction cicatricielle.

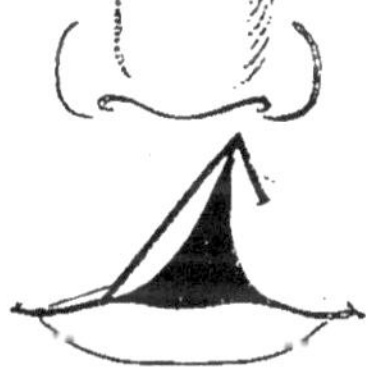

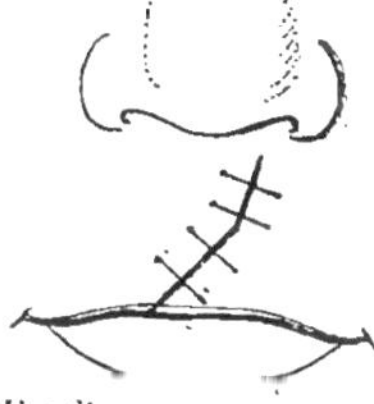

Fig. 108. — Bec-de-lièvre, procédé de Mirault.

2° Procédé de Mirault (fig. 108).....

1. Tailler un lambeau, comme il vient d'être dit, sur le côté le plus étoffé.
2. Aviver le bord opposé, au bistouri, en enlevant exactement toute la muqueuse de ce bord jusqu'à la peau ; poursuivre l'avivement un peu sur le bord inférieur de la lèvre.
3. Renverser en bas le lambeau et l'appliquer au bord cruenté.
4. Suturer comme il a été dit.

II. — BEC-DE-LIÈVRE SIMPLE BILATERAL.

OPÉRATION...... — Procédé de Mirault peut être appliqué.

1. Tailler un lambeau, comme il a été dit, sur chacun des bords externes de la fissure, car le bourgeon médian est toujours moins développé.
2. Aviver les bords du bourgeon médian.
3. Abaisser les deux lambeaux.
4. Les réunir l'un à l'autre sous le bourgeon médian, le plus loin possible, par deux ou trois crins de Florence ; les réunir aux bords cruentés du bourgeon médian.

III. — BEC-DE-LIÈVRE BILATÉRAL AVEC SAILLIE DE L'OS INCISIF.

OPÉRATION......
- 1. Ne pas enlever le bourgeon médian (Franco), car on crée une perte de substance difficile à combler.
- 2. Remettre en place ce bourgeon.........
  - 1° **Incision antéro-postérieure.** — Au bord inférieur du vomer, muco-périostée.
  - 2° **Dénuder**..... — A la rugine les deux faces du vomer sur une étendue suffisante.
  - 3° **Couper**...... — Aux ciseaux le pédicule vomérien supportant le lobule : il n'y a pas d'hémorragie.
  - 4° **Repousser**... — En arrière, bien en place, l'os intermaxillaire devenu mobile ; on peut aider par une résection cunéiforme du pédicule, à base inférieure.
  - 5° **Si l'os intermaxillaire est trop large**.... — Le réséquer sur ses bords.
- 3. Reconstituer la lèvre par les procédés déjà décrits.

---

2. TRAITEMENT DES MALFORMATIONS DU VOILE ET DU PALAIS

DÉFINITION......
- 1° Staphylorraphie ..... — Opération qui a pour but de rapprocher les deux moitiés du voile séparées par une fissure congénitale.
- 2° Uranoplastie. — Opération qui a pour but la restauration de la voûte palatine.

INSTRUMENTS...
- Identiques à peu près pour les deux opérations.
- 1. Bâillon ouvre-bouche de Trélat.
- 2. Rugines diversement coudées et levier mousse de Langenbeck pour soulever et détacher le périoste.
- 3. Aiguilles très courbes de Trélat ou aiguille articulée de Le Dentu.
- 4. Fils d'argent ou crins de Florence.

I. — STAPHYLORRAPHIE (fig. 109).

OPÉRATION.
- 1° Saisir.......... — Chacune des moitiés du voile avec une longue pince ou un fil gros et long qu'on amène hors de la bouche et qui sert à les tendre.
- 2° Aviver..........
  - Les bords du voile dans toute leur épaisseur et sur toute leur longueur ; bien aviver l'angle antérieur.
  - Si les moitiés du voile peuvent se rapprocher, passer les fils et suturer comme nous allons voir.
  - Si on ne peut les rapprocher sans trop grande tension, faire des *sections musculaires libératrices* sur les parties latérales du voile.
    - 1. De chaque côté (Sédillot).
    - 2. Sur le voile lui-même à 10 millimètres de la fissure, par une incision oblique en bas et en dehors.
    - 3. Longue de 10 ou 15 millimètres.
    - 4. Qui coupe les péristaphylins.
  - Couper les deux piliers en travers avec des ciseaux.
- 3° Passer les fils...
  - 1. Ils se correspondront exactement des deux côtés.
  - 2. Seront à 5 millimètres l'un de l'autre.
  - 3. Seront passés ainsi........
    - 1. Tendre la moitié gauche du voile, passer la pointe de l'aiguille d'arrière en avant, mettre le fil, tirer d'avant en arrière.
    - 2. Tendre la moitié droite du voile, passer la pointe d'avant en arrière, mettre le fil, tirer d'arrière en avant.
- 4° Serrer les fils modérément... — Le nœud se trouve dans la bouche.

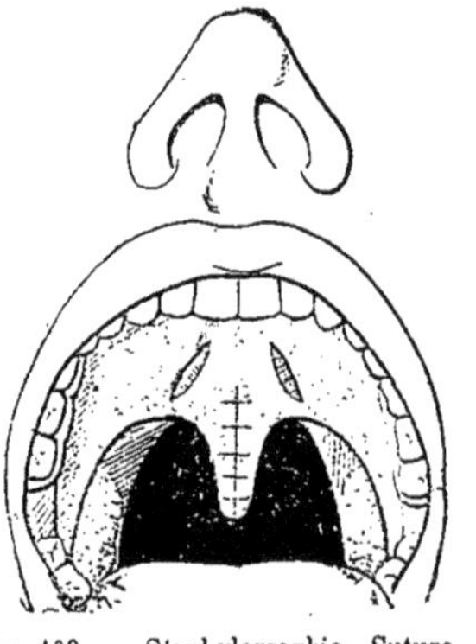

Fig. 109. — Staphylorraphie. Suture après sections musculaires de Sédillot.

5. RÉSECTION DU MAXILLAIRE SUPÉRIEUR

INDICATIONS..... Opération préliminaire pour l'extraction de certains polypes naso-pharyngiens surtout.

POSITION..........
- 1° **Opérateur**... | Du côté à opérer.
- 2° **Aides**........ | Du côté opposé.
- 3° **Sujet**........ | Tête relevée par un billot.

OPÉRATION.

- 1° **Incision**........
  1. Commençant à la racine du nez, au rebord orbitaire (fig. 106).
  2. Descendant le long du nez.
  3. Contournant l'aile du nez à sa base.
  4. Atteignant la base de la cloison.
  5. Descendant verticalement au milieu de la lèvre supérieure.
  6. Portant à son extrémité supérieure une incision horizontale qui longe le rebord orbitaire.
  7. Allant jusqu'à l'os.

  N. B. — N'ouvrir la muqueuse que le plus tard possible (Verneuil).
- 2° **Dénudation du maxillaire** (face antéro-externe).
  1. Rabattre le lambeau de dedans en dehors, en rasant l'os, sans ruginer le périoste, car il ne reproduit pas d'os.
  2. Inciser la gencive et écarter toute la joue en dehors jusqu'à la base de l'os malaire.
- 3° **Soulèvement du périoste orbitaire**......
  1. L'inciser au rebord alvéolaire.
  2. Le relever, à la rugine, jusqu'au fond de l'œil.
  3. Relever l'œil.
- 4° **Sciage de la base du maxillaire**..
  1. Chercher du côté externe de l'orbite et en bas, à 2 centimètres derrière le rebord orbitaire, la fente sphéno-maxillaire.
  2. Passer de haut en bas l'aiguille souple de la scie à chaîne.
  3. La faire passer sous le malaire, le doigt l'allant sentir dans la fosse ptérygoïde.
  4. Passer, à sa suite, la chaîne en dirigeant les dents vers l'os malaire.
  5. Faire écarter en dedans l'œil, fixer la tête.
  6. Scier à la base du malaire.
- 5° **Sciage de la branche montante**......
  Détacher les cartilages du nez de la branche montante et ouvrir la muqueuse nasale, passer la scie à chaîne en fracturant l'os unguis et scier à la base de la branche montante.
  On peut se servir de la pince de Liston.
- 6° **Ouverture de la bouche**........
  1. Arracher les deux incisives du côté de l'opération.
  2. Inciser d'arrière en avant la muqueuse palatine, puis le voile du palais en son milieu.
  3. Couper la voûte palatine avec la grande cisaille de Liston, d'avant en arrière.
- 7° **Disjonction ptérygo-maxillaire**..... Avec la cisaille.
- 8° **Extraction du maxillaire**..... Saisir avec le davier de Farabeuf et donner un coup brusque : couper avec les ciseaux le nerf sous-orbitaire à son entrée dans le canal.

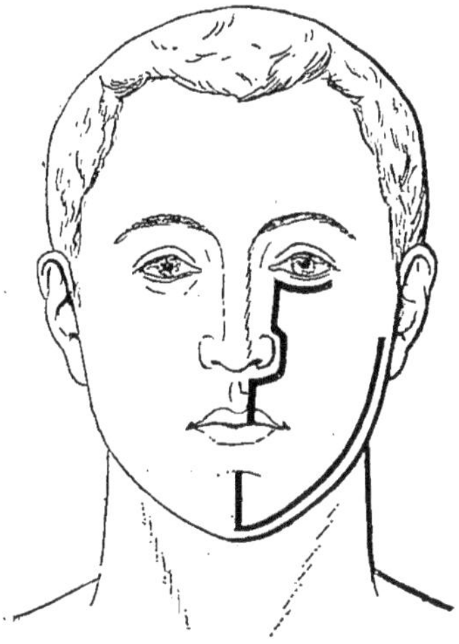

Fig. 106. — Résection des maxillaires.

SOINS OPERATOIRES..
- L'hémorragie sera arrêtée par la compression.
- La tête sera tenue dans la position de Rose.
- Le chloroforme sera administré.
- On enlèvera le polype par la voie largement ouverte.
- On suturera l'incision cutanée.
- On tamponnera de gaze iodoformée les cavités pharyngienne, nasale et maxillaire, après avoir rétabli la voûte palatine en suturant la périosto-muqueuse à la face interne de la joue.

6. RÉSECTION DU MAXILLAIRE SUPÉRIEUR AU-DESSOUS DE L'ORBITE

AVEC CONSERVATION DU PLANCHER DE L'ORBITE ET DU NERF SOUS-ORBITAIRE

POSITION .... | Comme ci-dessus.

OPÉRATION.

- 1° **Incision** ....
  1. Commençant en dehors et au pied de l'aile du nez.
  2. Suivant le pli naso-labial.
  3. Finissant à la commissure labiale.
  4. Légèrement convexe en arrière.
- 2° **Dissection des deux lambeaux.**
  1. L'interne jusqu'à la ligne médiane.
  2. L'externe jusqu'à l'os malaire.
- 3° **Section** .... | De bas en haut et de dehors en dedans de l'apophyse malaire du maxillaire.
- 4° **Section antéro-postérieure de la voûte palatine** ....
  1. Arracher les deux incisives du côté malade.
  2. Fendre la muqueuse palatine d'avant en arrière et le voile transversalement en commençant derrière la dernière molaire.
  3. Couper la voûte osseuse à la cisaille de Liston d'avant en arrière, une branche dans le nez, l'autre dans la bouche.
- 5° **Section de la branche montante** ...... A sa base, avec la cisaille, en rejoignant le trait qui a détaché l'os malaire.
- 6° **Disjonction ptérygo-maxillaire** .... A la cisaille.
- 7° **Extraction de l'os.**

---

7. RÉSECTIONS DU MAXILLAIRE INFÉRIEUR

I. — RÉSECTION D'UNE MOITIÉ DU MAXILLAIRE.

INDICATIONS ....
1. Carie.
2. Nécrose phosphorée.
3. Néoplasmes..
   1. Primitif (sarcome).
   2. Transmis (épithélioma).

POSITION ....
- 1° **Opérateur** ... | Du côté malade.
- 2° **Aide** .... | Fixe la tête.
- 3° **Sujet** .... | Tête modérément renversée en arrière.

OPÉRATION.

- 1° **Incision** (fig. 106).
  1. Commençant sur la ligne médiane, au-dessous de la lèvre, sans intéresser la muqueuse qui doit être ouverte le plus tard possible pour que le sang ne tombe pas dans la bouche (Verneuil).
  2. Descendant jusqu'au bord inférieur du maxillaire à fond, jusqu'à l'os.
  3. Se dirigeant horizontalement selon le bord inférieur de l'os.
  4. Remontant sur la branche montante jusqu'à 1 centimètre au-dessus de l'angle de la mâchoire.
  5. Allant jusqu'à l'os.
  6. Montant enfin jusqu'au condyle, mais exclusivement *cutanée* et épargnant le *facial.*
- 2° **Dénudation du maxillaire.** Sous-périostée et à l'aide de la rugine.
  1. Sur la face externe..
     1. Montant.
        1. En avant jusqu'aux gencives sans ouvrir la muqueuse.
        2. En arrière jusqu'au col du condyle en détachant le masséter.
     2. Couper et lier l'artère faciale.
  2. Sur la face profonde. | Montant en avant jusqu'aux gencives; en arrière, détachant le ptérygoïdien interne.
- 3° **Section du maxillaire.**
  1. Arracher deux incisives du côté malade.
  2. Ouvrir la muqueuse derrière la dent arrachée, passer la scie à chaîne et scier en respectant le lambeau.
  3. Détacher la gencive aux faces externe et interne.
  4. Abaisser le maxillaire le plus possible jusqu'à voir l'apophyse coronoïde.
  5. Détacher aux ciseaux le tendon temporal qui s'y attache.
  6. Achever de ruginer la face postérieure de la branche montante.
  7. Tordre et arracher le maxillaire; par ce procédé, on évite de blesser l'artère maxillaire interne accolée au condyle.

II. — RÉSECTION DE LA TOTALITÉ DU MAXILLAIRE.

OPÉRATION .... | Se fait par enlèvement successif des deux moitiés.

III. — RÉSECTION DE LA MOITIÉ DE LA BRANCHE HORIZONTALE.

OPÉRATION ......
- 1° **Incision identique.**
- 2° **Dénudation semblable.**
- 3° **Section médiane et latérale du maxillaire.**
- 4° **Puis ablation.** | Ouvrir la muqueuse buccale le plus tard possible.

---

3. CRANIOTOMIE (Lannelongue)

DÉFINITION....... | Résection d'une partie des os du crâne dans un but thérapeutique.

INDICATIONS..... | Microcéphalie par soudure osseuse prématurée avec troubles intellectuels et moteurs.

MANUEL OPÉRATOIRE..

1° Incision sagittale ...	A 4 centimètres de la ligne médiane, du côté de la lésion, mesurant de 15 à 20 centimètres.
2° Incision du périoste....	Au niveau de la lèvre externe rétractée.
3° Détachement du périoste.	A la rugine, au niveau de la lèvre externe, sur 1 centimètre de largeur.
4° Application..	En un point d'une petite couronne de trépan.
5° Décoller la dure-mère..	Insinuer entre elle et l'os une pince-trépan et sectionner d'arrière en avant l'os sur une largeur de 10 millimètres dans toute l'étendue de l'incision cutanée.
6° Réunir......	Par-dessus le périoste et la peau.

---

4. TRÉPANATION DE L'APOPHYSE MASTOÏDE

DÉFINITION ...... | Consiste à ouvrir les cellules mastoïdiennes, envahies par le pus, à la suite d'otite aiguë ou chronique.

INDICATIONS.....
1. Abcès intramastoïdien isolé.
2. Abcès sous-périosté communiquant avec l'intramastoïdien.
3. Fistule mastoïdienne persistante.

NOTIONS ANATOMIQUES. — Structure de la mastoïde........

1° Coque dure.	Creusée de cavités communiquant les unes avec les autres et avec la caisse.
2° Cellules mastoïdiennes.	1. Nulles chez l'enfant. 2. Apparaissent chez l'adolescent. 3. Très développées chez le vieillard.
3° Plusieurs types de mastoïdes (Zuckerkandl).	1. Pneumatiques, à cellules énormes, coque mince. 2. Diploïques, pas de cellules, tissu diploïque dense. 3. Mixtes, mélange des deux types.
4° Antre mastoïdien.	Est une grosse cellule, faisant communiquer les cellules mastoïdiennes avec la caisse, par un orifice situé sur la paroi postérieure de la caisse : *aditus ad antrum.* L'antre existe à tout âge. Il est le premier envahi par la suppuration, et doit toujours être évidé. L'antre s'ouvre dans l'*attique*, étage supérieur de l'oreille moyenne, partie élargie, contenant le corps de l'enclume et du marteau, où se localisent les lésions de l'otorrhée chronique, qu'il faut évider souvent quand on trépane l'antre.

RAPPORTS — 1° De l'attique ....

1° En dehors...	1. Moitié supérieure : substance osseuse du rocher. 2. Moitié inférieure : voûte du conduit auditif.
2° En avant....	Orifice de la trompe d'Eustache.
3° En arrière...	Aditus ad antrum.
4° En dedans...	2e portion du canal de Fallope.
5° En bas	Orifice étroit (1 à 2 millimètres) faisant communiquer l'attique avec la portion inférieure de la caisse ou atrium.
6° En haut.....	Tegmen tympani et lobe temporo-sphénoïdal.

RAPPORTS.

- 2° **De l'antre**......
  - 1° **En avant**....
    - Aditus,
    - Dans le seuil de l'aditus se fait le 2e coude du facial qui devient ensuite descendant et oblique en bas et en avant.
  - 2° **En dedans**... | Canal demi-circulaire horizontal.
  - 3° **En arrière**... | Cellules mastoïdiennes quand elles existent.
  - 4° **En dehors**... | Paroi externe de la mastoïde.
  - L'antre est ainsi limité à la surface extérieure du crâne .....
    - 1° **En avant**.... Par une ligne parallèle à la moitié supérieure du bord postérieur du conduit auditif et située à 5 millimètres derrière lui.
    - 2° **En haut**..... Par la continuation de la racine postérieure de l'arcade zygomatique ou crête temporale sus-mastoïdienne ou linea temporalis, qui porte au-dessus du conduit auditif une épine : spina supra meatum.
  - C'est dans le quadrant antérieur de la mastoïde que l'instrument devra perforer (fig. 105).
  - Plus haut, il irait au crâne.
  - Plus bas, au facial.
  - Plus en arrière, au sinus.
  - Plus en avant, à l'aditus.
- 3° **Des cellules**.....
  - 1° **En avant et de haut en bas**.........
    1. Antre.
    2. Conduit auditif externe (partie profond).
  - 2° **En dedans**...
    1. Sinus.
    2. Loge cérébelleuse.
  - 3° **En bas**.......
    1. Pointe de la mastoïde.
    2. Rainure digastrique.

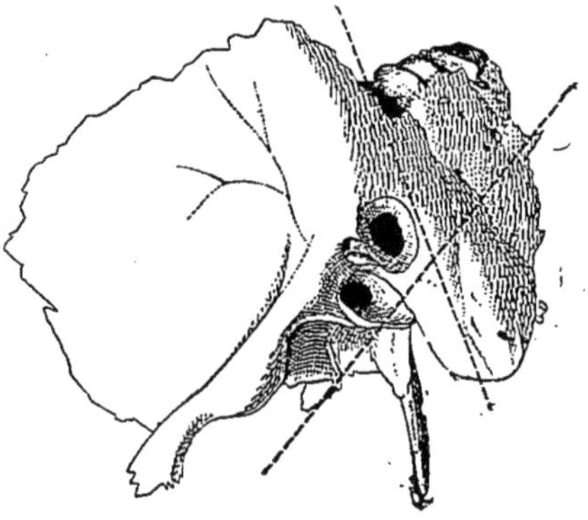

Fig. 105. — Orifice de trépanation de l'antre mastoïdien.

MANUEL OPÉRATOIRE.

- 1° **Incision cutanéo-périostique**....
  1. Rétro-auriculaire.
  2. De la pointe de la mastoïde au-dessus du méat.
- 2° **Décoller le périoste**....... En arrière, puis en avant ; refouler le conduit auditif et dénuder le bord postérieur du méat.
- 3° **Trépanation**....
  - Dans l'angle formé par le bord postérieur du méat auditif et ligne temporale, à 5 millimètres derrière le méat.
  - Pour ouvrir le sinus, il faudrait trépaner à 10 millimètres derrière le méat chez l'enfant, 15 millimètres chez l'adulte.
  - Avec le ciseau et le maillet.....
    1. L'effondrement se fait du premier coup dans le cas de mastoïde pneumatique.
    2. Il faut enlever 1 à 2 centimètres d'os dur dans le cas de mastoïde diploïque.
- 4° **Curettage de l'antre ouvert** .... Ouvrir les cellules malades ; être prudent en haut et en arrière (sinus latéral).
- 5° **Curettage de l'attique**.......
  - Indispensable dans les otorrhées chroniques.
  1. Isoler aussi profondément que possible le conduit auditif cutanéo-périostique de l'os que l'on a bien sous les yeux.
  2. Passer un stylet de l'antre nettoyé, par l'aditus, dans l'attique.
  3. Ce stylet est séparé de l'extérieur par un pont osseux qui constitue la paroi externe de l'aditus et de l'attique. Il sert de guide et sur lui on détruit ce pont osseux en évitant de descendre trop bas (nerf facial).
  4. La caisse largement ouverte, on la curette, on enlève les osselets nécrosés.
  5. On tamponne à la gaze les cavités largement réunies de la caisse et de la mastoïde ; on tamponne aussi le conduit auditif.

II. — URANOPLASTIE (fig. 110 et 111).

OPÉRATION.

1° Aviver.......... | Les bords de la fente palatine.

2° Mobiliser la muqueuse palatine.
1. Faire de chaque côté une incision plus longue que la fissure en avant et en arrière, allant jusqu'à l'os, au ras du bord alvéolaire, pour que les artères palatines soient dans le lambeau, en assurent la nutrition et empêchent sa gangrène.
2. Détacher le lambeau avec un grattoir de Langenbeck, en rasant le squelette, pour prendre toute la périosto-muqueuse.

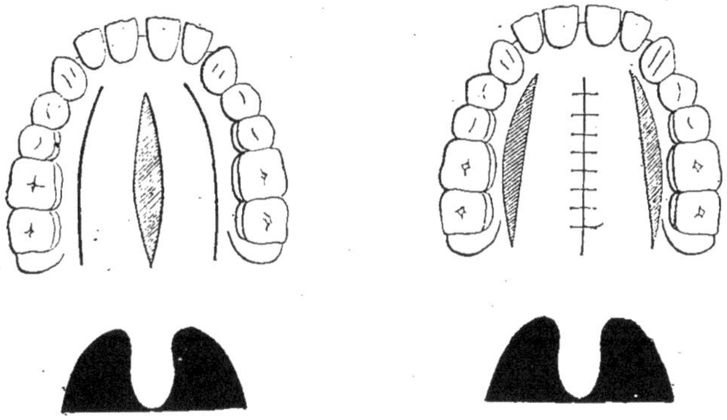

Fig. 110 et 111. — Uranoplastie avant la suture et après la suture.

3° Placer les fils.. | Comme pour la staphylorraphie.

III. — URANO-STAPHYLORRAPHIE.

DÉFINITION...... | Est la combinaison des deux opérations.

INDICATION...... | Dans le cas de fissure concomitante du palais et du voile.

---

3. CANCER DE LA LANGUE

I. — CANCER LIMITÉ.

OPÉRATION......
1. Ablation d'une petite partie de la langue.
2. Excision cunéiforme dépassant largement le mal.
3. Pincer et tordre les vaisseaux.
4. Suturer ensuite.

II. — CANCER ÉTENDU.

EXCISION TOTALE DE LA LANGUE (Procédé de Whitehead).

OPÉRATION.

1° **Trachéotomie préalable**, surtout si la section porte sur les attaches reculées de la langue.

2° 1er temps.......
1. Bouche largement ouverte.
2. Fil de soie, gros et fort, passé à 2 centimètres de la pointe de la langue, tenu par un aide.
3. Langue tirée à gauche, section aux ciseaux du pilier antérieur et droit du voile, des fibres du stylo-glosse et pharyngo-glosse.
4. Langue tirée a droite, même manœuvre du côté gauche.
5. La langue n'est plus retenue en arrière et peut être attirée presque en totalité hors la bouche.

3° 2e temps........
1. Langue soulevée très fort par l'aide.
2. Détacher en avant le génio-glosse, décoller avec le doigt ce muscle du génio-hyoïdien.
3. Couper les fibres de l'hyo-glosse et d'avant en arrière.
4. Détacher la langue du maxillaire.

On rencontre des deux côtés la linguale : la pincer et la tordre, préférable aux sutures ; ou bien laisser une pince 24 heures.

4° 3e temps.......
1. Langue élevée et fortement attirée hors la bouche par l'aide.
2. La détacher de l'os hyoïde de droite à gauche, aux ciseaux, en pinçant les artères dorsales qui saignent, jusqu'en avant de l'épiglotte.
3. Saisir le moignon restant, au niveau du repli glosso-épiglottique, avec un fil fort qui est laissé fixé au pansement deux jours.
4. Bourrer la bouche de gaze et l'arrière-gorge aussi, si la trachéotomie a été faite.

---

4. ÉPITHÉLIOMA DES LÈVRES

I. — ÉPITHÉLIOMA LIMITÉ.

OPÉRATION...... Excision en V.
1. Insensibiliser à la cocaïne.
2. Saisir la lèvre avec les doigts, la soulever.
3. Inciser à 5 millimètres en dehors des limites de la tumeur, en coupant toute l'épaisseur de la lèvre jusqu'au-dessous du mal.
4. Pince sur la coronaire sectionnée.
5. Incision symétrique du côté opposé : les deux forment un V ouvert du côté du bord libre de la lèvre.
6. Suturer par quelques crins prenant toute l'épaisseur de la lèvre et qui font l'hémostase.

II. — GANGLIONS ET MAXILLAIRES SONT PRIS.

OPÉRATION...... Intervention plus large sous chloroforme...
1. Enlever le mal en coupant loin dans le tissu sain.
2. Résection du maxillaire comme il a été dit.
3. Ablation des ganglions.
4. Sutures au crin de Florence, sans ligatures.

---

5. AMYGDALOTOMIE

DÉFINITION...... Ablation des amygdales.

INDICATION....... Hypertrophie de ces organes occasionnant des troubles divers.

RAPPORTS.......
1. La carotide interne est trop loin pour pouvoir être blessée.
2. La carotide externe décrit une anse qui la rapproche de la glande et a pu être ouverte par un bistouri porté trop franchement en dehors.
3. Une branche tonsillaire venue de cette artère importante, et souvent coupée, explique l'hémorragie abondante, mais non grave, qui peut se produire dans l'amygdalotomie.

MOMENT DE L'OPÉRATION.... Jamais au cours d'une amygdalite aiguë, mais seulement plusieurs jours après la cessation de l'inflammation.

POSITION......... Sujet en face l'aide........
1. La gorge bien éclairée.
2. Dents fortement écartées par un ouvre-bouche.
3. Tête tenue par un aide.
4. Membres immobilisés par un drap, si c'est un enfant.

OPÉRATION. Deux méthodes.

1° Excision au bistouri........
- 1° Langue...... Abaissée par un abaisse-langue.
- 2° Saisir amygdale... Avec une pince de Museux tenue de la main gauche (amygdale gauche) ou de la droite (amygdale droite).
- 3° La porter en dedans....... Et la dégager de ses piliers.
- 4° Tenir........ De la main droite ou gauche un bistouri boutonné ordinaire, le glisser au ras de la joue, le tranchant en haut.
- 5° Couper l'amygdale .. De bas en haut, en évitant les lésions du voile et des piliers.

2° Excision à l'amygdalotome..
- 1° Appareil instrumental. Il est constitué essentiellement.
  1. D'une tige terminée d'un côté par un anneau, de l'autre par une fourche à deux pointes.
  2. D'une canule dont un bout porte deux anneaux latéraux, l'autre une lunette métallique vers laquelle on peut faire avancer un anneau à bords tranchants.
- 2° Procédé opératoire...
  1. L'opérateur abaisse la langue du sujet.
  2. Il prend l'instrument de la main droite, le pouce dans l'anneau terminal de la tige, l'index et le médius dans les anneaux latéraux de la canule.
  3. Il l'introduit dans la bouche, la fourche en dedans.
  4. Il place la lunette autour de l'amygdale, en repoussant un peu les piliers en dehors.
  5. Il embroche l'amygdale avec la fourche qu'un mouvement de pouce y fait pénétrer et qui, par un agencement spécial, se porte en dedans, entraînant avec elle l'amygdale.
  6. Il tire avec l'index et le médius l'anneau coupant qui sectionne la partie d'amygdale incluse dans la lunette.

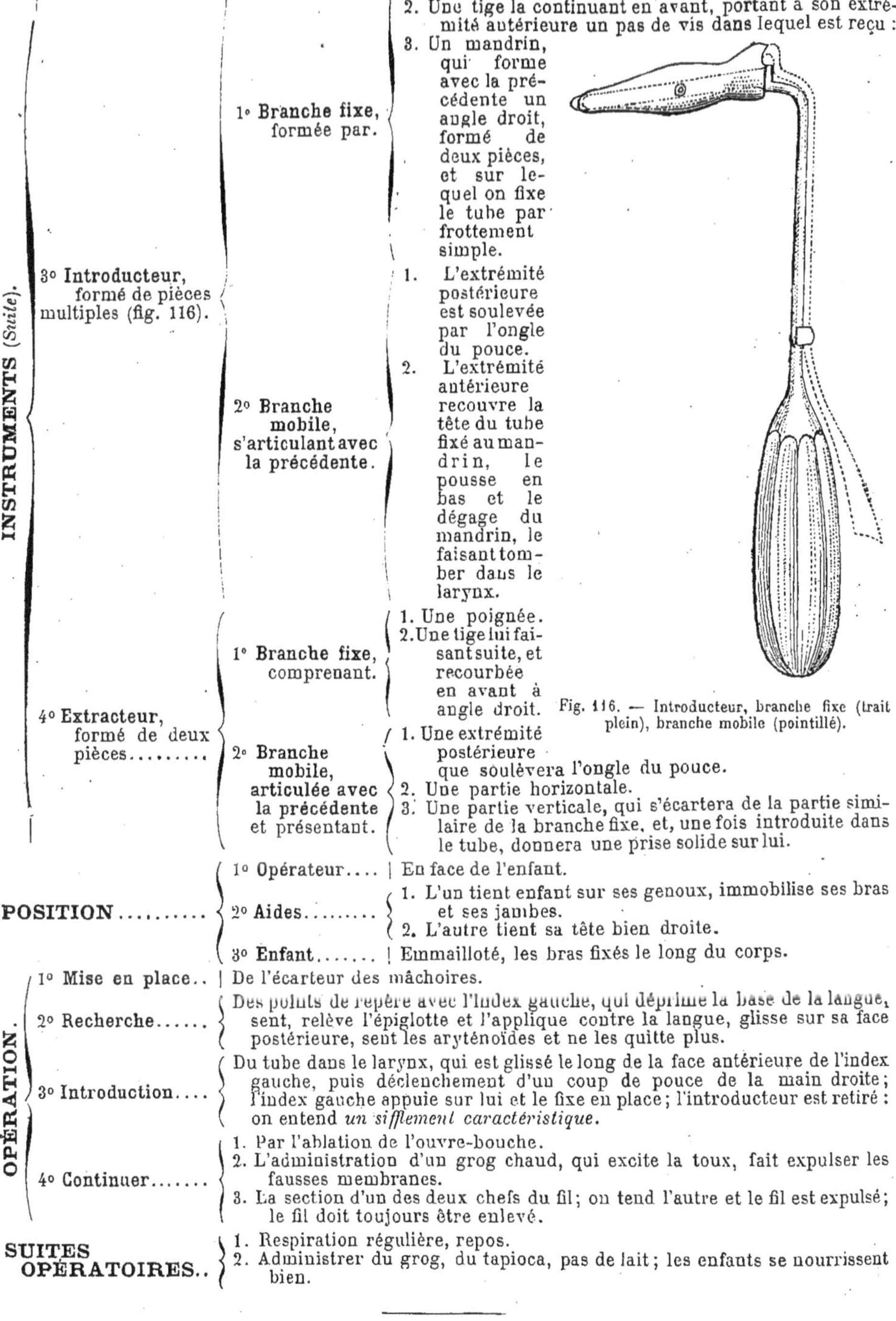

INSTRUMENTS (*Suite*).

- 3° **Introducteur**, formé de pièces multiples (fig. 116).
  - 1° **Branche fixe**, formée par.
    1. Une poignée ovalaire, a grosse extrémité postérieure.
    2. Une tige la continuant en avant, portant à son extrémité antérieure un pas de vis dans lequel est reçu :
    3. Un mandrin, qui forme avec la précédente un angle droit, formé de deux pièces, et sur lequel on fixe le tube par frottement simple.
  - 2° **Branche mobile**, s'articulant avec la précédente.
    1. L'extrémité postérieure est soulevée par l'ongle du pouce.
    2. L'extrémité antérieure recouvre la tête du tube fixé au mandrin, le pousse en bas et le dégage du mandrin, le faisant tomber dans le larynx.
- 4° **Extracteur**, formé de deux pièces.........
  - 1° **Branche fixe**, comprenant.
    1. Une poignée.
    2. Une tige lui faisant suite, et recourbée en avant à angle droit.
  - 2° **Branche mobile**, articulée avec la précédente et présentant.
    1. Une extrémité postérieure que soulèvera l'ongle du pouce.
    2. Une partie horizontale.
    3. Une partie verticale, qui s'écartera de la partie similaire de la branche fixe, et, une fois introduite dans le tube, donnera une prise solide sur lui.

Fig. 116. — Introducteur, branche fixe (trait plein), branche mobile (pointillé).

POSITION..........

- 1° **Opérateur**.... En face de l'enfant.
- 2° **Aides**.........
  1. L'un tient enfant sur ses genoux, immobilise ses bras et ses jambes.
  2. L'autre tient sa tête bien droite.
- 3° **Enfant**....... Emmailloté, les bras fixés le long du corps.

OPÉRATION.

- 1° **Mise en place**.. De l'écarteur des mâchoires.
- 2° **Recherche**...... Des points de repère avec l'index gauche, qui déprime la base de la langue, sent, relève l'épiglotte et l'applique contre la langue, glisse sur sa face postérieure, sent les aryténoïdes et ne les quitte plus.
- 3° **Introduction**.... Du tube dans le larynx, qui est glissé le long de la face antérieure de l'index gauche, puis déclenchement d'un coup de pouce de la main droite; l'index gauche appuie sur lui et le fixe en place; l'introducteur est retiré : on entend *un sifflement caractéristique*.
- 4° **Continuer**.......
  1. Par l'ablation de l'ouvre-bouche.
  2. L'administration d'un grog chaud, qui excite la toux, fait expulser les fausses membranes.
  3. La section d'un des deux chefs du fil; on tend l'autre et le fil est expulsé; le fil doit toujours être enlevé.

SUITES OPÉRATOIRES..

1. Respiration régulière, repos.
2. Administrer du grog, du tapioca, pas de lait; les enfants se nourrissent bien.

4. ACCIDENTS DU TUBAGE

I. — ACCIDENTS OPÉRATOIRES IMMÉDIATS.

TENANT A L'OPÉRATEUR.

1. Dérapement de l'ouvre-bouche.
2. Le tube est trop gros : le choisir de l'âge et de la taille de l'enfant.
3. Il est arrêté par un spasme de la glotte, une pression douce la vaincra.
4. Il est trop petit, un accès de toux l'expulsera, mais sa tête l'empêchera de jamais tomber dans la trachée.
5. Le tube est introduit dans l'œsophage, pas de sifflement trachéal, dyspnée persiste; on retire le tube avec le fil, on recommence.
6. L'asphyxie tient à un essai prolongé qui ne doit pas durer plus de vingt à vingt-cinq secondes; s'arrêter et recommencer après quelques instants de repos.

TENANT A L'ENFANT.....

1. L'enfant est indocile.
2. Il est très jeune et peu développé et présente un isthme laryngé difficile à sentir.
3. Il est grand, âgé de plus de sept ans, et son larynx est bas situé.
4. Il présente du spasme glottique arrêtant le tube, insister doucement.
5. Il est en état de mort apparente : tuber et pratiquer très longtemps, si c'est nécessaire, la respiration artificielle.
6. Il ne respire pas, parce que le tube a refoulé des fausses membranes et s'en est coiffé : accident rare.

II. — ACCIDENTS CONSÉCUTIFS.

TUBE................

1. Expulsion du tube dans un accès de toux si le tube est trop petit; phénomène heureux, si obstruction de tube.
2. Arrachement du tube par le fil laissé en place.
3. Obstruction du tube par des mucosités ou des fausses membranes : extraire et réintroduire.

DÉGLUTITION.....

1. Difficulté de la déglutition : diminue avec le temps, si on penche la tête en arrière.
2. Déglutition du tube qui est rendu avec les selles.

MALADIES CONSÉCUTIVES.

1. Broncho-pneumonie, plus rare que dans la trachéotomie.
2. Rétrécissement de la glotte, n'est pas à craindre.
3. Raucité de la voix, persiste peu après extraction du tube.

---

5. EXTRACTION DU TUBE

POSITION........... De l'opérateur, des aides, du sujet : elle est identique.

OPÉRATION.

- **1. Extraction instrumentale.**
  - 1° Placement de l'ouvre-bouche.
  - 2° Recherche des points de repère avec l'index gauche......
    1. Épiglotte.
    2. Aryténoïdes.
    3. Tête du tube, la fixer avec la pulpe.
  - 3° Mise en place de l'extracteur.
    - Il est tenu de la main droite, glissé sur la base de la langue, suit l'index gauche, tombe dans la lumière du tube.
    - On appuie sur la branche mobile, les deux branches verticales s'écartent et fixent le tube.
  - 4° Extraction du tube.........
    1. Tirer d'abord directement en haut.
    2. Le ramener hors de la bouche en décrivant un arc de cercle.
- **2. Extraction par le procédé de M. Bayeux.**
  - Position........ Comme pour l'intubation de l'enfant non ligotté sur les genoux d'un aide ; opérateur en face.
  - 1er temps.......
    1. La main gauche de l'opérateur saisit la tête par l'occiput.
    2. La main droite s'appuie sur l'épaule gauche de l'enfant et la pulpe du pouce sent la trachée.
    3. Les deux mains ramènent l'enfant vers lui en inclinant le tronc à 45° environ.
    4. Puis la main gauche relève fortement la tête et le pouce droit sent le larynx proéminer et perçoit le tube.
  - 2e temps. Simultanément :
    1. Le pouce droit presse sur le tube et l'expulse.
    2. La main gauche abaisse la tête jusqu'à ce qu'elle regarde le sol.

ACCIDENTS DE L'EXTRACTION.

1. Dérapement de l'extracteur; réintroduire.
2. Déglutition du tube; sans gravité.

APPAREIL INSTRUMENTAL.

- 1° **Bistouri droit..** — A lame courte, bien affilé.
- 2° **Bist. boutonné..** — Servant à affranchir l'incision trachéale trop petite.
- 3° **Dilatateur à deux ou trois branches.** — Écartant les anneaux de la trachée pour passer la canule.
- 4° **Canules.........** — A dimensions proportionnées à l'âge du malade, formée de deux tubes....
  1. L'un externe, fixé par deux lacs.
  2. L'autre interne (fig. 113), pouvant entrer et sortir.

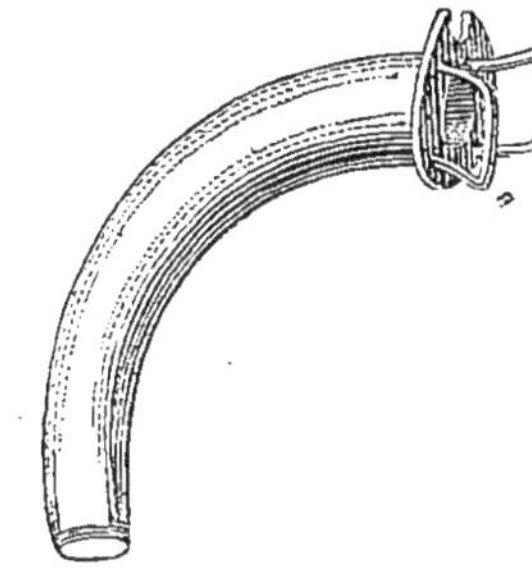

  Fig. 113. — Canule interne ordinaire.

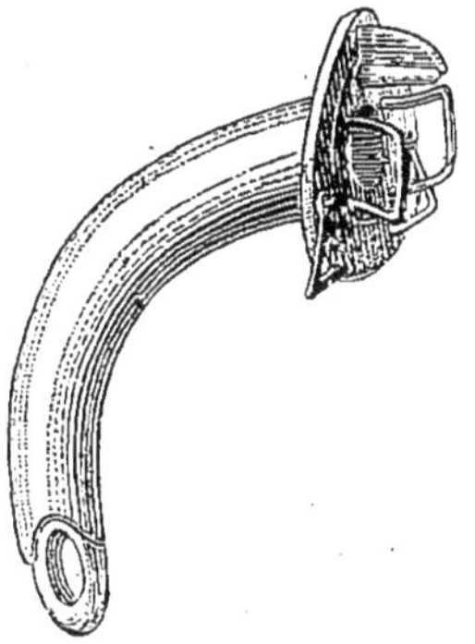

  Fig. 114. — Canule externe garnie de la canule interne à bec de Krishaber.

  Enfin une canule-mandrin à bec est utile pour l'introduction et remplacée ensuite par une canule ordinaire (fig. 114).
- 5° **Instruments accessoires....**
  1. Pinces à dissection.
  2. Pinces hémostatiques, fils à ligatures.
  3. Ciseaux.
  4. Ecouvillon, barbes de plume, etc

POSITION..........

- 1° **Opérateur...** — A droite du malade.
- 2° **Aide.........** — Tient la tête immobile.
- 3° **Sujet........** — Immobilisé, en décubitus dorsal, tête renversée modérément en arrière.

P. DE REPÈRE... — Saillie du cartilage cricoïde; bord inférieur de ce cartilage *qu'accroche* la pulpe de l'index, pendant que le pouce et le médius gauches fixent la trachée qu'*ils n'abandonneront plus.*

OPÉRATION.

Trois procédés (crico-trachéotomie de l'enfant prise pour type).

I. Procédé ordinaire : crico-trachéotomie supérieure rapide en deux temps..

- 1° **Incision de la peau.......** — Médiane, longue de 3 centimètres, à partir du cricoïde, n'intéressant que l'aponévrose superficielle.
- 2° **Pénétrer.....** — Entre les muscles sous-hyoïdiens, en deux à trois coups de bistouri, et arriver jusqu'au tube aérien : doigt et bistouri reconnaissent les anneaux.
- 3° **Introduire...** — Index gauche dans la plaie, sans s'occuper du sang; reconnaître cricoïde, l'accrocher et le maintenir.
- 4° **Plonger le bistouri.....** — Sur l'angle du cartilage (crico-trachéotomie) ou sous lui (trachéotomie supérieure).
- 5° **Agrandir de suite l'incision.....** — De haut en bas, *de 2 centimètres environ*; un sifflement se produit en général.
- 6° **Introduire la canule......**
  1. Soit en accrochant avec l'index gauche, entre la pulpe et l'ongle, la lèvre droite de la plaie trachéale, pour l'écarter de la gauche et insinuer la canule.
  2. Soit en introduisant la canule à mandrin de Krishaber, et on enlève de suite le mandrin.
  3. Soit en se servant du dilatateur, et passant la canule entre ses branches dilatées.
- 7° **Asseoir l'enfant....** — Pour permettre la respiration et l'expulsion de mucosités.
- 8° **Fixer la canule.....** — Par un cordon lié derrière le cou, entourer le cou de gaze aseptique et mouillée, atmosphère chaude, nettoyage fréquent de la canule interne.

II. Procédé de Saint-Germain : crico-trachéotomie supérieure rapide en un temps....

La main gauche saisit le larynx entre le pouce et le médius, de manière à le soulever au-devant des doigts.

Au niveau du creux crico-thyroïdien, on enfonce 13 millimètres de pointe, et on agrandit l'incision verticalement en bas; finir par une échappée qui agrandit l'incision cutanée.

- **Pose de la canule.......** — Ce procédé exige une habitude considérable de la trachéotomie.

III. Procédé de Trousseau : trachéotomie lente. — Semblable au procédé I, mais on procède avec lenteur et on pratique soigneusement l'hémostase.

3. TUBAGE DU LARYNX

DÉFINITION....... Opération qui a pour but de permettre le passage de l'air à travers la glotte, grâce à des tubes métalliques creux.

HISTORIQUE.....
1. Préconisé en France par Bouchut (1858), mais combattu par Trousseau.
2. Appliqué par O'Dwyer (1881) et réintroduit en France.

INDICATIONS....
- **1° Obstacle mécanique au niveau du larynx..**
  1. Diphtérie surtout.
  2. Œdème glottique quelquefois.
  3. Laryngite striduleuse rarement.
- **2° Doit être pratiqué tardivement..** Quand le malade ne peut plus attendre.
- **3° Doit être précédé...**
  - A plus ou moins long intervalle, selon le danger, d'une administration de sérum antidiphtérique ainsi faite....
    - 1. Après dix-huit mois d'âge.....
      1. 20 grammes d'abord.
      2. 20 grammes douze heures après.
      3. 10 grammes douze heures plus tard.
    - 2. Avant dix-huit mois d'âge..... 1 gramme de sérum par mois d'âge.
  - Les résultats seront d'autant meilleurs que le sérum aura eu davantage le temps d'agir.

CONTRE-INDICATIONS...
- Cas où la dyspnée n'est pas laryngée, mais réside.........
  1. Dans une intoxication générale du sang : diphtérie toxique.
  2. Dans le poumon : broncho-pneumonie.
  3. Dans un obstacle sous-glottique : bronchite pseudo-membraneuse.

INSTRUMENTS.
- Comprennent : un ouvre-bouche, des tubes, un introducteur, un extracteur.
- **1° Ouvre-bouche quelconque**, placé latéralement, est indispensable.
- **2° Tubes (fig. 115)..**
  - **1. Corps**........
    - **1. Forme générale.**
      1. Section intérieure, elliptique.
      2. Surface extérieure, double tronc de cône, à base commune, déterminant la formation d'un renflement qui empêche l'expulsion hors du larynx pendant les accès de toux.
      3. Dimensions. Diamètre antéro-postérieur double du diamètre transversal, partout, sauf au niveau du renflement médian.
    - **2. Extrémité inférieure.** Arrondie, pour empêcher lésions par frottement pendant la déglutition.
    - **3. Extrémité supérieure.** Grosse, forme une tête, irrégulièrement ovale, à bords saillants, bien arrondie, déjetée en arrière, présente latéralement et à gauche un œillet destiné à un fil de sûreté.
  - **2. Nombre**...... Six de grosseur variable.
  - **3. Dimensions**.. Les tubes courts sont plus employés.
  - **4. Poids**........ Les tubes légers sont bien gardés.

Fig. 115. — Demi-schématique d'un tube.

X

OPÉRATIONS SUR LE COU

1. ŒSOPHAGOTOMIE EXTERNE

DÉFINITION....... Ouverture de l'œsophage, au niveau du cou, à travers les téguments.

INDICATIONS.....
1. Corps étrangers de l'œsophage.
2. Sténoses œsophagiennes haut situées (cicatrices, cancer).
3. Sténoses cicatricielles bas situées, pour permettre dilatation ou œsophagotomie interne.

NOTIONS ANATOMIQUES. Les plus importantes ont trait aux rapports de l'œsophage dans sa portion cervicale.

RAPPORTS (fig. 112)..........
- 1° **Face postérieure...** Colonne cervicale.
- 2° **Face antérieure .** Trachée qui devient médiane, tandis que l'œsophage se porte à gauche, la déborde de ce côté et devient accessible à ce niveau; cette portion répond au lobe gauche de la glande thyroïde et entre les deux organes monte le nerf récurrent droit accompagné par l'artère laryngée inférieure.
- 3° **Bord droit...** Nerf récurrent et carotide primitive droite.
- 4° **Bord gauche.** Carotide primitive gauche.

OPÉRATION.......
- 1° **Incision.....** Semblable à celle de la ligature de la *carotide primitive gauche*, longeant le bord antérieur du sterno-mastoïdien gauche.
- 2° **Pénétrer.....** Dans la gaine de ce muscle et l'érigner en dehors.
- 3° **Fendre......**
  1. Sur la sonde cannelée le feuillet profond de sa gaine.
  2. L'aponévrose moyenne et le muscle omo-hyoïdien.
- 4° **Récliner....** En dehors le paquet vasculo-nerveux; en dedans le lobe thyroïdien et la trachée. On voit l'œsophage déborder à gauche la trachée; l'attirer, l'inciser sur son bord gauche, non sur sa face antérieure où court le récurrent.
- 5° **Suturer......** La muqueuse à la peau si on veut établir une fistule.
- 6° **Refermer....** La fente œsophagienne, si on a extrait un corps étranger, et drainer la plaie si elle s'est infectée.

---

2. TRACHÉOTOMIE

DÉFINITION...... On entend sous ce terme générique toute opération ayant pour but d'ouvrir un des points du conduit laryngo-trachéal.

INDICATIONS PRINCIPALES....
- 1° **Extraction de corps pathologiques** (polypes).
- 2° **Extraction de corps étrangers.**
- 3° **Entrée permise à l'air** dans les cas d'asphyxie par obstacle laryngé........
  1. Croup.
  2. Œdème glottique.
  3. Polypes.
  4. Cancer.
  5. Syphilis.
  6. Corps étrangers.

DIVISION suivant le lieu où porte l'incision.....
- 1° **Laryngotomie sous-hyoïdienne** (membrane thyro-hyoïdienne).
- 2° **Thyrotomie** (cartilage thyroïde).
- 3° **Laryngotomie crico-thyroïdienne** (membrane crico-thyroïdienne).
- 4° **Crico-trachéotomie** (cricoïde et premiers anneaux de la trachée).
- 5° **Trachéotomie supérieure** (premiers anneaux de la trachée).
- 6° **Trachéotomie inférieure** (du 4e au 7e anneau, au-dessous de l'isthme thyroïde).

CHOIX DU PROCÉDÉ.........
1. Les deux premières opérations n'intéressent que les obstacles sus-glottiques.
2. La troisième est abandonnée, car l'espace est trop restreint pour le passage d'une canule.
3. La quatrième est l'opération de choix chez l'enfant.
4. La cinquième sera préférée chez l'adulte.
5. La sixième, préconisée par Trousseau, est abandonnée, car le voisinage de gros vaisseaux la rend dangereuse.

NOTIONS ANATOMIQUES...

- **Structure du conduit.**
  - 1° Chez l'enfant. — Cartilage cricoïde assez mou, se laisse inciser et écarter; au-dessous, la trachée devient rapidement profonde : donc *crico-trachéotomie.*
  - 2° Chez l'adulte. — Cricoïde dur; trachée plus longue et plus superficielle, donc *trachéotomie supérieure.*

RAPPORTS DE L'ARBRE CRICO-TRACHÉAL (fig. 112).

- **1° En avant.......**
  - **1. Plans superficiels à rencontrer.**
    1. Peau.
    2. Aponévrose superficielle et veines jugulaires antérieures avec leurs anastomoses transversales.
    3. Aponévrose moyenne engainant deux couches musculaires ...
       1. Couche plus superficielle : cléido-hyoïdien.
       2. Couche plus profonde : sterno-thyroïdien.

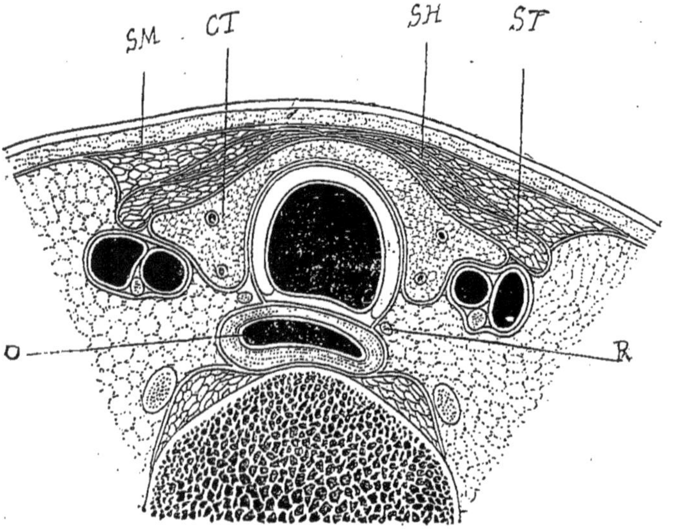

Fig. 112. — Schéma des rapports de la trachée.
T, trachée; CT, corps thyroïde; Œ, œsophage; R, nerf récurrent; SM, sterno-mastoïdien; ST, Sterno-thyroïdien; SH, sterno-hyoïdien.

  - **2. Organes profonds du cou : Isthme du corps thyroïde .....**
    - Du 2e au 4e anneau, donc le 1er et le 2e sont libres.
    1. Au-dessus de lui.... — Artères et veines thyroïdiennes supérieures, qui saigneront dans la crico-trachéotomie et la trachéotomie supérieure.
    2. Au-dessous de lui....
       1. Veines thyroïdiennes inférieures ou jugulaire profonde antérieure de Tillaux.
       2. Veine innominée gauche.
       3. Artère de Neubauer quand elle existe.

       (Ces rapports font abandonner la trachéotomie inférieure.)
- **2° En arrière......** — Œsophage, qu'il ne faudra pas ouvrir.
- **3° Latéralement...** — Rapports moins intéressants : connaître surtout..........
  1. Lobes latéraux du corps thyroïde.....
  2. Carotides primitives et veines jugulaires.
  3. Ganglions lymphatiques....

  — Qui peuvent dévier la trachée et gêner par suite l'opération.

XI

OPÉRATIONS SUR LE THORAX

1. PLEUROTOMIE DANS L'EMPYÈME

DÉFINITION....... Ouverture large de la plèvre, pour donner issue au pus.

INDICATIONS.

- Épanchement purulent constaté
  - 1. Par l'évolution. — Pleurésie métapneumonique par exemple.
  - 2. Par les signes physiques..
    - 1. Œdème de la paroi.
    - 2. Vomique purulente.
  - 3. Par les signes généraux... — Fièvre et signes de suppuration en général.
  - 4. Par la ponction aspiratrice, qui ne sera jamais négligée et permettra de reconnaître.
    - 1. L'existence du pus.
    - 2. Ses variétés microbiennes.
      - 1. Pneumocoque.
      - 2. Streptocoque.
      - 3. Agents de la putréfaction.
      - 4. Bacille de Koch.
  - Elle sera précoce, car l'épanchement agit.........
    - 1. Par obstacle mécanique à la respiration.
    - 2. Par infection totale de l'organisme.

RÈGLES GÉNÉRALES....

- Asepsie : elle doit être absolument rigoureuse et porter sur....
  - 1. Le champ opératoire..
    - 1. Lavé à la brosse et au savon.
    - 2. Dégraissé par l'alcool et l'éther.
  - 2. Les mains du chirurgien, nettoyées de même.
  - 3. Les instruments, stérilisés à l'étuve.

OPÉRATION.

- 1° Position du malade........ — Couché, un peu renversé sur le côté sain, le bras élevé par-dessus la tête, pour ouvrir les espaces intercostaux.
- 2° Point de l'incision.......
  - 1. Pleurésies enkystées : là où les signes physiques révèlent la collection, au point le plus déclive.
  - 2. Pleurésies totales : 7e espace à droite, 8e à gauche sur prolongement du bord postérieur de l'aisselle, devant bord antérieur du muscle grand dorsal.
- 3° Incision de 8 centimètres.. — Au point choisi, au bistouri, parallèle aux côtes.
- 4° Incision des muscles intercostaux .. — En suivant le bord supérieur de la côte inférieure, pour éviter l'artère intercostale, se guider sur l'index gauche introduit dans la plaie.
- 5° Sentir..........
  - Avec l'index gauche la plèvre mise à nu : la ponctionner soit avec le bistouri, soit avec une sonde cannelée, et agrandir transversalement l'ouverture sur une longueur de 4 à 5 centimètres.
  - Le pus coule à flots et par saccades accompagnées en général de quintes de toux ; incliner le sujet du côté malade pour favoriser l'évacuation.
  - On est autorisé à extraire avec le doigt des grumeaux de pus, à effondrer des cloisons fibrineuses.
- 6° Résection primitive sous-périostée.......
  - De quelques centimètres d'une ou deux côtes, au niveau de l'incision, au point déclive de la collection.
  - Elle offre comme avantages.....
    - 1. Une large issue au pus.
    - 2. La facilité de rompre les cloisons intrapleurales.
    - 3. L'efficacité du drainage par deux gros drains qui ne seront plus comprimés par l'imbrication des côtes.
- 7° Lavage immédiat de la plèvre...
  - Il est contre-indiqué si le pus est inodore.
  - S'il est fétide, lavage immédiat abondant avec.
    - 1. Eau bouillie simple.
    - 2. Eau boriquée à 4 p. 100.
    - 3. Solution de chlorure de zinc à 5 ou 6 p. 100.
    - 4. Solution de sublimé à 1 p. 2 000.
- 8° Pansement à la gaze iodoformée....
  - 1. Coucher le malade sur le côté opéré.
  - 2. Soutenir l'état général.

SOINS CONSÉCUTIFS....

- 1° Renouveler le pansement. — Tous les jours, pendant quelque temps, car l'écoulement est abondant.
- 2° S'abstenir des lavages ....
  - 1. Ils empêchent l'accolement des deux plèvres viscérale et pariétale, agent essentiel de la cicatrisation.
  - 2. Ils peuvent introduire des germes étrangers.
  - 3. Ils rompent les capillaires des néomembranes et facilitent l'auto-inoculation des microbes intrapleuraux.

RÉSULTATS.......

- Meilleur pour les épanchements à pneumocoques et à staphylocoques que pour les épanchements staphylococciques, tuberculeux ou putrides.
- La nature de l'agent pathogène est l'élément essentiel du pronostic.

2. THORACOPLASTIE

DÉFINITION....... Opération qui a pour but de combler le vide existant entre la paroi thoracique et le poumon rétracté, en mobilisant la paroi thoracique latérale qui va à la rencontre du poumon pour se souder à lui.

INDICATIONS..... Pleurésies purulentes chroniques, tuberculeuses en général, avec fistule pleuro-cutanée : le poumon est rétracté et immobilisé par une coque épaisse.

OPÉRATION.

- **1° Procédé d'Estlander.** Consiste à désosser une partie plus ou moins grande de la paroi et à la pousser contre le poumon.
  - **1° Incision cutanée...** Et formation d'un lambeau musculo-cutané.
    1. Soit en U à convexité inférieure.
    2. Soit en I dont la branche verticale passe par la fistule avec deux volets latéraux.
  - **2° Résection costale....**
    - **1. Étendue.....** Variable selon dimensions de la poche :
      1. Une ou deux côtes seulement.
      2. Toutes les côtes, sauf les deux premières et la dixième qui, intactes, n'empêchent pas le retrait de la paroi.
      3. En général de la 4ᵉ à la 10ᵉ côte.
    - **2. Ablation de ces côtes...**
      - Dans une étendue transversale allant jusqu'à 10 centimètres.
      - Sans conserver le périoste, car la reproduction osseuse gênerait l'affaissement de la paroi (Estlander conservait le périoste).
      - La côte est attirée, et on coupe aux deux extrémités du tronçon à enlever avec la cisaille costotome dont la pointe mousse est insinuée sous la côte.
      - La première côte enlevée, le reste de l'opération est facile.
  - **3° Suture du lambeau musculo-cutané....**
    - Et drainage par la partie la plus déclive.
    - Estlander laisse la plèvre pariétale adhérente au périoste costal et la pousse au-devant de la plèvre viscérale.
    - Max Schede résèque les muscles intercostaux, le périoste, la plèvre pariétale, et amène la face cruentée des lambeaux au contact du poumon.
- **2° Procédé de Quénu** (fig. 117). **Incision cutanée en H.........**
  - **1. La branche verticale postérieure passe par le bord axillaire de l'omoplate....** De la 4ᵉ à la 10ᵉ côte, résection à l'aide du costotome, sur une longueur de 2 centimètres.

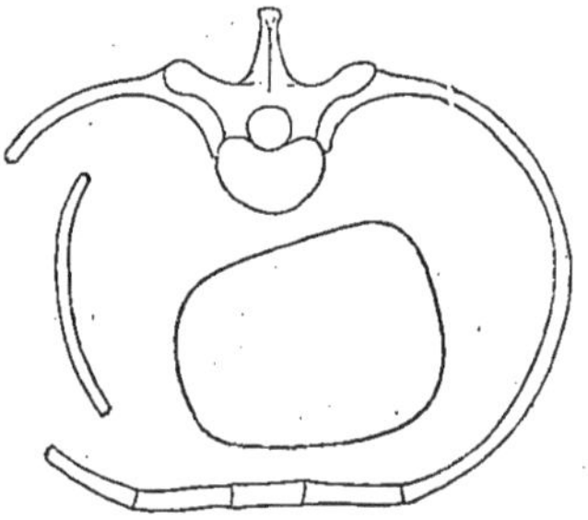

    Fig. 117. — Procédé de Quénu.
  - **2. La branche verticale antérieure passe derrière le mamelon.....** Résection identique à ce niveau, sur les mêmes côtes.
  - **3. La branche horizontale passe par la fistule ....** La côte correspondante est enlevée.
  - **4. Entre les deux lignes de résections costales....** La paroi s'enfonce au-devant du poumon.
  - **5. Les trois incisions sont suturées..** Un gros drain au siège de la fistule, un autre à la partie la plus déclive de l'incision postérieure.

3. ABLATION DU SEIN

INDICATIONS OPÉRATOIRES. — Tumeur maligne dont le diagnostic est sûrement posé.

CONTRE-INDICATIONS A L'OPÉRATION..

1. Tumeur squirreuse, à marche lente, chez une femme très âgée.
2. Squirre pustuleux, à foyers disséminés et multiples (trop étendu).
3. Cancer en cuirasse (trop étendu).
4. Envahissement du squelette thoracique.
5. Envahissement des ganglions sus-claviculaires en traînée.
6. Généralisation au foie, poumon, plèvre, etc.

OPÉRATION.......

- **1° Règles générales..** — L'ablation doit être large, aller au delà du mal pour atteindre et dépasser les fusées néoplasiques inaccessibles à l'œil et au doigt.
- **2° Incision cutanée....** — Par deux lignes courbes circonscrivant la mamelle, dépassant largement le mal, sans se soucier du peu de possibilité de la suture.
- **3° Ablation de la glande...**
  - La détacher du tissu cellulaire péri mammaire et sous-mammaire; procéder de bas en haut pour ne pas être gêné par le sang.
  - *Règles*..........
    1. La glande sera toujours enlevée en totalité, quelque petit que soit le nodule cancéreux.
    2. Le mamelon sera toujours enlevé.
    3. Le tissu celluleux rétro mammaire et l'aponévrose du grand pectoral seront toujours enlevés, car là est le nid des lymphatiques, siège de la récidive.
- **4° Le muscle grand pectoral sera enlevé** (Heidenhain).
  1. En partie, dans ses couches superficielles, si le cancer est mobile.
  2. En totalité, si le cancer est adhérent, en rasant jusqu'aux côtes et cartilages.
- **5° Ablation des ganglions de l'aisselle....**
  - *Même s'ils paraissent sains*, et du tissu cellulaire qui remplit l'aisselle.
  - *Vider l'aisselle toujours et complètement*.
    1. Éviter d'intéresser la veine axillaire.
    2. Attirer au besoin les ganglions sus-claviculaires par-dessous la clavicule.
    3. Savoir que les ganglions du côté opposé peuvent être envahis.
- **6° Suturer la peau.......** — Si cela est possible; aider le rapprochement en décollant au doigt ou au bistouri et en mobilisant la peau dans le voisinage de l'incision. Si la peau manque, panser à plat et laisser la plaie se fermer par bourgeonnement.
- **7° Drainer.....** — A la partie la plus déclive.
- **8° Pansement..** — Aseptique ou antiseptique selon le cas.
- **9° Bandage compressif.**

XII

OPÉRATIONS SUR L'ABDOMEN

1. LAPAROTOMIE

DÉFINITION....... Opération qui a pour but d'ouvrir la paroi abdominale antérieure jusqu'au péritoine inclusivement, en vue de ....

1. L'exploration des organes abdominaux.
2. L'intervention pour une lésion organique, inflammatoire ou traumatique de ces viscères.

INDICATIONS .... Multiples et aussi variées que ces lésions elles-mêmes.

SOINS PRÉLIMINAIRES.

- 1° **A distance**..
  1. Diagnostic exact de la nature et du siège de a lésion autant que possible.
  2. Purgatif la veille et lavement le matin même.
  3. Bains savonneux et injections vaginales, s'il s'agit d'opération sur les organes génitaux de la femme.
  4. Lavage soigné de la peau et occlusion sous un pansement aseptique.
- 2° **Immédiats** .. En vue d'obtenir l'asepsie la plus rigoureuse, qui rend la laparotomie inoffensive.
  - **Mains des aides et de l'opérateur.**
    1. Savonnage à l'eau chaude et brossage des ongles, surtout, pendant cinq minutes.
    2. Décapage par l'alcool à 90° et la brosse si l'on a manié des produits septiques : l'opérateur et les aides doivent s'en abstenir autant que possible.
    3. Passer les mains dans une solution forte de permanganate de potasse : puis dans une solution de bisulfite de soude qui décolore; puis dans le sublimé au millième, au moment d'opérer. on peut s'en passer.

INSTRUMENTS... Stérilisés à l'étuve, ou par un flambage à l'alcool dans une cuvette; le plat qui les contiendra sera stérilisé; ils y seront à sec, ou dans une solution d'eau chloroformée, d'acide phénique à 2 p. 100, dans de l'eau bouillie simplement, etc.

CHAMP OPÉRATOIRE...

- Paroi abdominale...
  1. Raser les régions velues.
  2. Savonner à l'eau chaude, et à la brosse, surtout l'ombilic qu'il est bon de retrousser en dehors avec une pince; le faire largement, en dépassant largement le champ opératoire.
  3. Dégraisser à l'éther, puis à l'alcool à 90°.
  4. Passer quelques tampons trempés dans le sublimé : pas indispensable.
  5. Garnir de compresses aseptiques le champ opératoire : elles recouvrent largement le malade, la table, et ne laissent à découvert que l'endroit où portera l'action.

OPÉRATION.

- **1° Incision**........
  - **1° Siège**........
    - **1. De nécessité.** — En un point quelconque de l'abdomen, selon le siège du mal, occupant :
      1. Le rebord des fosses côtes droites (vésicule biliaire).
      2. Le rebord des fausses côtes gauches (estomac).
      3. La fosse iliaque droite (appendice).
      4. La fosse iliaque gauche (S iliaque).
    - **2. De choix**..... — La ligne médiane, sus-ombilicale quelquefois, sous-ombilicale en général; pouvant remonter au-dessus de l'ombilic en suivant son bord gauche (veine ombilicale est à droite).
  - **2° Intéressant**..
    1. La peau.
    2. Le tissu cellulaire sous-cutané (peu de vaisseaux).
    3. L'aponévrose de la ligne blanche .... — On entre, en général, dans la gaine d'un des muscles droits et on a à ouvrir ses deux feuillets aponévrotiques.
    4. Le péritoine.. — Qu'on soulève, on fait une petite boutonnière, on introduit deux doigts et on incise sur eux. On applique aussitôt des compresses aseptiques sur les côtés de l'incision; une autre couvre, refoule les intestins.
- **2° Position de Trendelenburg.** — Déclive, si on opère dans le pelvis.
- **3° Manœuvres**..... — Variables avec l'opération à accomplir.
- **4° Lavage du péritoine**...... — Avec de l'eau bouillie, s'il a été souillé, non dans le cas contraire.
- **5° Drainage** .... — S'il y a eu souillure :
  1. Par la voie vaginale.
  2. Par la voie abdominale.
     1. Drain en caoutchouc.
     2. Drainage à la Mickulicz.
- **6° Sutures**.........
  - **1° Du péritoine.** — D'abord, en surget, au catgut.
  - **2° Des muscles et des aponévroses .** — A la soie ou au catgut, en surget de préférence.
  - **3° De la peau**... — Avec des crins de Florence, points séparés.
- **7° Pansement**.....
  - **1° Aseptique**.... — Compresses bouillies, ouate stérilisée, compression modérée.
  - **2° Antiseptique.** — Iodoforme, salol, etc. (selon le cas).

XIII

OPÉRATIONS SUR L'ESTOMAC

1. GASTROSTOMIE

DÉFINITION.......
- Opération qui établit une bouche alimentaire stomacale.
- La gastrotomie, elle, ouvre seulement l'estomac pour en extraire un corps étranger ou pour l'explorer.

INDICATIONS......
- L'œsophage imperméable.
  - 1. Cancer.
  - 2. Rétrécissement cicatriciel ou inflammatoire.

MANUEL OPÉRATOIRE (Procédé de Terrier).
- 1° Laparotomie.
  - 1. Médiane, au-dessous de l'appendice xiphoïde (Delagénière, Doyen).
  - 2. Parallèle au rebord gauche des fausses côtes (Labbé).
  - 3. Sur le bord externe du muscle droit, du côté gauche (Doyen).
- 2° Recherche de l'estomac...
  - Facile.
  - L'attirer au dehors, surtout par sa face antérieure, au niveau de la petite tubérosité.
- 3° Suture séro-séreuse (fig. 118)...
  - Au catgut ou à la soie.
  - En points séparés ou en surjet.
  - Unissant le péritoine pariétal au péritoine viscéral (traverser la séreuse et la musculeuse, non la muqueuse).
  - La cavité péritonéale est absolument close et la paroi stomacale fait saillie au milieu de la plaie.
- 4° Ouverture de l'estomac, à ce niveau..
  - 1. Aussi petite que possible.
  - 2. Parallèle à l'incision cutanée.
  - 3. Au bistouri.
  - 4. En évitant les gros vaisseaux gastriques.
  - 5. La muqueuse rouge fait saillie par les lèvres de l'incision.
- 5° Suture muco-cutanée
  - A la soie.
  - Prenant d'une part les trois couches de l'estomac au niveau de son incision, d'autre part la peau de la plaie pariétale ; de telle sorte que la muqueuse se continue avec la peau et fait légère issue au dehors.
- 6° Pansement ..
  - A la gaze stérilisée et saupoudrer au carbonate de magnésie qui neutralise le suc gastrique.

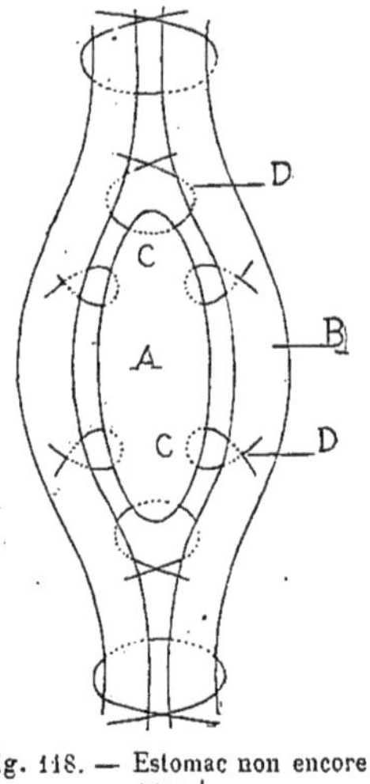

Fig. 118. — Estomac non encore ouvert.

A, paroi stomacale ; BB, paroi abdominale sectionnée ; *a*, fils passés dans la séreuse gastrique et dans la musculeuse ; DD, mêmes fils noués dans l'épaisseur de la paroi abdominale ; EE, fils fermant la plaie pariétale.

RÉGIME ....
- Alimenter à l'aide d'une sonde.
- *N. B.* — Le procédé de Villar creuse un trajet, un œsophage miniature dans la paroi abdominale pour éviter le reflux des aliments dans le vomissement.

2. GASTRO-ENTÉROSTOMIE

DÉFINITION ...... Opération qui anastomose l'estomac avec l'intestin en cas de sténose pylorique.

INDICATIONS..... Sténose pylorique ....
- 1. Cancer.
- 2. Rétrécissement.

OPÉRATION.

- 1° **Laparotomie**.... Médiane, sous l'appendice xiphoïde, longue de 12-15 centimètres.
- 2° **Recherche de l'estomac**... On peut choisir indifféremment la face antérieure ou la postérieure.
- 3° **Recherche de la première portion de jéjunum**.......
  - 1. Effondrer avec les doigts l'épiploon gastro-côlique.
  - 2. Puis le méso-côlon transverse.
  - 3. Au-dessous du côlon transverse, sentir battre l'artère mésentérique : l'origine de l'intestin grêle mobile est à sa gauche.
- 4° **Établissement de l'anastomose.** Plusieurs procédés.
  - 1° Procédé de Terrier..
    - Opérer en dehors de la cavité péritonéale.
    - Ouvrir le tube digestif le plus tard possible pour éviter l'infection.
    - 1° **Suture séro-séreuse postérieure**.. A points séparés, noués immédiatement, traversant sur l'intestin et l'estomac séreuse et musculeuse.
    - 2° **Suture séro-séreuse antérieure**.. D'attente ; les fils sont passés de même, mais non serrés et écartés pour permettre de continuer l'opération.
    - 3° **Ouvertures du tube digestif**..... Au bistouri, longues de 3 à 4 centimètres, portant sur l'estomac et le jéjunum.
    - 4° **Suture des muqueuses gastrique et intestinale** En commençant en arrière, finissant en avant.
    - 5° **Serrer**....... Les points d'attente de la suture séro-séreuse antérieure.
  - 2° Procédé de Chaput (fig. 119).... Choisir de préférence la face postérieure des viscères. L'incision des viscères n'est pas linéaire, mais en forme

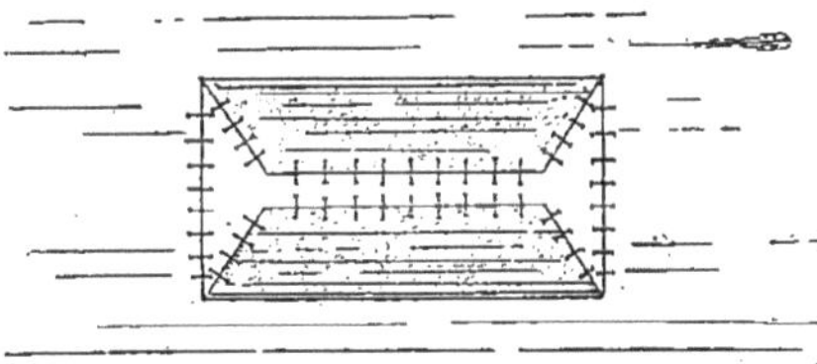

    Fig. 119. — Gastro-entérostomie valvulaire, vue d'en haut par l'estomac.

    de H donnant deux volets ; il suture de même les trois bords qui en résultent et il obtient : un orifice plus large de communication, une valvule s'opposant au reflux des matières de l'intestin dans l'estomac.
  - 3° Procédé de Murphy. Emploie son bouton anastomotique qui juxtapose les deux viscères, tombe après sphacèle partiel de leurs parois dans l'intestin et est rendu dans les garde-robes.
- 5° **Fermeture du ventre**..... Comme dans toute laparotomie.
- 6° **Soins consécutifs**....
  - 1. Diète deux jours.
  - 2. Lait et liquide au 3e jour.
  - 3. Aliments solides le 15e jour.

XIV

OPÉRATIONS SUR LES VOIES BILIAIRES

1. GÉNÉRALITÉS

DÉFINITION. — Les voies biliaires sont les conduits excréteurs de la bile.

CONSTITUTION GÉNÉRALE.
1. Canal hépatique, unique ou double :
   1. Un droit.
   2. Un gauche.
2. Canal cystique.
3. Vésicule biliaire.
4. Canal cholédoque, finissant à l'ampoule de Vater.

DIMENSIONS.
1. Canal hépatique :
   1. Longueur : 1 à 3 centimètres.
   2. Diamètre : 3 millimètres.
2. Canal cystique :
   1. Longueur : 2 à 3 centimètres.
   2. Diamètre : 3 millimètres.
3. Vésicule biliaire :
   1. Longueur : 12 centimètres.
   2. Largeur et hauteur : 4 à 5 centimètres.
4. Canal cholédoque :
   1. Longueur : 12 à 15 centimètres.
   2. Diamètre : 5 centimètres.

RAPPORTS CHIRURGICAUX (fig. 120 et 121).

- **1° Canal hépatique.** — Perdu en plein hile du foie avec les ramifications portes et de l'artère hépatique.
- **2° Canal cystique.** — De même.
- **3° Vésicule biliaire. Elle répond :**
  - **1° Par son fond.** — A la paroi abdominale antérieure, avec ou sans interposition du bord antérieur du foie, en un point situé au bord externe du muscle droit du côté droit, à la hauteur de la 10ᵉ côte ; ce fond est complètement recouvert par le péritoine et il est mobile.
  - **2° Par son corps.**
    1. Face supérieure, au foie, sans péritoine interposé.

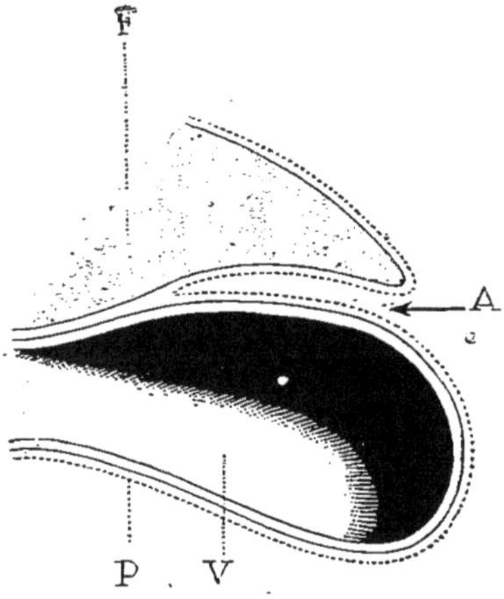

Fig. 120. — Coupe antéro-postérieure de la vésicule. — Ses rapports avec le foie et le péritoine. — F, foie ; V, vésicule ; P, péritoine ; A, angle hépato-cystique.

    2. Face inférieure recouverte par le péritoine et d'avant en arrière :
       1. Côlon transverse.
       2. Duodénum (1re partie) ou pylore, ou petite tubérosité de l'estomac.
       3. Épiploon duodéno-hépatique.
  - **3° Par son col.**
    1. En haut, au hile du foie avec son contenu.
    2. En bas, à l'hiatus de Winslow.
    3. A gauche, à un ganglion lymphatique pouvant le comprimer.

RAPPORTS CHIRURGICAUX (*Suite*).

4° Cholédoque.....

Présente, d'après son trajet, trois portions :

1° Intra-péritonéale (fig. 122).... — Dans l'épiploon duodéno-hépatique où il est à droite de la veine porte et de l'artère hépatique, en avant de

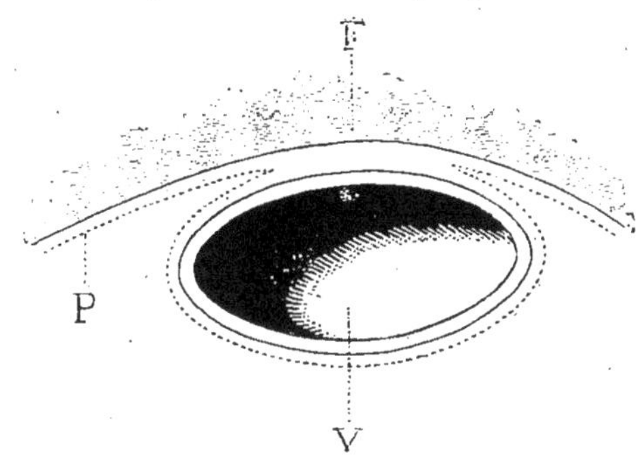

Fig. 121. — Coupe vertico-transversale de la vésicule au niveau du corps. Rapports avec le foie, adhérence intime ; le péritoine forme deux angles hépato-cystiques latéraux.

l'hiatus de Winslow qui est un point de repère pour la recherche de cet organe.

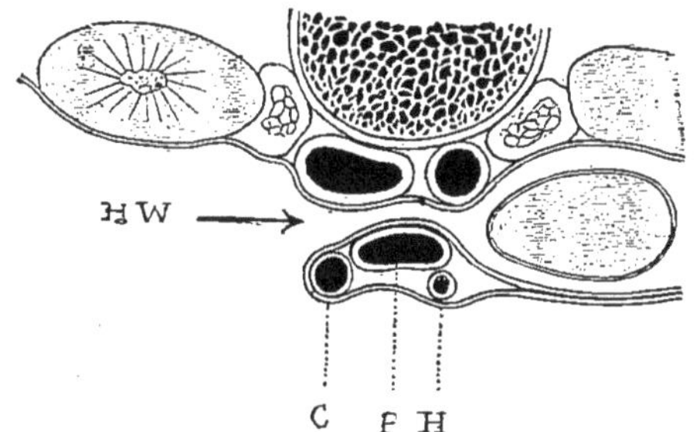

Fig. 122. — Coupe horizontale de l'épiploon duodéno-hépatique. — HW, hiatus de Winslow ; C, cholédoque ; P, veine porte ; H, artère hépatique.

2° Rétro-duodénale.. — Derrière la 1re portion du duodénum (portion fixe), sur la colonne vertébrale, à gauche de la veine cave.

3° Intra-pancréatique ou sous-duodénale.. — Derrière la 2e portion du duodénum, dans le pancréas qui lui forme une gouttière ou un tunnel complet.

N. B. La 1re portion peut être atteinte par laparotomie simple, la 2e est inaccessible ; la 3e est accessible à travers le duodénum.

CONFIGURATION INTÉRIEURE...

1° Canal hépatique.. — Lisse et uni.

2° Canal cystique.... — Présente des valvules (de Heisster) qui, inégalement superposées, permettent le cours de la bile, mais empêchent le cathétérisme par une sonde.

3° Vésicule..... — Présente des plis, excepté là où un calcul a longtemps séjourné.

4° Cholédoque.. — Est lisse.

2. CHOLÉCYSTOSTOMIE

DÉFINITION..... A pour but de créer une ouverture persistante de la vésicule, permettant l'écoulement de la bile au dehors, de créer une fistule bilio-cutanée.

INDICATIONS.....
1. Oblitération du cholédoque et rétention biliaire.
2. Oblitération du cystique avec hydropisie ou empyème de la vésicule.
3. Calcul de la vésicule avec friabilité de ses parois ne permettant pas la suture.

PROCÉDÉS OPÉRATOIRES.

- 1° **Cholécystostomie en deux temps**.........
  - 1er **temps**......
    - 1° **Incision de la paroi abdominale, péritoine compris**....
      1. Médiane et sus-ombilicale, verticale.
      2. Au niveau du fond de la vésicule et verticale (Voy. *Rapports*).
      3. Parallèle aux fausses côtes droites.
    - 2° **Reconnaître**. Et fixer la vésicule aux bords de la plaie abdominale : les fils ne traverseront pas la muqueuse de la vésicule.
    - 3° **Pansement**.
  - 2e **temps**....... **Ouverture**...... De la vésicule, après trois à huit jours, au bistouri ou au thermocautère.
- 2° **Cholécystostomie en un temps**.........
  - 1° **Procédé à incision première et fixation dernière**.....
    - 1° **Incision**..... De la paroi abdominale et du péritoine.
    - 2° **Recherche**... Ponction aspiratrice de la vésicule, ouverture au niveau de son fond ; extraction des calculs.
    - 3° **Attirer**....... Et suturer la vésicule au niveau de la plaie : par un plan séro-séreux (péritoine pariétal et viscéral) et un plan muco-cutané.
  - 2° **Procédé à fixation première et incision dernière**.....
    - 1° **Incision**..... De la paroi.
    - 2° **Recherche**... Et fixation de la vésicule à la plaie, les fils n'intéressant pas la muqueuse pour éviter l'issue de la bile.
    - 3° **Ouverture**... De la vésicule.

---

3. CHOLÉCYSTOTOMIE OU TAILLE BILIAIRE

DÉFINITION....... A pour but d'ouvrir la vésicule biliaire pour y manœuvrer et de la refermer ensuite.

INDICATIONS..... Lithiase vésiculaire.

CONDITIONS......
1. Perméabilité des canaux cholédoque et cystique.
2. Intégrité et résistance suffisante des parois vésiculaires.

PROCÉDÉS OPÉRATOIRES.

- 1° **A sutures perdues intra-pariétales**.....
  - 1° **Incision**..... De la paroi, comme ci-dessus.
  - 2° **Recherche**... Et fixation de la vésicule au péritoine de la plaie pariétale qui est ainsi fermée.
  - 3° **Ouverture**... De la vésicule, son contenu ne pouvant ainsi souiller le péritoine ; extraction et broiement des calculs.
  - 4° **Suture**.......
    1. De l'incision vésiculaire qui est extrapéritonéale.
    2. Des parois abdominales musculo-cutanées par-dessus ; mettre un drain ; si la suture cède, la bile s'épanchera sous la peau, en dehors du péritoine.
- 2° **A sutures perdues intra péritonéales.**
  - 1° **Incision pariétale.**
  - 2° **Recherche de la vésicule**.. L'attirer au dehors.
  - 3° **L'ouvrir**..... Et manœuvrer.
  - 4° **Suture des parois vésiculaires**.
    1. En trois plans : muqueux, musculeux, séreux.
    2. En deux plans : musculo-muqueux, séreux.
  - 5° **Réduire**...... La vésicule dans l'abdomen.
  - 6° **Suture**...... De la paroi abdominale.
  - *N. B.* — Il faut que les parois de la vésicule soient saines et résistantes.

---

4. CHOLÉCYSTECTOMIE

DÉFINITION .... Extirpation de la vésicule biliaire.

INDICATIONS .....

1. La vésicule n'est pas indispensable à la vie; prouvé par.......
   1. Anatomie comparée.
   2. Physiologie expérimentale.
   3. Chirurgie pratique.
2. Altération des parois vésiculaires empêchant la suture après perforation traumatique, typhique, calculeuse.
3. Tumeur maligne solide.
4. Tumeur liquide avec altération des parois.
5. Fistules biliaires avec parois friables.
6. Coliques hépatiques rebelles.

N. B. — Le cholédoque doit être perméable.

MANUEL OPÉRATOIRE.

- 1° Incision abdominale.... Variable selon la situation de la vésicule.
- 2° Recherche et exploration de la vésicule. S'assurer de l'état de ses parois, de la perméabilité du cholédoque.
- 3° Libérer la vésicule.......
  1. De ses adhérences normales au foie, en haut; l'hémorragie veineuse est arrêtée surtout par le thermocautère.
  2. De ses adhérences pathologiques en bas avec...
     1. Le côlon transverse.
     2. Le duodénum, le pylore, l'estomac.
     3. Le rein droit.
- 4° Vider la vésicule. Par une ponction, par crainte d'une rupture.
- 5° Isolement ...... Du cystique, très près du cholédoque, en évitant d'enserrer les organes du hile; 2e ligature au-dessous de la précédente.
- 6° Sectionner ..... Entre les deux ligatures et toucher le moignon cystique avec le thermocautère ou l'acide phénique fort.
- 7° Drainer......... Le moignon cystique par un drain entouré de mèches iodoformées et préparer un trajet à la suppuration qui pourrait se produire en suturant au péritoine pariétal le bord droit du grand épiploon, des ligaments cystico-rénal et cystico-côlique.
- 8° Suture.......... De la paroi abdominale, laissant passer le drain et les mèches.

ACCIDENTS........ Rupture de la vésicule par suite de sa friabilité et des tractions de l'opérateur.

---

5. CHOLÉDOCHOTOMIE

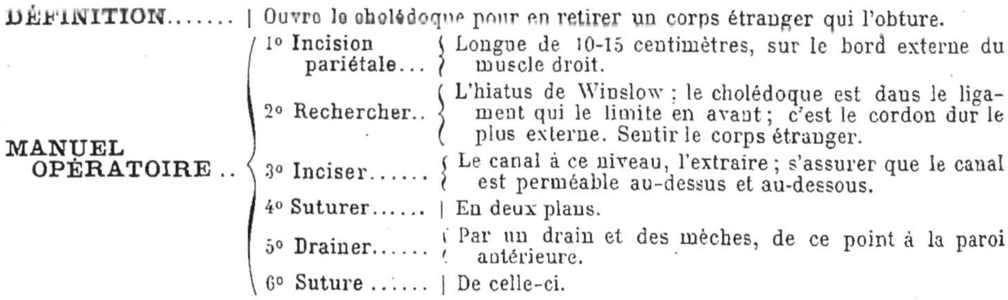

DÉFINITION....... Ouvre le cholédoque pour en retirer un corps étranger qui l'obture.

MANUEL OPÉRATOIRE ..

- 1° Incision pariétale... Longue de 10-15 centimètres, sur le bord externe du muscle droit.
- 2° Rechercher.. L'hiatus de Winslow; le cholédoque est dans le ligament qui le limite en avant; c'est le cordon dur le plus externe. Sentir le corps étranger.
- 3° Inciser...... Le canal à ce niveau, l'extraire; s'assurer que le canal est perméable au-dessus et au-dessous.
- 4° Suturer...... En deux plans.
- 5° Drainer...... Par un drain et des mèches, de ce point à la paroi antérieure.
- 6° Suture ...... De celle-ci.

6. CHOLÉCYSTENTÉROSTOMIE

INDICATIONS.....
- A pour but d'aboucher la vésicule biliaire avec l'intestin.
- Occlusion du cholédoque due à ....
  - 1. Rétrécissement inflammatoire.
  - 2. Obstruction par calcul, hydatide, etc.
  - 3. Compression, par cancer du pancréas surtout.

CONDITIONS.......
- 1. Perméabilité du canal cystique.
- 2. Solidité des parois de la vésicule.

PROCÉDÉS OPÉRATOIRES.

- 1° Cholécysto-duodénostomie (Terrier)........
  - **1° Incision......** De la paroi abdominale, médiane, sus-ombilicale.
  - **2° Recherche...** De la vésicule, la vider avec l'aspirateur, l'attirer au dehors, surtout par son fond qui est mobile.
  - **3° Rechercher..** Et attirer la première portion du duodénum.
  - **4° Aboucher la vésicule au duodénum..**
    - 1. Appliquer la paroi postérieure de la vésicule sur la face antérieure du duodénum.
    - 2. Suturer en arrière, sur les côtés, en plaçant des fils qui traversent deux fois en ressortant deux fois les tuniques vésiculaire et intestinale, de sorte que, quand on serre, leurs surfaces s'adossent suivant une certaine étendue.
    - 3. Placer en avant un dernier point en bourse qu'on ne serre pas, mais avant on incise avec un fin bistouri la vésicule et l'intestin; on met un drain pour empêcher que la communication ne se ferme et on serre le dernier point : on évite ainsi la souillure du péritoine.
  - **5° Suture.......** De la paroi abdominale.
- 2° Cholécysto-jéjunostomie...
  - **1° Inciser la paroi.**
  - **2° Rechercher..** La vésicule et l'attirer; attirer de même la première partie du jéjunum, au voisinage de l'angle duodéno-jéjunal.
  - **3° Aboucher les deux viscères.**
    - 1. Par le bouton de Murphy.
    - 2. Par les plaques de Senn.
    - 3. Par la double boutonnière : incision longitudinale des deux parois et suture en deux plans..............
      - 1. Musculo-muqueux.
      - 2. Séro-séreux.

---

7. DUODÉNOSTOMIE

DÉFINITION....... Ouvre le duodénum, dans la portion sus-méso-côlique de sa 2e portion, pour enlever un corps étranger de l'ampoule de Vater ou de la portion rétroduodénale et pancréatique du cholédoque.

MANUEL OPÉRATOIRE...
- **1° Incision.....** Sur le bord externe du muscle droit.
- **2° Recherche...** Du duodénum.
- **3° Incision.....** Verticale sur le milieu de sa face antérieure, au-dessus du méso-côlon.
- **4° Recherche ..** De l'ampoule ; enlever le corps étranger, s'assurer que le canal est perméable au-dessus.
- **5° Suture ......** Du duodénum en deux plans : musculo-muqueux, séro-séreux.
- **6° Drainer.**
- **7° Suture de la paroi.**
- *N. B.* — Si l'obstacle siège au-dessus de l'ampoule, inciser la paroi postérieure du duodénum, le cholédoque ; ôter le corps étranger : suturer le cholédoque, les deux plaies duodénales, comme il a été dit.

XV

OPÉRATIONS SUR L'INTESTIN

1. ENTÉROTOMIE OU TAILLE INTESTINALE

DÉFINITION....... Ouverture de l'intestin dans le but d'intervenir dans sa lumière.

INDICATIONS...... Corps étrangers de l'intestin...
- 1. Venus du dehors, par le pylore, par l'anus.
- 2. Formés dans l'organisme (calculs biliaires surtout).

OPÉRATION.......
- 1° **Laparotomie.** Médiane, sous-ombilicale.
- 2° **Recherche**... De l'anse malade.
- 3° **Incision**..... Longitudinale au niveau du corps étranger.
- 4° **Extraction**.. De celui-ci.
- 5° **Suture**....... En deux plans, à la soie fine, en surjet.........
  - 1. **Premier plan.** Intéressant à la fois la musculeuse et la séreuse.
  - 2. **Deuxième plan**....... En dehors du précédent, n'intéressant que la séreuse : adossement séro-séreux.

2. ENTÉROSTOMIE

DÉFINITION....... A pour but de fixer une anse d'intestin à la paroi abdominale et de l'inciser pour donner cours aux matières fécales.

DIVISION.......... Selon le siège, on doit l'appeler :
- 1. **Jéjunostomie.**
- 2. **Iléostomie.**
- 3. **Colostomie**...
  - 1. Anus cæcal.
  - 2. Anus lombaire droit (côlon ascendant).
  - 3. Anus lombaire gauche (côlon descendant).
  - 4. Anus iliaque (côlon ilio-pelvien).

INDICATIONS.....
Tout obstacle insurmontable au cours des matières : le siège de l'obstacle commande le siège de l'entérostomie qui portera de préférence sur le gros intestin.
- 1° **Cancer ou rétrécissement du rectum**.... Anus iliaque gauche (Littre). L'S iliaque est mobile, suspendu au méso-côlon ilio-pelvien et facilement attiré au contact de la paroi abdominale antérieure (fig. 123).

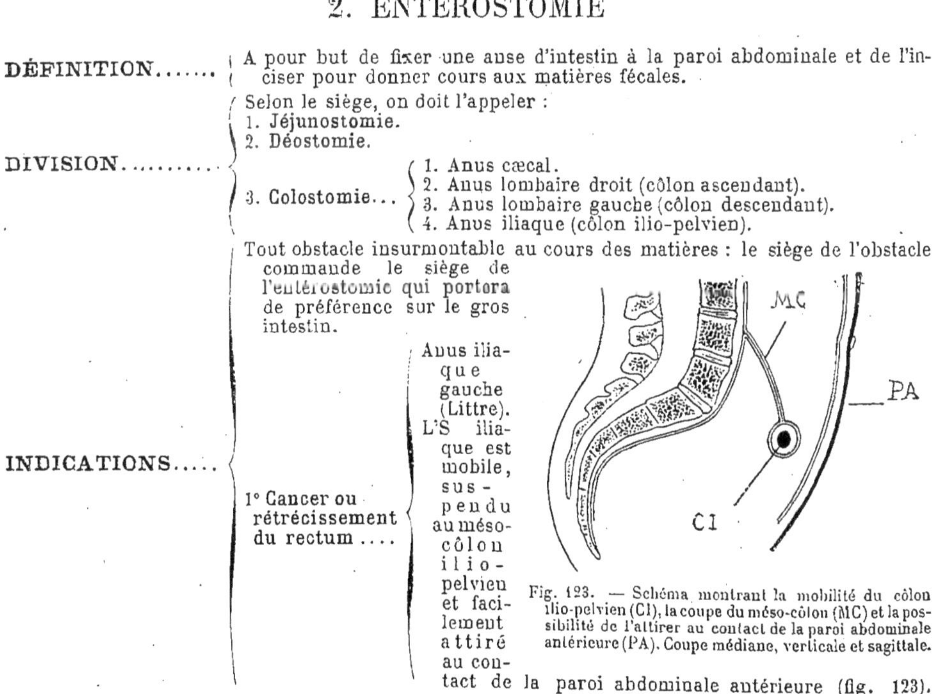

Fig. 123. — Schéma montrant la mobilité du côlon ilio-pelvien (CI), la coupe du méso-côlon (MC) et la possibilité de l'attirer au contact de la paroi abdominale antérieure (PA). Coupe médiane, verticale et sagittale.

INDICATIONS (*Suite*).........

- 2° **Cancer de l'S iliaque**.....
  - Anus lombaire gauche (Amussat).
  - Le côlon descendant est appliqué par le péritoine sur la paroi abdominale postérieure (fig. 124) : c'est par la face postérieure du côlon qu'on l'obtient, sans danger de souiller le péritoine.

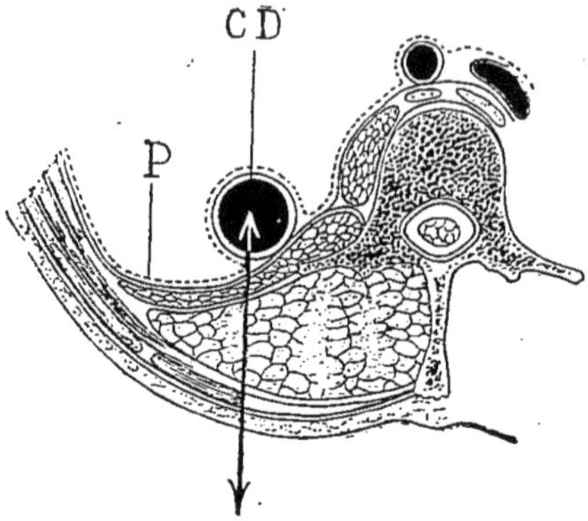

Fig. 124. — Schéma montrant le côlon descendant appliqué sur le péritoine (P) contre la paroi abdominale postérieure. La flèche indique la voie suivie pour la création de l'anus lombaire par le procédé d'Amussat.

- 3° **Cancer du côlon transverse ou ascendant**....
  - Anus cæcal.
  - Le cæcum est mobile et peut être facilement amené au contact de la paroi abdominale antérieure dans la fosse iliaque droite.
- 4° **Cancer du cæcum**......
  - Iléostomie au voisinage de la fin de l'iléon.

MANUEL OPÉRATOIRE.

- 1° **Incision abdominale**....
  - De siège variable......
    1. Médiane et sous-ombilicale : iléostomie.
    2. Iliaque droite : anus cæcal.
    3. Lombaire gauche : anus lombaire.
    4. Iliaque gauche : anus iliaque gauche.
- 2° **Recherche**......
  - De l'anse au-dessus de l'obstacle.
- 3° **Attraction**......
  - De cette anse dans la plaie.
- 4° **Fixation** (fig. 125).......
  - De l'anse par six points séro-séreux, intéressant la séreuse viscérale et la séreuse pariétale.....
    1. Un point à chaque angle de la plaie.
    2. Deux points sur chaque lèvre de l'incision pariétale.
  - Réduire les dimensions de la plaie abdominale à 3 ou 4 centimètres.
- 5° **Ouverture de l'intestin**......
  - Peut être :
  - 1. *Immédiate*...
    - Dans les cas urgents.
    - Faite au bistouri.
    - Longitudinale, par rapport à l'intestin.
    - Donnant issue immédiate aux matières.
    - Suivie d'une suture muco-cutanée.
  - 2. *Retardée*.....
    - Dans les cas moins pressés.
    - Permettant aux adhérences de se former.
    - Suivant de un à quatre ou cinq jours la laparotomie.
    - Faite au bistouri ou au thermocautère.

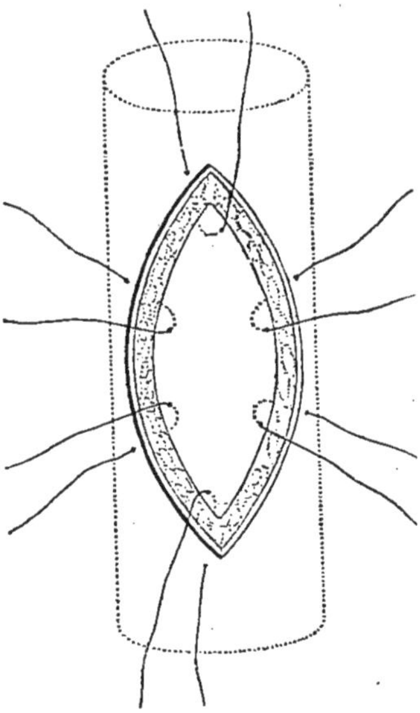

Fig. 125. — Entérostomie. Fixation de l'anse intestinale à la paroi.

3. ENTÉRO-ANASTOMOSE

DÉFINITION....... A pour but de faire communiquer deux anses qui sont l'une au-dessus, l'autre au-dessous d'un obstacle.

DIVISION........... Selon le nom des deux anses qu'elle abouche ensemble, on l'appelle......
1. *Iléo-iléostomie*, iléon avec iléon.
2. *Iléo-colostomie*, iléon avec côlon.
3. *Colo-colostomie*, côlon avec lui-même.
4. *Colo-rectostomie*, côlon avec rectum.

INDICATIONS.....
1. Rétrécissement et cancer de l'intestin surtout.
2. Anus contre nature.

MANUEL OPÉRATOIRE.

Quatre procédés spéciaux........
1. Plaques d'os décalcifiés (Senn).
2. Bouton métallique (Murphy).
3. Sutures (Wölfler).
4. Pince (Chaput).

1° Procédé de Senn.

On a deux plaques d'os décalcifié, ovalaires, peu épaisses (fig. 126), présentant un trou égal au tiers de leur diamètre; portant quatre fils doubles de soie, implantés près de l'orifice, dont les deux situés dans le petit axe sont armés d'une aiguille fine.

1° Laparotomie.

2° Recherche... Et attraction dans la plaie des deux anses intestinales.

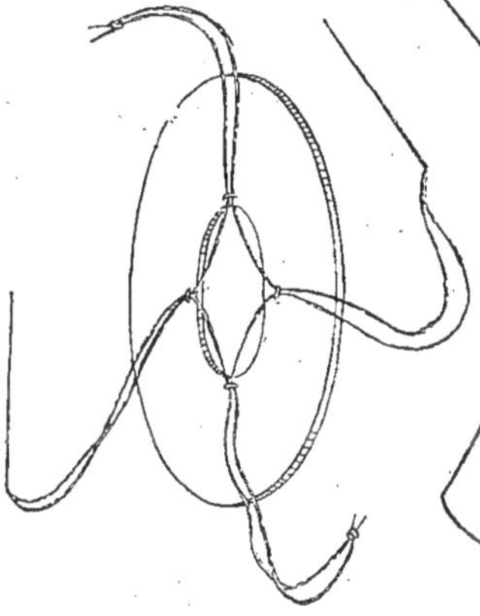

Fig. 126 — Plaque de Senn.

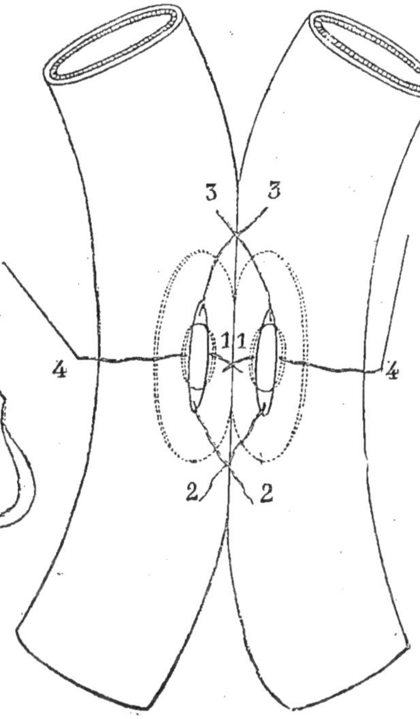

Fig. 127. — Anses intestinales.

3° Vider........
- L'une par pression digitale de son contenu.
- Faire un orifice de 3 centimètres environ.
- Glisser la plaque dans sa lumière.
- L'appliquer de sorte qu'elle couvre la plaie.
- Passer à travers les parois intestinales les deux fils munis d'une aiguille.
- Attirer les deux autres dans les commissures de la plaie.

4° Opérer de même...... Pour la deuxième anse (fig. 127).

5° Scarifier..... Ou gratter légèrement la séreuse pour provoquer les adhérences.

6° Serrer.......
- Modérément les fils latéraux (situés dans le petit axe) postérieurs (1, 1).
- Puis les fils terminaux (situés dans le grand diamètre) (2,2-3,3).
- Puis les fils latéraux antérieurs (4,4).

7° Faire........ Autour des plaques un rang en surjet de sutures séro-séreuses à la soie fine.

8° Réduire...... L'anse dans l'abdomen.

Les plaques apparaissent dans les selles, du huitième au quinzième jour

MANUEL OPÉRATOIRE (*Suite*).

2° Procédé de Murphy.......

On a le bouton de Murphy (fig. 128), formé de deux pièces qui présentent chacune, comme un champignon, un chapeau et un pédicule, mais percés d'un canal central. Le tube de la pièce mâle peut entrer dans celui de la pièce femelle, et il présente deux petits crochets munis d'un ressort, qui permettent à la pièce mâle d'entrer dans la pièce femelle, non d'en ressortir, car ils sont arrêtés par un pas de vis creux de la pièce femelle. Le pourtour du chapeau mâle présente une rainure dans laquelle est reçu le pourtour simple et mousse du chapeau femelle.

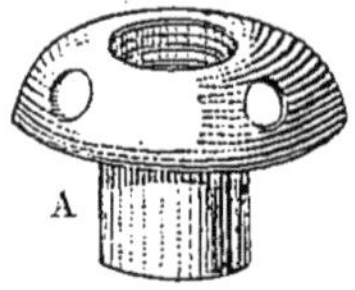

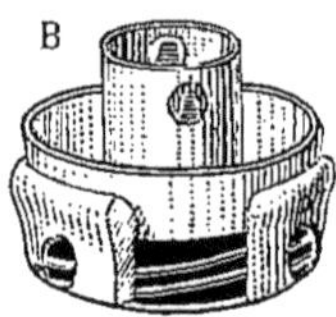

Fig. 128. — Bouton de Murphy. Pièce mâle, A. Pièce femelle B.

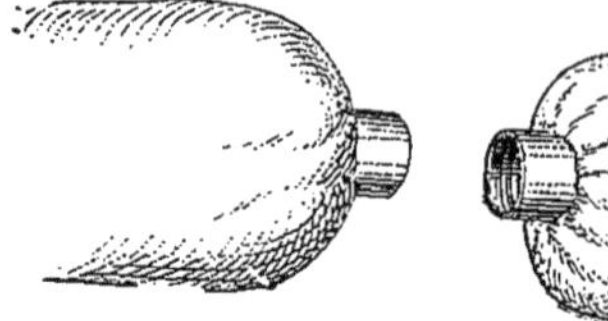
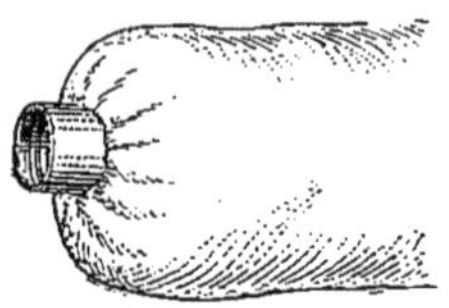

Fig. 129. — Entéro-anastomose terminale : les deux pièces sont en place ; il n'y a qu'à introduire la pièce mâle dans la pièce femelle.

1° **Laparotomie.**

2° **Recherche...** | Et attraction dans la plaie des deux anses.

3° **Vider........** L'une par pression digitale de son contenu.
- Inciser l'intestin parallèlement à sa direction.
- Introduire l'une des pièces.
- Passer un fil fin de soie à travers les plans intestinaux, autour du pédicule qui ressort par l'incision, tirer sur le fil et froncer l'intestin autour du pédicule, comme un collet de bourse.

4° **Agir de même** | Pour la deuxième anse (fig. 129).

5° **Scarifier.....** | Légèrement la séreuse au voisinage des pédicules.

6° **Introduire...** | La pièce mâle dans la pièce femelle en serrant fortement.

7° **Plan de sutures séro-séreuses.** | Par excès de précaution, au pourtour du bouton.

8° **Réduction....** | Dans le ventre et suture pariétale.

La communication est établie immédiatement par l'orifice central des deux pièces.

Les deux pièces, en le comprimant, produisent le sphacèle de l'intestin, et des adhérences s'établissent au pourtour.

Le bouton est rejeté dans les selles du huitième au quinzième jour.

3° Procédé de Wolfler.......

Les deux anses sont attirées dans la plaie.

Rangée de sutures séro-séreuses postérieures, faite en long sur l'intestin.

1° **Ouverture....** | Des deux anses intestinales, en avant des sutures et sur une étendue un peu moins grande.

2° **Suture muco-muqueuse..**
- 1° Des deux lèvres postérieures, en nouant les fils de soie dans l'intestin.
- 2° Des deux lèvres antérieures, en nouant les fils au dehors.

3° **Plan séro-séreux antérieur.**

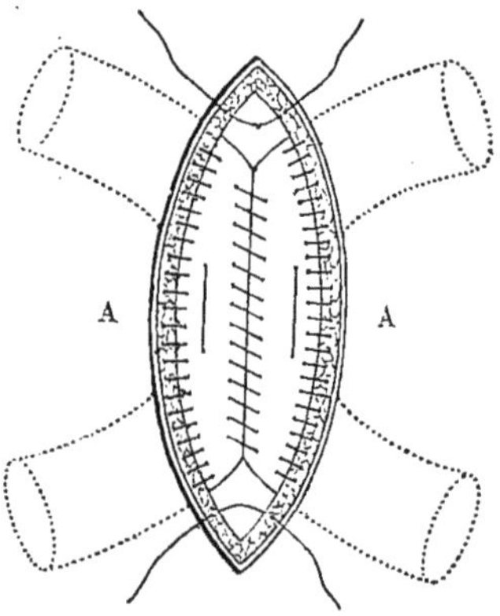

A A

Fig. 130. — Entérorraphie par le procédé de Chaput.

4° Procédé de Chaput (fig. 129).

Les deux anses sont attirées dans la plaie, puis suturées l'une à l'autre sur une hauteur de 5 à 6 centimètres ; suturées, toutes les deux, au péritoine pariétal, et la cavité péritonéale est complètement close.

Sur chaque anse, incision longitudinale (AA) de 1 centimètre.

1° **Introduction.** | Par les incisions des mors d'un entérotome avec lequel on saisit la cloison formée par l'adossement des deux anses : à sa chute, l'anastomose est produite.

2° **Suture.......** | Alors des orifices par lesquels on avait passé l'entérotome, et suture de la paroi.

4. ENTÉRECTOMIE AVEC ENTÉRORRAPHIE

DÉFINITION....... Opération qui résèque un segment de l'intestin, et suture ensuite les lèvres de l'intestin sectionné.

INDICATIONS.....
1. Plaies graves et rupture de l'intestin : les lèvres de la plaie sont mâchonnées, atteintes dans leur vitalité; on les excise et on suture.
2. Cancer de l'intestin.
3. Rétrécissements simples ou tuberculeux.
4. Invagination chronique irréductible.
5. Hernies étranglées et gangrenées.
6. Cure de l'anus contre nature.

MANUEL OPÉRATOIRE.

- **1er temps. Entérectomie....**
  - 1° **Laparotomie médiane.**
  - 2° **Attraction...** De l'anse malade dans la plaie.
  - 3° **Coprostase...** On arrête au-dessus et au-dessous le cours des matières par des pinces garnies de caoutchouc, par une soie placée circulairement, etc.
  - 4° **Section......** Circulaire de l'intestin en haut et en bas; l'anse malade ne tient plus que par son mésentère : section du mésentère en pinçant au fur et à mesure les vaisseaux qu'il contient.
- **2e temps. Entérorraphie.** Qui peut se faire diversement.....
  - 1° **Entérorraphie circulaire classique** (Czerny)....
    - Double étage de sutures, en négligeant la muqueuse :
      - **1er étage**.......
        1. Suture musculo-séreuse, n'intéressant pas la muqueuse.
        2. Un point au niveau du mésentère.
        3. Un point au bord convexe de l'intestin.
        4. Points échelonnés entre les deux.
      - **2e étage de Lembert**...... Ligne de sutures séro-séreuses en dehors des points précédents.
    - Ce procédé expose au rétrécissement consécutif.
  - 2° **Entérorraphie circulaire avec fente** (Chaput) (fig. 130).
    - **1er temps**....... Suture de la demi-circonférence postérieure, mésentérique, traversant les trois couches de l'intestin.
    - **2e temps**....... Exécution de la fente, longue de 3 centimètres, sur le bord convexe, dont les angles sont arrondis, ce qui donne à l'ensemble la forme d'un losange : suture des bords du losange par des points traversant les trois couches.

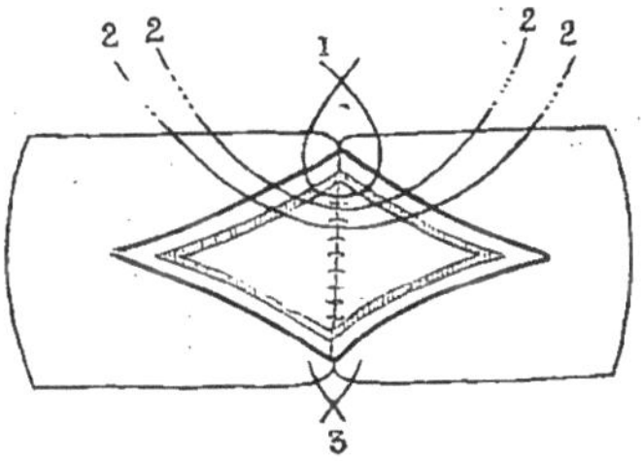

      Fig. 131. — 2e temps. — 1, suture séro-muqueuse; 2, 3, sutures séro-séreuses (Chaput).

    - **3e temps**........ Étage séro-séreux passant en dehors des deux ordres de sutures précédents, antérieurs et postérieurs.
  - 3° **Entérorraphie longitudinale** (Chaput)....
    - 1° **Accolement**.. Des deux anses par suture longitudinale, séro-séreuse, à égale distance du mésentère et du bord convexe.
    - 2° **Incision**..... Longitudinale, aux ciseaux, en avant de cette suture, sur les deux anses.
    - 3° **Suture des deux lèvres de l'incision**..
      1. Postérieure, par des fils muco-muqueux à nœud interne.
      2. Antérieure, par des fils muco-muqueux à nœud externe.
    - 4° **Ligne antérieure des fils séro-séreux.**
    - 5° **Fermeture**... De l'orifice terminal, où a porté l'entérectomie, par un double plan de sutures de Lembert.

5. CURE RADICALE DES HERNIES

ANATOMIE PATHOLOGIQUE..

La hernie présente à considérer :

1° **Le contenant,** essentiellement constitué par : **Le sac herniaire..** Entouré, suivant son siège, de parties molles, de nature, nombre, épaisseur variables; de volume variable, présentant un **collet** de dimensions et d'épaisseur inégales selon les cas; attirant à lui le péritoine pariétal de manière à former un **infundibulum** qui, dans la cavité abdominale, mène les viscères vers le collet par un plan incliné de glissement.

2° **Le contenu,** qui est surtout.
1. L'intestin, libre et réductible, ou adhérent au sac et irréductible.
2. L'épiploon, généralement adhérent, etc.

La hernie sort de l'abdomen par un *orifice* préformé ou non, et se creuse dans les parois un *trajet*.

BUT DE LA CURE RADICALE...... La cure radicale cherche......
1. A réduire le viscère hernié dans l'abdomen.
2. A réséquer le sac et obturer son collet.
3. A faire disparaître l'orifice de sortie et le trajet qui lui fait suite.

RÈGLES OPÉRATOIRES. Elles changent avec chaque variété anatomique.

6. HERNIE INGUINALE DE L'ADULTE

Nous décrirons le procédé le plus habituellement suivi et combiné des méthodes de plusieurs auteurs.

OPÉRATION.......

1° **Incision cutanée.....** Oblique de haut en bas, de dehors en dedans, parallèlement à l'axe de la tumeur herniaire : elle sera élevée, loin du scrotum, près de l'orifice inguinal profond, et aura le double avantage de siéger sur le trajet inguinal, là où il faut manœuvrer; d'être loin de la verge et du scrotum où le pansement pourrait plus tard être souillé par l'urine.

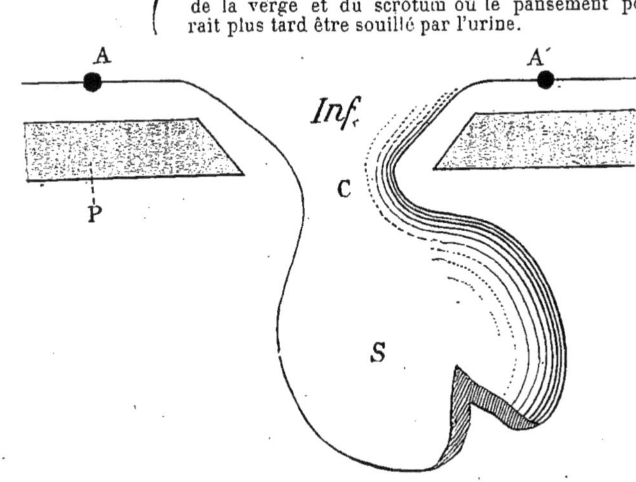

Fig. 132. — Procédé Lucas-Championnière.

2° **Reconnaître.** L'orifice inguinal superficiel.

3° **Saisir.......** De dedans en dehors, par deux pinces à forcipressure placées parallèlement, l'aponévrose du grand oblique. Couper. entre les deux pinces qui resteront en place, cette aponévrose constituant la paroi antérieure du canal inguinal. Le canal apparaît dans toute sa longueur, jusqu'à son orifice profond.

OPÉRATION (*Suite*).

4° Chercher le sac.........

Au milieu des éléments du cordon : cette recherche ne s'impose que si la hernie s'est réduite.

On le reconnaît.
1. A sa couleur blanc mat.
2. A sa minceur.
3. A la cavité intérieure que révèle la section fine avec la pointe des ciseaux.

5° Ouvrir le sac.........

En avant, après s'être assuré que les éléments du cordon sont bien en arrière comme il convient.

6° Réséquer....

La plus grande partie possible d'épiploon (Championnière) (fig. 132).

Pour cela, on libère les adhérences qu'il a contractées avec le sac et avec le collet, on l'attire au dehors tant qu'il est possible, on lie par points séparés ou en chaîne, au catgut, et on coupe au-dessous des ligatures.

On réduit le moignon dans l'abdomen.

Les avantages de cette conduite sont..........
1. De vider l'abdomen d'une partie de son contenu et de laisser plus de place aux viscères.
2. De supprimer un organe fréquent de récidives.

7° Disséquer le sac..........

On ne doit pas le disséquer en masse, c'est-à-dire l'ensemble formé par la séreuse et la fibreuse commune, car au niveau du collet la dissection serait insuffisante.

Il faut chercher le plan de clivage existant entre la séreuse et la fibreuse ; les doigts gauches tiennent la séreuse, l'ongle du pouce droit passe entre les deux feuillets, les sépare : le feuillet séreux est très mince, il ne faut pas le déchirer ; on n'a pas à s'occuper du cordon dont on est séparé par la fibreuse.

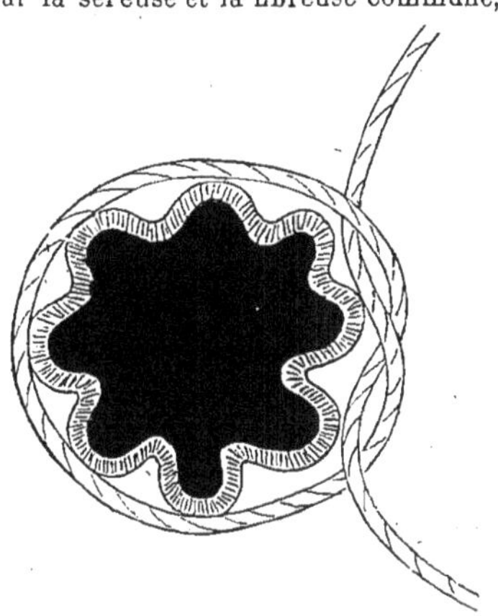

Fig. 133. — Ligature simple.

On dissèque ainsi de bas en haut.

Au collet, l'adhérence de la séreuse à la fibreuse est intime, il faut redoubler de vigilance, s'aider des ciseaux.

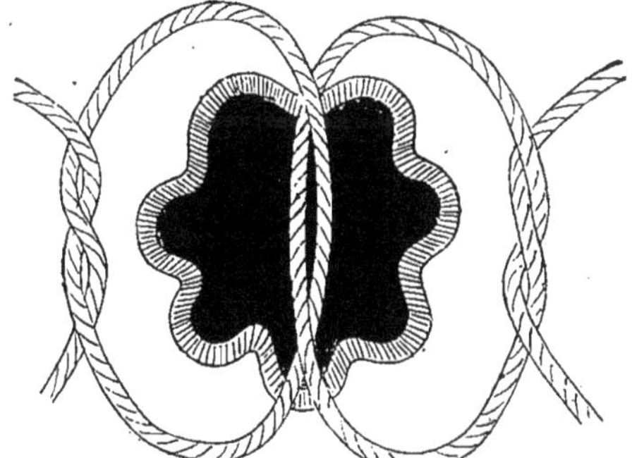

Fig. 134. — Ligature en chaîne.

On arrive sur l'*infundibulum*, on continue la dissection de la séreuse jusque dans la cavité abdominale, jusqu'aux points AA', jusqu'à ce qu'apparaisse la graisse jaune sous-péritonéale.

OPÉRATION (*Suite*).

8° Ligature du sac.........

On attire fortement à soi le feuillet séreux disséqué.

On le lie aussi haut que possible, au catgut fort, par un seul fil jeté autour du sac (fig. 133); par un double fil en chaîne passé à travers le sac (fig. 134).

Couper le sac au-dessous de la ligature.

Le moignon abandonné remonte dans l'abdomen et disparaît.

Barker l'élève à l'aide des deux fils dans le tissu sous-péritonéal le plus haut possible et l'éloigne de l'orifice inguinal profond, ce qui permet de fermer cet orifice par un point de suture.

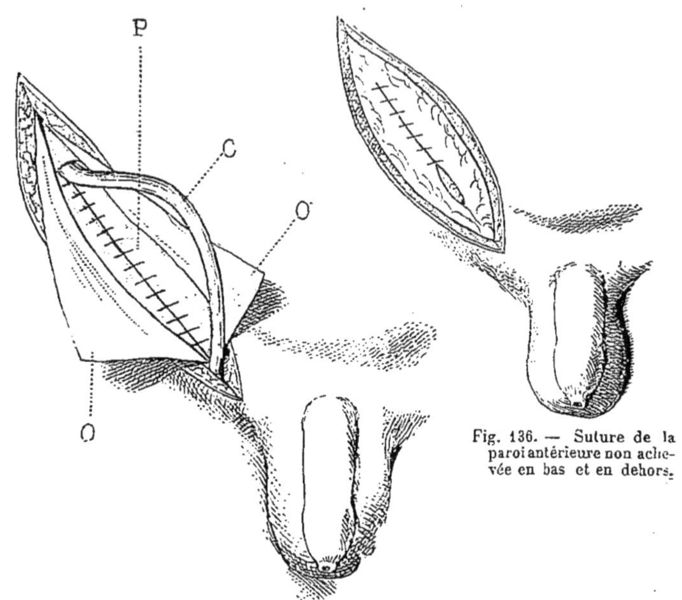

Fig. 135. — Reconstitution de la paroi profonde; P, par le Bassini; O, O, aponévrose du grand oblique, sectionnée et écartée; C, cordon (P. Berger).

Fig. 136. — Suture de la paroi antérieure non achevée en bas et en dehors.

9° Restaurer la paroi postérieure par le procédé de Bassini. (fig. 135)....

On soulève et attire en haut et en dedans le cordon a l'aide d'un crochet.

On suture par des points séparés à la soie ou au catgut le tendon conjoint ou fascia transversalis à l'arcade de Fallope : les points doivent prendre largement le tendon conjoint ou même le bord externe du muscle droit et l'arcade : les points sont au nombre de cinq à sept et le plus externe est situé immédiatement au-dessous du cordon qui se réfléchit sur lui.

La paroi postérieure est alors très résistante et l'orifice inguinal profond juste assez étroit pour laisser passer le cordon.

Fig. 137. — Coupe schématique du canal inguinal reconstitué. T, téguments; PA, paroi antérieure; PP, paroi postérieure; SP, péritoine pariétal; C, cordon.

10° Restaurer la paroi antérieure (fig. 136).

Mettre le cordon en place.

Suturer les deux lèvres sectionnées de la paroi inguino-abdominale, non seulement en les affrontant, mais en les faisant chevaucher, par des points en U à la soie ou au catgut fort; prendre même toutes les parties molles qui ont pu être ramassées (en ménageant le cordon); l'anneau inguinal superficiel doit être juste assez large pour laisser passer le cordon.

11° Suture de la peau au crin de Florence (fig. 137).

7. HERNIE INGUINALE DE L'ENFANT

ANATOMIE PATHOLOGIQUE..
- C'est le plus souvent une hernie congénitale dans laquelle l'intestin arrive au contact du testicule.
- Les parois abdominales ne sont pas affaiblies, distendues, comme chez l'adulte, aussi leur réfection est inutile.

OPÉRATION.

- 1° **Incision cutanée.** — Comme il a été dit.
- 2° **Recherche**...... — De la gaine fibreuse commune, ferme, rosée, allongée de haut en bas, qui contient le sac et le cordon.
- 3° **La dénuder**..... — Avec les doigts, comme une grosse artère, sur son pourtour.
- 4° **La faire fixer**... — Par un aide qui attire fortement en bas le testicule et le scrotum, et cela jusqu'à la fin de l'opération.
- 5° **Ouverture**...... — De la gaine fibreuse dans son grand axe.
- 6° **Reconnaître**....
  - 1. Le canal déférent à sa consistance.
  - 2. Les vaisseaux du cordon à leurs pulsations.
  - 3. Le sac gros de quelques millimètres, rosé, généralement vide pendant l'opération.
- 7° **Amorcer**........ — La dénudation du sac et sa séparation des éléments du cordon.
- 8° **L'ouvrir**........
  - Assez largement pour y introduire l'index gauche.
  - Ce doigt remonte vers le collet; sentir s'il n'y a pas d'adhérences de l'intestin ou de l'épiploon, ce qui est rare à cet âge.
- 9° **Le sac est ainsi isolé**........
  - Des éléments du cordon avec l'ongle, la pince, les ciseaux, non le bistouri.
  - Ce collet est libéré.
  - Le péritoine est attiré.
- 10° **Suture du sac**.. — Aussi haut que possible par un nœud simple ou une suture en chaîne au catgut.
- 11° **Suture**.........
  - Au catgut de la paroi inguinale antérieure : il est inutile de refaire la paroi postérieure.
  - 1° **Si la hernie était testiculaire**......... — Réséquer la séreuse au-dessus du testicule et la suturer au catgut de manière à refaire une vaginale.
  - 2° **Si le testicule est ectopique.** — Il faut le remettre en place (**Orchidopexie**).
    - 1. **Libérer**......
      - Les éléments du cordon des trousseaux fibreux qui les entourent, les fixent.
      - Ne pas léser le canal déférent.
      - Ne pas léser les vaisseaux spermatiques ni différentiels.
    - 2. **Créer une place dans les bourses au testicule**.....
      - 1. Soit avec le doigt.
      - 2. Soit avec les ciseaux, en effondrant une lame celluleuse forte qui ferme le scrotum à sa partie supérieure.
    - 3. **Fixer le testicule**.... — On passe un catgut au fond du scrotum, dans les lames profondes du derme, puis entre le testicule et la queue de l'épididyme, et on serre modérément pour ne pas étrangler l'épididyme.
    - 4. **Suturer**...... — Enfin les téguments au crin de Florence.

8. HERNIES CRURALES

ANATOMIE PATHOLOGIQUE.

- **1° Contenant de la hernie...** Sac mince, dépendance du péritoine, entouré de lames celluleuses variables.
- **2° Contenu de la hernie .....** Épiploon surtout et intestin.
- **3° Orifice herniaire est à l'anneau crural et limité......**
  - **1. En haut et en avant......** Par l'arcade de Fallope, rigide, tendue comme un pont sur l'anneau, difficile à abaisser pour la fermeture de l'anneau après ablation du sac.
  - **2. En bas et en arrière.....** Par l'aponévrose pectinéale et le ligament de Cooper.
  - **3. En dehors ...** Par la gaine des vaisseaux et par la veine fémorale qu'il faut éviter de blesser.
  - **4. En dedans...** Par le ligament de Gimbernat, agent fréquent d'étranglement.
  - **5. Trajet de la hernie......** Dans l'infundibulum crural de Richet ou loge lymphatique du canal crural située en dedans de la loge vasculaire.

OPÉRATION.

- **1° Incision cutanée ......** Verticale, sur la tumeur. Dépassant de 2 à 3 centimètres en haut l'arcade crurale.
- **2° Section.........** Sur la sonde cannelée ou aux ciseaux des plans celluleux laminés situés en avant de la hernie : fascias superficiels, fascia cribriformis.
- **3° Recherche du sac...........** Qui n'est difficile que quand la hernie est réduite.
- **4° Dissection du sac ....** Qui se fait comme il a été dit, en suivant le plan de clivage qui sépare la séreuse du fascia transversalis. Elle remonte le plus haut possible, après avoir libéré le collet adhérent à l'anneau crural, de manière à faire disparaître l'infundibulum péritonéal.
- **5° Ligature du sac.** Aussi haut que possible et section au-dessous. M. Berger renouvelle ici le procédé de Barker, les deux fils de suture sont conduits dans le tissu sous-péritonéal et traversent d'arrière en avant la paroi le plus loin possible de l'anneau crural : on les noue devant l'aponévrose du grand oblique. Le but cherché est d'éloigner le pédicule du point faible de la paroi.
- **6° Fermeture de l'anneau. Se fait par deux procédés ......**
  - **1. Par rapprochement de ses bords..**
    1. Championnière accole par des points de catgut la gaine des vaisseaux à l'aponévrose pectinéale et au moyen adducteur. L'aiguille doit être passée de haut en bas ou de bas en haut, non de dehors en dedans, et surtout pas de dedans en dehors, pour éviter la blessure de la vessie.
    2. Berger passe une anse de fil sous l'aponévrose pectinéale et les deux chefs sont passés séparément dans l'arcade crurale qu'ils traversent d'arrière en avant; il les noue en avant de l'arcade, et l'aponévrose pectinéale est rapprochée de l'aponévrose abdominale. Trois ou quatre points sont ainsi passés.
  - **2° Par obturation autoplastique.**
    1. Salzer emprunte un lambeau au muscle pectiné qu'il porte et fixe devant l'anneau.
    2. Poullet au premier adducteur.
    3. Delagénière affaisse l'arcade crurale; il l'incise de bas en haut au niveau du collet de la hernie, ce qui lui permet de disséquer le collet et l'infundibulum péritonéal très haut; il élève, comme Berger, le pédicule du sac; il suture enfin l'arcade sectionnée et pouvant s'affaisser à la bandelette iléo-pectinée, à l'aponévrose du pectiné, au périoste du pubis, par de forts fils de catgut. — L'arcade crurale descend et ferme l'orifice.

    Le canal crural est fermé par un surjet au catgut accolant ses faces.
- **7° Suture de la peau..........** N'a rien de spécial.

9. HERNIE OMBILICALE DE L'ENFANT ET DE L'ADULTE

ANATOMIE PATHOLOGIQUE.

- 1° Hernie.......
  - 1. Sac........ — Est très aminci parce que le péritoine est adhérent au pourtour de l'ombilic et ne glisse pas.
  - 2. Collet .... — Très adhérent au pourtour de l'anneau ombilical.
  - 3. Contenu..... —
    1. Épiploon presque toujours adhérent au sac et au collet, formant des loges irrégulières.
    2. Intestin grêle adhérent fréquemment, passant dans ces loges, pouvant s'y étrangler.
- 2° Trajet.......
  1. Anneau est à l'orifice ombilical diversement dilaté.
  2. Canal ombilical n'existe pas et le sac est presque directement sous la peau.

OPÉRATION. Procédé de Condamin.......

- 1° Reconnaître. — Par le palper le siège du collet du sac ou les pourtours de l'orifice herniaire.
- 2° Incisions .... — En dehors de lui, courbes, à concavité interne, se rejoignant en haut et en bas à 3 ou 4 centimètres de l'anneau, n'intéressant que la peau.
- 3° Dans l'incision gauche..... —
  - Ouvrir la gaine du muscle droit sur quelques centimètres, près de son bord interne; rejeter le muscle en dehors.
  - Ouvrir l'aponévrose profonde de la gaine et le péritoine qui y adhère : garantir l'intestin par une compresse.
- 4° Inciser....... —
  - De dehors en dedans l'aponévrose de la ligne blanche, le bord gauche de l'anneau ombilical, le collet du sac, prudemment : reconnaître les adhérences épiploïques et intestinales : les libérer et rentrer l'intestin : réséquer l'épiploon le plus possible.
  - Le sac est alors complètement vidé de son contenu.
  - Inciser le feuillet antérieur de la gaine du droit, puis le postérieur et le péritoine.
- 5° Se porter dans l'incision droite...... — Faire rejoindre en haut et en bas les deux incisions profondes et on enlève ainsi du coup ....
  1. Le manteau de peau qui couvrait la tumeur.
  2. Le sac herniaire et son collet.
  3. L'anneau ombilical et la partie avoisinante de l'aponévrose de la ligne blanche.
- 6° Suturer alors en trois plans, comme dans une laparotomie.
  - 1er *plan* .... — Comprenant la séreuse et le feuillet profond de la gaine du droit auquel le péritoine adhère.
  - 2e *plan* .... — Comprenant les muscles droits qu'on accole et le feuillet antérieur de leur gaine.
  - 3e *plan* .... — Comprenant la peau.

10. HERNIES ÉTRANGLÉES. — KÉLOTOMIE

DÉFINITION....... Opération qui a pour but de lever l'agent d'étranglement qui s'oppose à la réduction de la hernie.

ANATOMIE........

L'agent d'étranglement est très variable :

- 1° **Le collet du sac**......... Est le plus fréquent; aussi le débridement *sans ouverture du sac*, qui respecte le collet et réduit la hernie en masse, laisse-t-il souvent persister les accidents; le débridement *avec ouverture du sac* sera donc toujours pratiqué, car il est seul rationnel et aujourd'hui on ne craint plus l'ouverture de la séreuse péritonéale.
- 2° **Les anneaux naturels.**
- 3° **Un anneau accidentel**.. A travers la ligne blanche, par exemple.
- 4° **Une vive arête**....... Pli falciforme, ligament de Gimbernat.
- 5° **Une bride, une adhérence épiploïque dans le sac, etc.**

OPÉRATION.

- 1° **Précautions aseptiques d'usage**........ Sont prises concernant le sujet, l'opérateur, les aides, les instruments.
- 2° **Insensibilisation.**
  1. Par l'éther et le chloroforme.
  2. Par la cocaïne, quand c'est possible, et l'on a moins à craindre les complications pulmonaires consécutives.
- 3° **Incision des parties molles.**
  1. Sur la tumeur herniaire.
  2. Élevée, et dépassant en haut l'agent supposé d'étranglement.
  3. Diviser les lames celluleuses situées en avant du sac.
- 4° **Recherche et ouverture du sac.**
  1. Le sac a les caractères suivants.....
     1. Il présente une coloration rosée, rougeâtre, vineuse, foncée selon l'état de l'intestin qui est dedans.
     2. Il est lisse, dépourvu de gaine.
     3. On peut le libérer de quelques coups de spatule, sur tout son pourtour; alors il est pyriforme, à pédicule supérieur, adhérent; il est fluctuant et la vue révèle, à son intérieur, du liquide.
     4. Il ne présente pas à sa surface de vaisseaux notables.
  2. Causes d'erreur possible....
     1. Kyste préherniaire : sa cavité se termine de tous côtés en cul-de-sac.
     2. Lipome préherniaire : fait supposer qu'on a ouvert le sac et qu'on est sur l'épiploon : mais il n'a pas de pédicule, et tient largement à la profondeur.
     3. Intestin...... Dans le cas de hernie compliquée (côlon ascendant ou descendant, sans sac herniaire). Mais on voit de gros vaisseaux, les bandes du côlon; les couches sont épaisses et non minces comme dans le sac, striées et musculaires, et quand on « conserve des doutes sur la nature de l'organe que l'on a sous les yeux, on peut être sûr que ce n'est pas à l'intestin que l'on a affaire » (Duplay).
- 5° **Le sac reconnu est ouvert**.....
  1. Un petit coup de ciseau : du liquide s'écoule.
  2. Passer la sonde cannelée.
  3. Achever l'incision sur elle.
  4. Dans le cas de hernie sèche, l'intestin est accolé au sac; veiller à ne pas le crever.
  5. Saisir avec des pinces à forcipressure les bords du sac incisé.

OPÉRATION (*Suite*).

6° Reconnaître l'agent d'étranglement.

1. Nettoyage antiseptique de la cavité du sac, car le liquide qui y est épanché est souvent septique, *sans perforation*, les agents traversant les couches intestinales.
2. Glisser le doigt dans le sac et aller reconnaître l'agent d'étranglement.
3. Glisser prudemment une sonde cannelée entre l'intestin et lui.
4. Débrider au bistouri guidé par la rainure de la sonde, en suivant les règles suivantes.
   1. Hernie inguinale : débrider directement en haut. On fuit ainsi.........
      1. L'épigastrique située......
         1. En dehors (hernie oblique interne).
         2. En dedans (hernie oblique externe).
      2. Le cordon, situé en bas.
   2. Hernie crurale : débrider en bas et en dedans, à l'attache du ligament de Gimbernat. On fuit.
      1. Le cordon, en haut.
      2. La veine fémorale, en dehors.
      3. L'obturatrice, en dedans.
   3. Hernie ombilicale : débrider en haut et à gauche pour fuir la veine ombilicale (située en bas et à droite).

   Cependant, aujourd'hui on craint moins la blessure de l'épigastrique, de l'obturatrice qu'on peut forcipresser et lier dans la plaie.

   La règle, c'est de faire un *débridement large*.

7° Reconnaître l'état de l'intestin.

L'anse est attirée au dehors.

1. S'il est sain..
   1. Il présente...
      1. Une coloration normale ou hypérémique.
      2. Une consistance uniforme.
   2. Il rougit uniformément après quelques minutes de séjour dans de l'eau bouillie très chaude.
2. S'il est nécrosé
   1. Il présente des plaques rouge vineux, noirâtres, feuille-morte, séparées ou confluentes.
   2. Il est aminci au niveau du sillon d'étranglement.
   3. Les plaques persistent dans leur teinte après le traitement par l'eau chaude.

8° L'intestin sain sera aseptisé....

Puis rentré dans l'abdomen.

On pratiquera ensuite les divers temps de la *cure radicale*..........
1. Ligature du sac et extirpation de celui-ci.
2. Oblitération de l'orifice et formation d'une paroi solide.

9° L'intestin nécrosé pourra être traité de façon variable.

1. Nécrose limitée.....

   On fera l'*entérorraphie sans excision* (fig. 138).
   1. On inclut le point nécrosé dans l'intestin.
   2. On l'enfouit par deux rangées de sutures séro-séreuses ; la partie mortifiée s'éliminera par les voies naturelles : « procédé du tout à l'égout ».
   3. On réduit l'intestin.

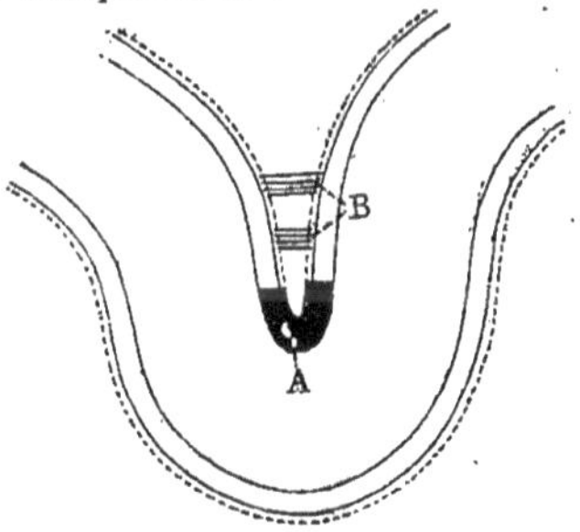

Fig. 138. — Entérorraphie sans excision ; A, nécrose partielle invaginée dans la lumière de l'intestin ; BB, double rangée de sutures séro-séreuses de Lembert.

2. Nécrose étendue : deux traitements...
   1. **Entérorraphie avec résection circulaire.....** (Voy. plus haut.)
   2. **Anus contre nature**, quand il faut aller vite...........
      1. Ne pas débrider pour éviter la réduction spontanée.
      2. Laisser en place l'intestin et le suturer à la peau et au sac.
      3. Ouvrir l'intestin et introduire une sonde qui aide l'évacuation.
      4. Vider le bout inférieur par des lavements.

11. APPENDICITE

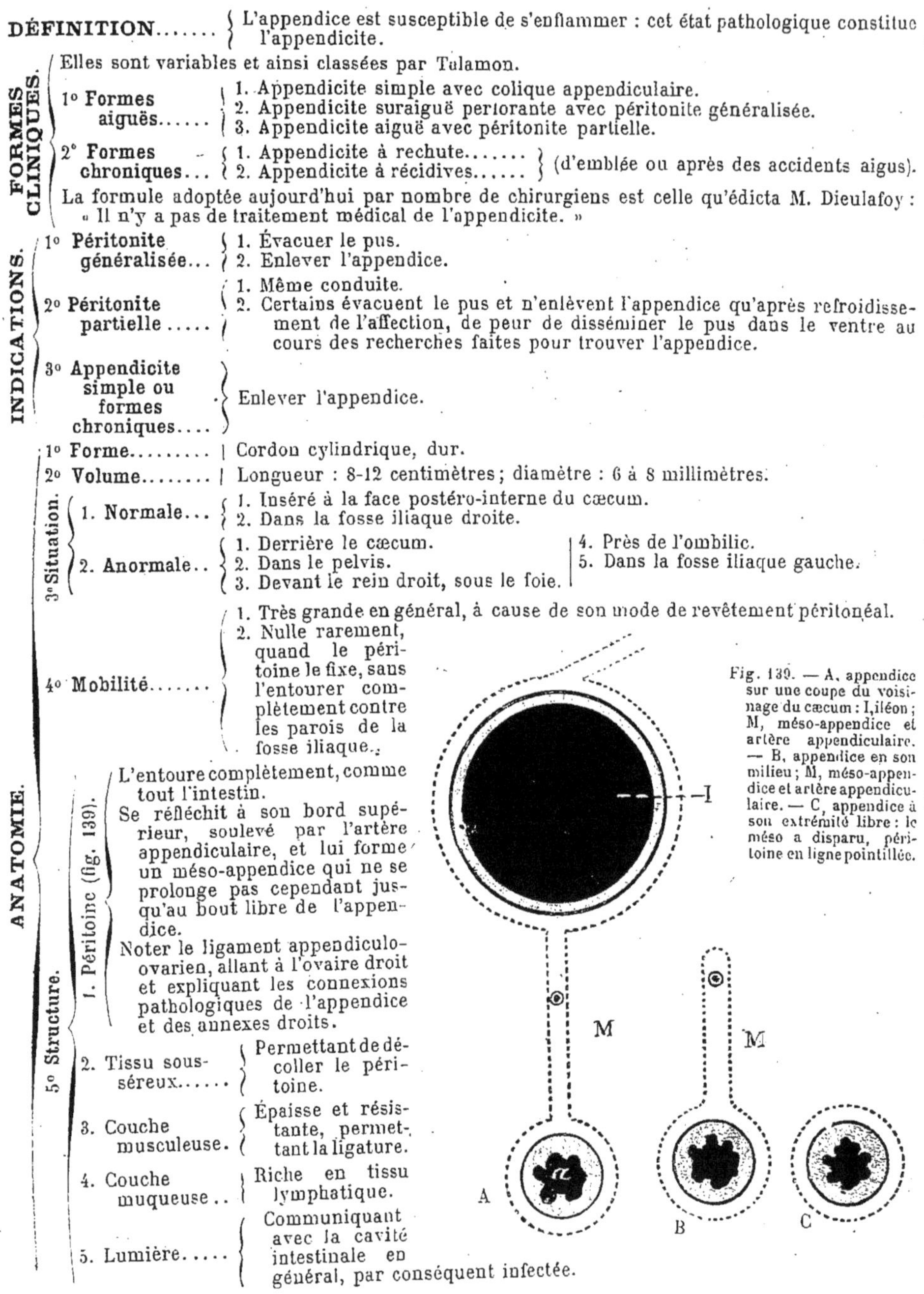

DÉFINITION....... L'appendice est susceptible de s'enflammer : cet état pathologique constitue l'appendicite.

FORMES CLINIQUES.

Elles sont variables et ainsi classées par Tulamon.

1° Formes aiguës......
- 1. Appendicite simple avec colique appendiculaire.
- 2. Appendicite suraiguë perforante avec péritonite généralisée.
- 3. Appendicite aiguë avec péritonite partielle.

2° Formes chroniques...
- 1. Appendicite à rechute....... } (d'emblée ou après des accidents aigus).
- 2. Appendicite à récidives...... }

La formule adoptée aujourd'hui par nombre de chirurgiens est celle qu'édicta M. Dieulafoy : « Il n'y a pas de traitement médical de l'appendicite. »

INDICATIONS.

1° Péritonite généralisée...
- 1. Évacuer le pus.
- 2. Enlever l'appendice.

2° Péritonite partielle.....
- 1. Même conduite.
- 2. Certains évacuent le pus et n'enlèvent l'appendice qu'après refroidissement de l'affection, de peur de disséminer le pus dans le ventre au cours des recherches faites pour trouver l'appendice.

3° Appendicite simple ou formes chroniques.... Enlever l'appendice.

ANATOMIE.

1° Forme......... Cordon cylindrique, dur.

2° Volume........ Longueur : 8-12 centimètres ; diamètre : 6 à 8 millimètres.

3° Situation.

1. **Normale...**
   - 1. Inséré à la face postéro-interne du cæcum.
   - 2. Dans la fosse iliaque droite.
2. **Anormale..**
   - 1. Derrière le cæcum.
   - 2. Dans le pelvis.
   - 3. Devant le rein droit, sous le foie.
   - 4. Près de l'ombilic.
   - 5. Dans la fosse iliaque gauche.

4° Mobilité.......
- 1. Très grande en général, à cause de son mode de revêtement péritonéal.
- 2. Nulle rarement, quand le péritoine le fixe, sans l'entourer complètement contre les parois de la fosse iliaque.

5° Structure.

1. Péritoine (fig. 139).
   - L'entoure complètement, comme tout l'intestin.
   - Se réfléchit à son bord supérieur, soulevé par l'artère appendiculaire, et lui forme un méso-appendice qui ne se prolonge pas cependant jusqu'au bout libre de l'appendice.
   - Noter le ligament appendiculo-ovarien, allant à l'ovaire droit et expliquant les connexions pathologiques de l'appendice et des annexes droits.
2. Tissu sous-séreux...... Permettant de décoller le péritoine.
3. Couche musculeuse. Épaisse et résistante, permettant la ligature.
4. Couche muqueuse.. Riche en tissu lymphatique.
5. Lumière..... Communiquant avec la cavité intestinale en général, par conséquent infectée.

Fig. 139. — A, appendice sur une coupe du voisinage du cæcum : I, iléon ; M, méso-appendice et artère appendiculaire. — B, appendice en son milieu ; M, méso-appendice et artère appendiculaire. — C, appendice à son extrémité libre : le méso a disparu, péritoine en ligne pointillée.

I. — APPENDICITE SIMPLE, SANS PUS.

DIVISION .... | 1. Appendicite aiguë simple. | 2. Appendicite chronique.

OPÉRATION.

1° Incision de la paroi.

- 1° Incision de Roux........
  1. Longue de 8 centimètres.
  2. Parallèle à l'arcade de Fallope.
  3. A 2 centimètres au-dessus d'elle.
  4. Son milieu répondant à l'épine iliaque antéro-supérieure.
  5. Intéresse successivement les divers plans de la paroi......... 1. Peau. 2. Muscles grand oblique, petit, oblique transverse. 3. Le fascia transversalis. 4. Le péritoine.
- 2° Incision de Jalaguier... Sur le bord externe du muscle droit.
- 3° Incision médiane.... Sus-pubienne; ne convient qu'à quelques cas.

2° Recherche de l'appendice.

- 1° Pas d'adhérence.
  1. Attirer au dehors le cæcum, qu'on reconnaît à sa forme et à ses trois bandes.
  2. Ou bien contourner avec deux doigts son fond et chercher l'appendice sur sa face postéro-interne.
- 2° Adhérences.. La recherche peut être laborieuse si l'appendice est pris dans des adhérences serrées avec l'intestin, les annexes, etc.; il faut sculpter en quelque sorte l'appendice dans ces adhérences.

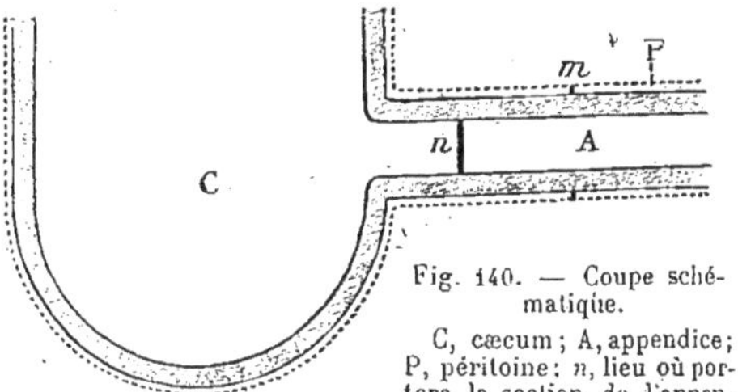

Fig. 140. — Coupe schématique. C, cæcum; A, appendice; P, péritoine; *n*, lieu où portera la section de l'appendice; *m*, lieu où portera l'incision circulaire du péritoine.

3° Résection de l'appendice.

1. Incision circulaire sur le péritoine seulement, à 2 ou 3 centimètres du niveau d'insertion au cæcum (fig. 140). Lier les branches artérielles de l'artère appendiculaire.
2. Retrousser le péritoine vers le cæcum, en dénudant la couche musculeuse, en formant une manchette péritonéale de 1 centimètre et demi (fig. 141).
3. Lier à la soie l'appendice au ras du péritoine retroussé, à 1 centimètre de son attache au cæcum.
4. Couper l'appendice, après avoir mis une ligature sur le bout libre pour éviter l'issue dans le péritoine des liquides qu'il contient.
5. Rôtir au thermocautère le moignon de l'appendice.
6. Rabattre la manchette péritonéale.
7. La suturer par quelques points au catgut (fig. 142).
8. Rentrer le moignon dans le ventre.
9. Drainer ou non, selon le cas.
10. Suture de la paroi en trois plans.

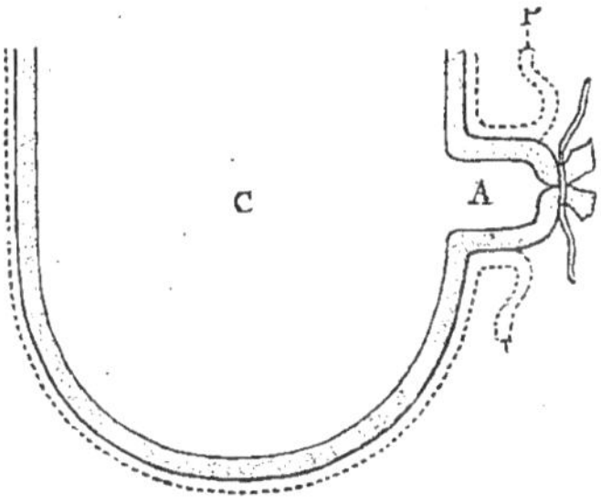

Fig. 141. — Le péritoine a été retourné en une manchette. — PP, l'appendice est lié et sectionné.

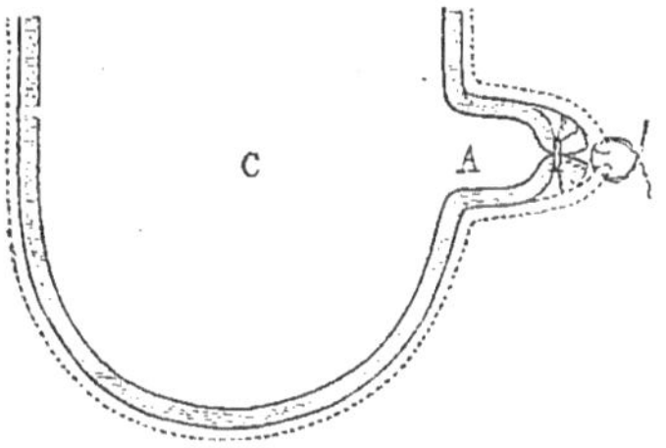

Fig. 142. — Le péritoine est rabattu par-dessus le moignon qu'il isole de la cavité péritonéale et qu'il revêt complètement.

II. — APPENDICITE AVEC PÉRITONITE GÉNÉRALISÉE.

OPÉRATION.......
- 1° Incision de Roux.
- 2° Incision sur la ligne médiane.
- 3° Lavage avec de l'eau stérilisée chaude de toute la cavité.
- 4° Ablation de l'appendice.
- 5° Drainage par les deux ouvertures.

III. — APPENDICITE AVEC COLLECTION LOCALISÉE.

OPÉRATION.

- 1° Incision .... Sera faite au niveau où pointera la collection....
  1. Incision de Roux ou de Jalaguier : abcès iliaque.
  2. Incision médiane : abcès prévésical.
  3. Incision lombaire : abcès sous-rénal, etc.
- 2° Recherche de l'appendice.... Prudente, pour éviter de déchirer les adhérences qui protègent la grande cavité.
- 3° Ablation.
- 4° Lavage......... Si c'est nécessaire.
- 5° Drainage.

XVI

OPÉRATIONS SUR L'ANUS ET LE RECTUM

1. TRAITEMENT DU PROLAPSUS RECTAL

ANATOMIE........ Le rectum est maintenu en place.........
- 1. Par un appareil de soutien, le plancher périnéal : sphincter anal, releveur de l'anus, muscle ano-coccygien, ischio-coccygien.
- 2. Par un appareil de suspension : méso-rectum, vaisseaux mésentériques supérieurs, gaine aponévrotique du rectum, qui joue un rôle prépondérant.

OPÉRATION.

- **1° Chez l'enfant....** Guérison s'obtient, en général, par des soins hygiéniques et l'ignipuncture.
- **2° Chez l'adulte....** Nécessité de moyens plus énergiques.
  - **I. Procédé de Verneuil : Rectopexie postéro-inférieure....**
    - **1° Position de la taille périnéale.**
    - **2° Incision.....**
      - 1. De chaque côté de l'anus une incision, commençant à la limite muco-cutanée.
      - 2. Séparée de sa voisine par le secteur de circonférence anale dont on veut rétrécir l'anus.
      - 3. Se dirigeant en arrière et en dehors.
      - 4. Longue de 4 centimètres.
      - 5. Portant à son extrémité postérieure une incision qui va à la pointe du coccyx.
      - On a ainsi un lambeau losangique que l'on dissèque d'arrière en avant, que l'on enlève et avec lui le quart postérieur environ du cercle anal.
    - **3° Fixation du rectum.....**
      - 1. On passe quatre crins de Florence dans la paroi postérieure du rectum, sur la ligne médiane, sans traverser la muqueuse : un doigt introduit dans le rectum guide l'aiguille. Le plus élevé est au niveau de la pointe du coccyx, les autres au-dessous.
      - 2. On passe chacun des bouts à travers la peau, *plus haut que la traversée rectale* : le plus élevé au niveau de l'articulation sacro-coccygienne, les autres au-dessous.
      - 3. On noue les fils, l'anse de l'U ouverte en haut se ferme, relève le rectum et le fixe.
    - **4° Suture.......**
      - 1. De la peau.
      - 2. Du sphincter sectionné et rétablissement de sa continuité.
  - **II. Procédé de Gérard-Marchand : Rectococcypexie.**
    - **1° Incision identique...** La paroi rectale postérieure est mise à nu.
    - **2° Plissement de cette paroi.**
      - Et réduction des dimensions de l'ampoule..
        - 1. En hauteur, par des plis verticaux.
        - 2. En largeur, par des plis transversaux.
      - Réalisée par 4 à 5 points au catgut, passés à travers le rectum, sur le doigt, dans l'ampoule comme guide, sans intéresser la muqueuse : la paroi rectale est préalablement grattée et avivée.
      - Les fils sont serrés deux à deux et leurs chefs conservés.
    - **3° Avivement...** Et grattage de la paroi coccygienne antérieure mise à nu.
    - **4° Passage......** A travers le tissu fibreux précoccygien des chefs de catgut qu'on noue deux à deux.
    - **5° On complète la suspension.** Par quatre fils suspenseurs recto-cutanés à la façon de Verneuil.
    - **6° On suture la plaie périnéale.**

OPÉRATION (*Suite*).

- **III. Procédé de Jeannel : Colopexie...**
  - **1° Incision iliaque gauche ou de Littre.**
  - **2° Recherche de l'S iliaque.**
  - **3° Fixation.....**
    - A la paroi abdominale antérieure et création d'un anus iliaque.
    - Cela a pour avantages......
      1. De guérir les ulcérations ano-rectales.
      2. De faire cesser le ténesme qui en est la conséquence et est une cause de prolapsus.
      3. De faciliter les adhérences colo-pariétales.
  - **4° Plus tard on fermera l'anus.**
    1. Par l'entérotomie.
    2. Par la dissection de sa marge.
    3. Par l'invagination de son trajet sous des plans superposés de sutures.
  - *N. B.* — On peut pratiquer la colopexie..... — Sans anus contre nature.
    1. A la paroi abdominale.
    2. A la fosse iliaque.....
    3. A l'arcade fémorale...

2. TRAITEMENT DES HÉMORROÏDES

OPÉRATION.

- **1° Dilatation.......** | Suffit quelquefois.
- **2° Ignipuncture...** | Peut lui être associée.
- **3° Extirpation suivie de suture........**
  - Est une opération récente.
  - **1° Procédé de Wittehead..**
    1. Dilatation anale.
    2. Attraction au dehors des hémorroïdes.
    3. Incision circulaire au niveau de la ligne muco-cutanée sur laquelle tombent 4 incisions dans l'axe de l'intestin, divisant la masse hémorroïdaire en quatre.
    4. Libération de chaque segment de bas en haut.
    5. Section du pont muqueux qui tient en haut le bourrelet.
    6. Suture de la circonférence muqueuse à la peau; mais on est obligé de tirer justement sur la muqueuse ainsi raccourcie, les fils coupent et l'opération est manquée.
  - **2° Procédé de Quénu...**
    1. Dilatation.
    2. Incision circulaire à la ligne ano-cutanée.
    3. Dissection de bas en haut qui sépare les paquets hémorroïdaires de la sous-muqueuse.
    4. Excision des ampoules aux ciseaux, sans *ablation de muqueuse.*
    5. Suture de la muqueuse à la peau ; il n'y a pas de traction forcée et pas de risques de déchirure de la muqueuse.
  - **3° Procédé de Reclus..**
    1. Dilatation.
    2. Attraction des hémorroïdes.
    3. Pincement d'une moitié du paquet avec une pince à pédicule et section aux ciseaux courbes; même manœuvre sur l'autre moitié du paquet. Il reste en avant et en arrière un segment de peau et de muqueuse non excisées grâce auquel on évite le rétrécissement consécutif.
    4. Suture de la peau à la muqueuse par des points en bourse assurant la réunion et l'hémostase à la fois.

3. CANCER DU RECTUM

I. — OPÉRATION DE KRASKE.

POSITION.......... Malade couché sur côté droit, cuisses fléchies sur le bassin.

OPÉRATION.

- **1° Incision.** Du milieu du sacrum à l'anus, allant jusqu'à la crête sacrée.
  - **1° Détacher**..... A la rugine les fibres du grand fessier gauche et mettre à nu toute la face postérieure du coccyx et le quart inférieur et gauche du sacrum.
  - **2° Section des ligaments sacro-sciatiques**... Jusqu'au bord inférieur du 3ᵉ trou sacré.
- **2° Résection osseuse.**
  - **1° Désarticuler le coccyx**... En le portant en arrière, et l'enlever.
  - **2° Enlever**...... Au ciseau et au maillet un fragment de l'aile gauche du sacrum : la brèche osseuse du sacrum est concave en dehors, passe entre les 3ᵉ et 4ᵉ trous sacrés (fig. 143) ; on ne doit jamais couper à la hauteur du 2ᵉ trou sacré, car le cul-de-sac méningien inférieur pourrait être ouvert ; en ouvrant le 3ᵉ trou sacré, on coupe le nerf correspondant et on paralyse les sphincters.

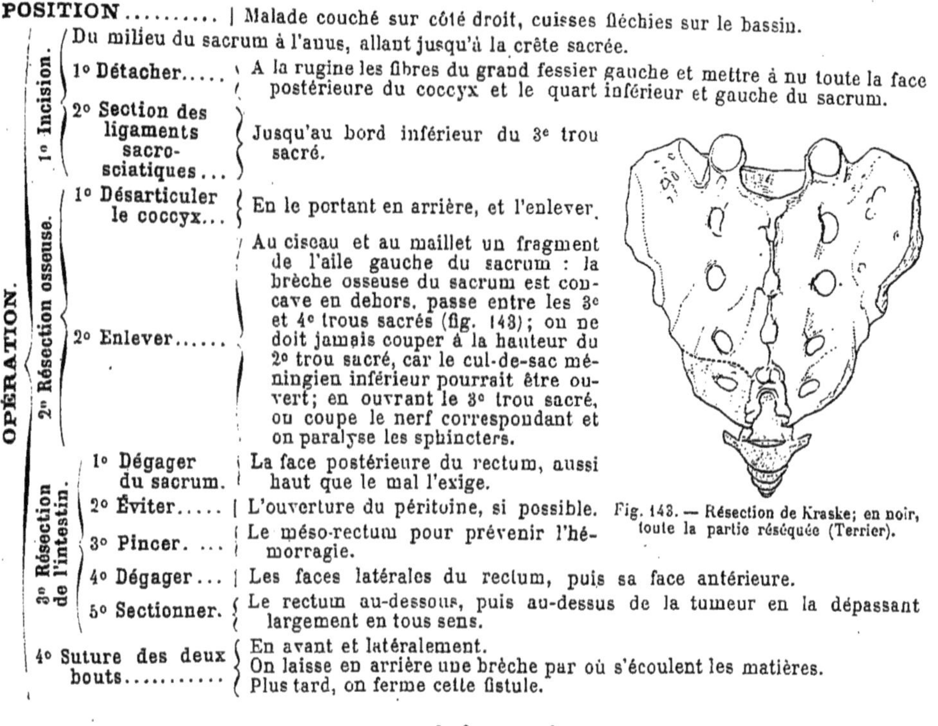

Fig. 143. — Résection de Kraske ; en noir, toute la partie réséquée (Terrier).

- **3° Résection de l'intestin.**
  - **1° Dégager du sacrum.** La face postérieure du rectum, aussi haut que le mal l'exige.
  - **2° Éviter**..... L'ouverture du péritoine, si possible.
  - **3° Pincer**. ... Le méso-rectum pour prévenir l'hémorragie.
  - **4° Dégager**... Les faces latérales du rectum, puis sa face antérieure.
  - **5° Sectionner.** Le rectum au-dessous, puis au-dessus de la tumeur en la dépassant largement en tous sens.
- **4° Suture des deux bouts**...........
  - En avant et latéralement.
  - On laisse en arrière une brèche par où s'écoulent les matières.
  - Plus tard, on ferme cette fistule.

II. — PROCÉDÉ DE QUÉNU.

CONDITIONS DE L'OPÉRATION.....

- **1° Cancers bas situés**.. Ils sont enlevés par la voie périnéale et le bout supérieur attiré et suturé à la peau périnéale.
- **2° Cancers moyens et haut situés.** Ils sont enlevés de la façon suivante.

OPÉRATION.

- **1° Laparotomie médiane.**
- **2° Recherche du côlon iliaque**.. Et exploration de la tumeur dont on fixe les limites et la propagation.
- **3° Section de l'anse Ω, mobile, entre deux ligatures, au voisinage du cancer**........
  - Le bout supérieur est aseptisé, couvert de compresses stérilisées et écarté.
  - Le bout inférieur a sa tranche couverte d'une compresse : on lie l'hémorroïdale supérieure et on libère le rectum de haut en bas, de l'abdomen vers le périnée.
  - On enlève les ganglions cancéreux situés en avant du sacrum, à la bifurcation des iliaques.
  - On amène le bout supérieur du côlon dans la plaie, on le fixe et on ferme le ventre : on a fait un anus contre nature sur la ligne médiane : on peut le faire dans la fosse iliaque. Il est définitif.
- **4° Malade mis dans position de la taille périnéale.**
  - 1. Incision périanale.... .. Dissection de la peau.
  - 2. Libération du rectum.....
    - Faite de bas en haut, allant rejoindre l'*amorce* qui a été commencée par le ventre.
    - Grâce à la ligature des hémorroïdes, l'hémorragie est minime.
  - 3. Extirpation du rectum en totalité.

XVII

OPÉRATIONS SUR LES ORGANES GÉNITO-URINAIRES

I. REIN

1. RAPPORTS DU REIN

VOIES D'INTERVENTION

Une série d'interventions se pratiquent sur le rein.

Les voies suivies pour l'atteindre sont au nombre de deux principales...

- **1° Voie transpéritonéale, antérieure, laparotomie...** — Par laquelle on atteint le rein comme un organe quelconque de l'abdomen.
- **2° Voie rétro-péritonéale, lombaire....** — Procédé de choix, ce qu'expliquent les rapports du rein.

RAPPORTS.

1° Face antérieure.

1. Péritoine la couvre en entier.
2. Mésocôlon transverse s'attache devant elle, à sa partie inférieure à droite, en son milieu à gauche.

1° A droite.....

1. Foie en est séparé par l'angle duodéno-rénal.

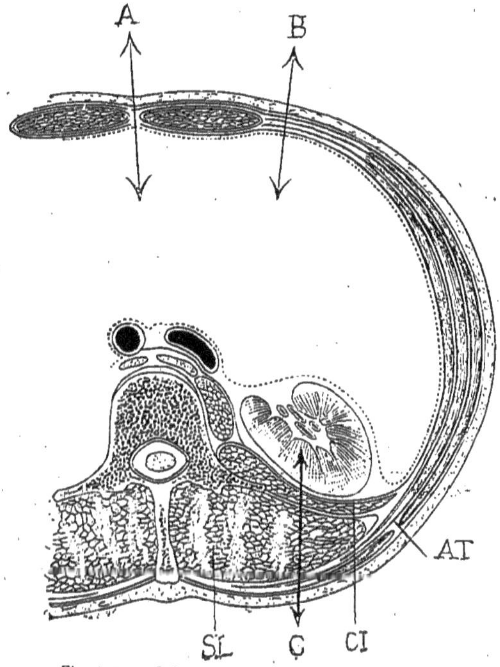

Fig. 144. — Schéma des voies d'accès vers le rein.

AB. Voies transpéritonéales; C, voie lombaire; AT. aponévrose tansverse avec ses trois expansions; SL, masse sacro-lombaire; CL, carré des lombes.

2. Plus bas, angle des deux côlons, ascendant et descendant.
3. En dedans et par sa moitié inférieure, deuxième portion du duodénum.

2° A gauche....

1. Fin gauche du côlon transverse.
2. Bord postérieur de la rate.
3. Queue du pancréas.

N. B. — Ces rapports expliquent que la voie antérieure, transpéritonéale, est rarement suivie.

RAPPORTS (*Suite*).

- **2° Pôle supérieur..** — Capsule surrénale, peu adhérente au rein.
- **3° Pôle inférieur..** — S'approche de façon variable de la crête iliaque.
- **4° Bord externe...** — Oblique en bas et en dehors.
- **5° Bord interne.**
  - Oblique dans le même sens.
  - Donne attache aux organes du pédicule, ainsi étagés d'avant en arrière (fig. 145)................
    - 1. Veine. | 3. Bassinet.
    - 2. Artère. |
    - Le bassinet peut donc facilement être exploré par la voie lombaire; de plus, la lèvre postérieure du hile est moins développée que l'antérieure.
  - Présente, en outre, les rapports suivants....
    - 1. A droite ..... — Voisinage avec la veine cave, adhérences pathologiques quelquefois, et danger de rupture du vaisseau par tractions du rein.

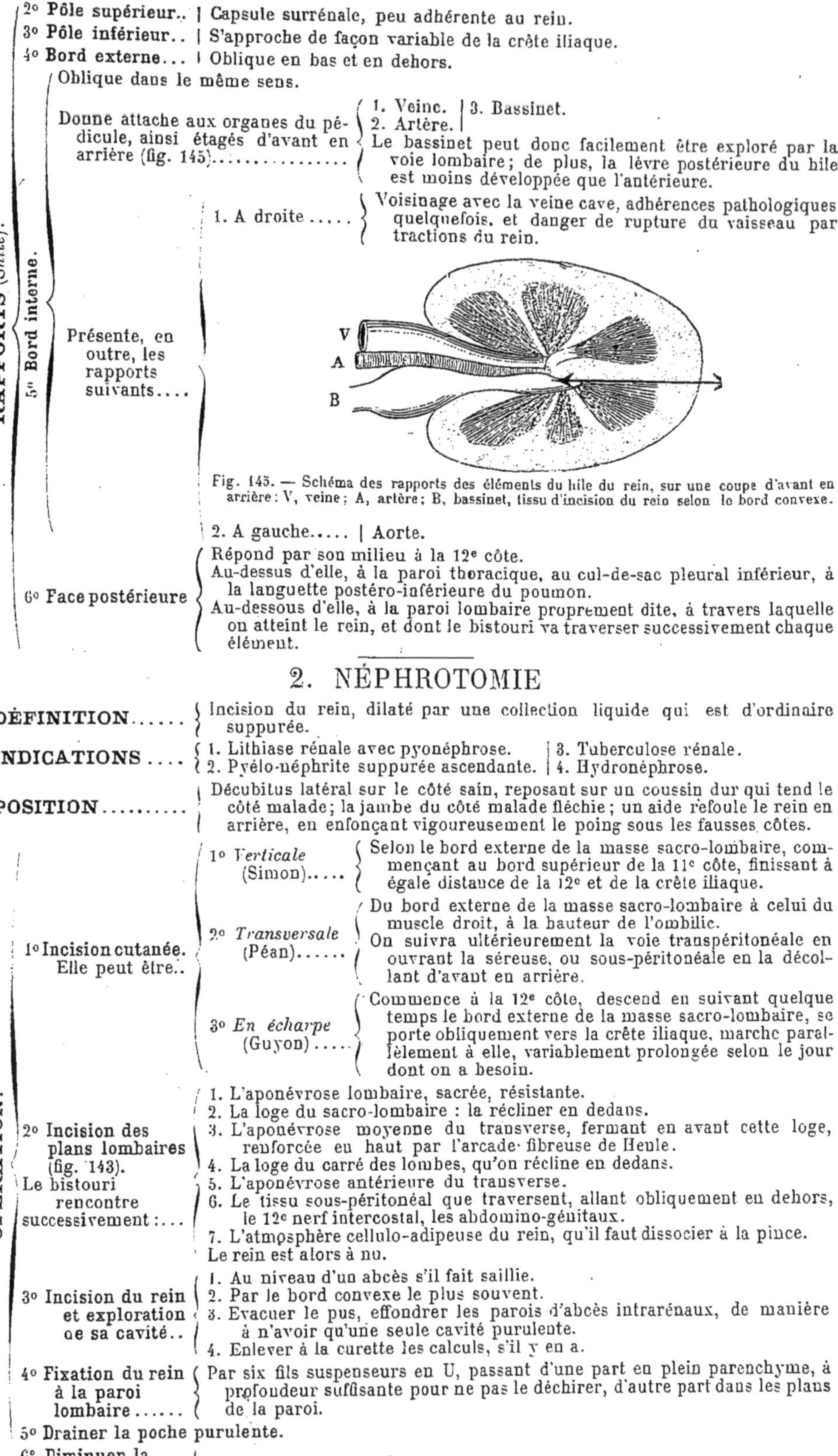

Fig. 145. — Schéma des rapports des éléments du hile du rein, sur une coupe d'avant en arrière: V, veine; A, artère; B, bassinet, tissu d'incision du rein selon le bord convexe.

    - 2. A gauche..... | Aorte.
- **6° Face postérieure**
  - Répond par son milieu à la 12e côte.
  - Au-dessus d'elle, à la paroi thoracique, au cul-de-sac pleural inférieur, à la languette postéro-inférieure du poumon.
  - Au-dessous d'elle, à la paroi lombaire proprement dite, à travers laquelle on atteint le rein, et dont le bistouri va traverser successivement chaque élément.

---

2. NÉPHROTOMIE

DÉFINITION...... — Incision du rein, dilaté par une collection liquide qui est d'ordinaire suppurée.

INDICATIONS ....
- 1. Lithiase rénale avec pyonéphrose. | 3. Tuberculose rénale.
- 2. Pyélo-néphrite suppurée ascendante. | 4. Hydronéphrose.

POSITION.......... — Décubitus latéral sur le côté sain, reposant sur un coussin dur qui tend le côté malade; la jambe du côté malade fléchie; un aide refoule le rein en arrière, en enfonçant vigoureusement le poing sous les fausses côtes.

OPÉRATION.

- **1° Incision cutanée.** Elle peut être..
  - 1° *Verticale* (Simon)..... — Selon le bord externe de la masse sacro-lombaire, commençant au bord supérieur de la 11e côte, finissant à égale distance de la 12e et de la crête iliaque.
  - 2° *Transversale* (Péan)......
    - Du bord externe de la masse sacro-lombaire à celui du muscle droit, à la hauteur de l'ombilic.
    - On suivra ultérieurement la voie transpéritonéale en ouvrant la séreuse, ou sous-péritonéale en la décollant d'avant en arrière.
  - 3° *En écharpe* (Guyon)..... — Commence à la 12e côte, descend en suivant quelque temps le bord externe de la masse sacro-lombaire, se porte obliquement vers la crête iliaque, marche parallèlement à elle, variablement prolongée selon le jour dont on a besoin.
- **2° Incision des plans lombaires** (fig. 143). Le bistouri rencontre successivement :...
  1. L'aponévrose lombaire, sacrée, résistante.
  2. La loge du sacro-lombaire : la récliner en dedans.
  3. L'aponévrose moyenne du transverse, fermant en avant cette loge, renforcée en haut par l'arcade fibreuse de Henle.
  4. La loge du carré des lombes, qu'on récline en dedans.
  5. L'aponévrose antérieure du transverse.
  6. Le tissu sous-péritonéal que traversent, allant obliquement en dehors, le 12e nerf intercostal, les abdomino-génitaux.
  7. L'atmosphère cellulo-adipeuse du rein, qu'il faut dissocier à la pince.

  Le rein est alors à nu.
- **3° Incision du rein et exploration de sa cavité..**
  1. Au niveau d'un abcès s'il fait saillie.
  2. Par le bord convexe le plus souvent.
  3. Evacuer le pus, effondrer les parois d'abcès intrarénaux, de manière à n'avoir qu'une seule cavité purulente.
  4. Enlever à la curette les calculs, s'il y en a.
- **4° Fixation du rein à la paroi lombaire ......** — Par six fils suspenseurs en U, passant d'une part en plein parenchyme, à profondeur suffisante pour ne pas le déchirer, d'autre part dans les plans de la paroi.
- **5° Drainer la poche purulente.**
- **6° Diminuer la plaie pariétale.** — Par quelques points de suture.

3. NÉPHROLITHOTOMIE

DÉFINITION......
- Incision d'un rein pour en extraire un calcul.
- Cette opération diffère de la précédente, en ce que le rein est presque sain et de dimensions normales, au lieu d'être abcédé ou dilaté.

INDICATIONS ....
- 1° Rein non suppuré...... — Calculs qui déterminent..
  - 1. Des douleurs intolérables et persistantes.
  - 2. Des hémorragies graves.
- 2° Rein suppuré. — La lithiase étant cause de la pyonéphrose.

POSITION.......... — Comme ci-devant.

OPÉRATION.
- 1° Incision de la peau et des plans lombaires. — Rien de spécial.
- 2° Exploration du rein attiré dans la plaie..
  - 1. Par le palper bidigital....
    - Pratiqué sur les deux faces, les deux extrémités et le hile.
    - On sent une induration bien distincte de la consistance normale du rein.
    - Mais ce mode peut ne rien donner.
  - 2. Par l'acupuncture.
    - Pratiquée à l'aide de fines aiguilles, que l'on enfonce d'abord dans la substance rénale par son bord convexe et par la face postérieure.
    - Puis, si on ne sent rien, par la face postérieure du bassinet, après s'être assuré de l'absence d'artères et de veines du plexus rétro-pyélique.
- 3° Incision. Peut porter....
  - 1° Sur le bassinet, quand le calcul y est senti....
    - 1. L'ouvrir par sa face postérieure.
    - 2. Explorer sa cavité et les calices voisins.
    - 3. Extraire les calculs.
    - 4. Suturer la plaie par première intention.
  - 2° Sur le rein, de préférence.
    - Incision suivant le bord convexe, laquelle présente comme avantages.....
      - 1. Hémorragie peu considérable, car les vaisseaux marchent superficiellement sur les deux faces.
      - 2. Section du moins possible de canalicules urinaires.
      - 3. Diminution des chances de fistule urinaire.
      - 4. Voie la plus large ouverte à l'exploration.
    - Car c'est elle qui fend le plus grand nombre de calices.
- 4° Extraction des calculs........ — A l'aide de pinces ou de curettes, nécessite quelquefois de pratiquer une lithotritie grossière.
- 5° Suture du rein..
  - Par première intention, quand il n'y a pas de pus. Quatre gros catguts profonds, passés à travers le rein, modérément serrés, pour éviter l'atrophie des valves rénales.
  - Quelques points superficiels achèvent l'affrontement.
- 6° Suture pariétale.
  - 1. Plan musculo-aponévrotique, au catgut ou par des fils perdus de soie.
  - 2. Peau, au crin de Florence.

4. NÉPHRECTOMIE

DÉFINITION...... | Ablation du rein.

DIVISION......... Selon qu'on enlève partie ou totalité du rein..........
- 1. Partielle.
- 2. Totale.

INDICATIONS ....
- **1° Traumatismes du rein**.......
  - 1. Destruction totale : néphrectomie totale.
  - 2. Destruction partielle : néphrectomie partielle.
- **2° Lithiase rénale**.......
  - 1. Néphrectomie *primitive*, si le rein est réduit à une coque fibreuse ou détruit par la suppuration.
  - 2. Néphrectomie *secondaire* à la néphrotomie, s'il persiste une fistule.
- **3° Pyélo-néphrite suppurée.**
- **4° Tuberculose rénale.**
- **5° Hydronéphrose fermée et unilatérale.**
- **6° Tumeurs du rein**.........
  - 1. Néphrectomie partielle, si possible, dans les cas.......
    - 1. De kyste séreux ou hydatique.
    - 2. De tumeur bénigne.
  - 2. Néphrectomie totale, dans les cas de tumeur maligne.
- **7° Rein mobile**. Après essai infructueux de la néphropexie; quand traitement médical et port de ceintures ne produisent aucun soulagement.

CONDITION INDISPENSABLE. Intégrité du rein congénère qui doit être préalablement déterminée.

MANUEL OPÉRATOIRE. . Deux voies principales.

I. — NÉPHRECTOMIE LOMBAIRE, DANS LES CAS DE REIN PEU VOLUMINEUX.

POSITION......... | Comme précédemment.

OPÉRATION.
- **1° Incision**........ | Comme nous avons vu.
- **2° Énucléation du rein. Se fait par deux modes**.....
  - **1. Néphrectomie sus-capsulaire.**
    - La plus fréquemment employée, la seule permise en cas de néoplasme; consiste à séparer le rein de son enveloppe cellulo-adipeuse.
    - On ne se sert que de la pince et du doigt.
    - L'opération est facile en arrière et aux deux pôles du rein où le tissu adipeux est abondant; elle est plus difficile en avant et au bord interne où ce tissu est rare et les adhérences contractées par le rein doivent faire craindre la blessure du côlon, des vaisseaux rénaux, de la veine cave, de l'aorte, du duodénum.
    - Si la tumeur est trop volumineuse, l'enlever par morcellement.
  - **2. Néphrectomie sous-capsulaire (Ollier)**......
    - Enlève le rein sans sa capsule propre.
    - Inciser la capsule propre dans toute la hauteur du rein; décortiquer le rein en saisissant avec des pinces les lèvres de la capsule et insinuant le doigt entre elle et le parenchyme rénal, du bord convexe jusqu'au hile.
- **3° Ligature du pédicule**.. ....
  - 1. On prend le paquet vasculaire dans une pince courbe, non l'uretère autant que possible.
  - 2. On sectionne le pédicule en dehors de la pince et on lie les vaisseaux en masse par une ligature en chaîne à la soie, autant que possible, pour éviter le glissement de la bague de fil et l'hémorragie importante qui en est la conséquence.
  - 3. On traite à part l'uretère qui est septique dans les cas de pyonéphrose : on le résèque sur une certaine étendue, on le lie et on cautérise le moignon au thermocautère.

TRAITEMENT DE LA PLAIE......
- **1° Réunion par première intention**.... S'il n'y a pas eu de souillure.
- **2° Drainer et tamponner.** Dans le cas contraire.

II. — NÉPHRECTOMIE TRANSPÉRITONÉALE (Terrier).

OPÉRATION.

- **1° Incision de la paroi abdominale...**
  - 1. Sur le bord externe du muscle droit.
  - 2. Sur la ligne médiane de préférence..
    - 1. Sus et sous-ombilicale.
    - 2. Longue de 10-12 centimètres.
- **2° Incision du péritoine prérénal......**
  - 1. Verticale, sur la face antérieure du rein.
  - 2. Après avoir refoulé les anses grêles et le côlon.
  - 3. En évitant les vaisseaux sous-péritonéaux.
  - 4. Saisir chaque lèvre de l'incision avec des pinces.
- **3° Énucléation du rein.......**
  - 1. Décoller avec les doigts la face antérieure du péritoine prérénal.
  - 2. Passer ensuite la main derrière le rein et le séparer entièrement du tissu cellulo-adipeux qui l'entoure.
  - 3. Mettre une pince sur le pédicule vasculaire, couper en dehors d'elle, enlever le rein qui ne tient plus que par l'uretère.

    N. B. — Si la tumeur est liquide, la ponction aspiratrice facilitera la besogne.
  - 4. Lier les vaisseaux par une ligature en chaîne à la soie pour éviter le glissement du fil.
  - 5. Section de l'uretère après ligature sur les deux bouts....
    - 1. Le supérieur, pour empêcher l'infection de la plaie par le pus venant du rein.
    - 2. L'inférieur, pour empêcher le reflux venant d'en bas.
  - 6. Cautériser le bout restant dans la plaie.

TRAITEMENT DE LA PLAIE..... Attirer en avant les deux lèvres de l'incision péritonéale postérieure et les fixer aux bords de l'incision abdominale antérieure préalablement rétrécie; de la sorte, la loge qu'occupait le rein est mise en communication avec l'extérieur par un trajet tout préparé que l'on draine par deux gros drains; la grande cavité péritonéale ne peut être contaminée.

SUITES PHYSIOLOGIQUES......... L'urine diminue de quantité pendant deux jours, puis augmentation progressive et quantité normale au 6e jour, si le rein congénère est sain. Dans le cas contraire, mort par insuffisance rénale, plus ou moins rapide, selon l'état du rein opposé.

---

5. NÉPHROPEXIE OU NÉPHRORRAPHIE

DÉFINITION...... Fixation du rein mobile.

INDICATIONS....
- 1° Néphroptose avec ou sans entéroptose, quand une ceinture n'amène pas de soulagement.
- 2° L'hydronéphrose intermittente, liée à la néphroptose, est aussi une indication.

POSITION......... Celle de la néphrotomie.

OPÉRATION......

- **1° Incision de Guyon.......** De préférence.
- **2° Recherche...** Et découverte du rein qui est plus ou moins descendu, monte et descend avec les mouvements du diaphragme, est reconnaissable à sa couleur, sa forme, sa consistance.
- **3° Mise à nu du rein. ......** Qui est séparé sur une certaine étendue, près de son bord convexe, de son atmosphère cellulo-adipeuse.
- **4° Passage des fils (Guyon).**
  - 1. On passe avec l'aiguille courbe de Reverdin ou de Hagedorn un gros fil double de soie ou de catgut, à l'extrémité inférieure du rein et à 1 centimètre du bord convexe. Les deux fils antérieurs sont liés par un nœud double qui s'arrête au point où ils viennent de sortir du rein; les deux fils postérieurs sont liés de même.
  - 2. On passe deux ou trois fils doubles semblables : un au pôle supérieur, un ou deux au niveau du corps, et on pratique les mêmes nœuds.
  - 3. L'un des fils antérieurs ou pôle inférieur est passé à travers les plans musculo-aponévrotiques de la lèvre antérieure de la plaie et noué avec l'autre fil du même nœud; l'un des fils postérieurs est passé de même dans la plaie postérieure et noué avec son fil congénère.
  - 4. Les fils moyens sont noués au voisinage de la 12e côte.
  - 5. Les fils du pôle supérieur sont noués autour de la 12e côte. M. Tuffier avive sur une certaine étendue le parenchyme rénal pour déterminer la formation de fortes adhérences entre lui et la paroi.
- **5° Suture de la paroi.**

ACCIDENTS A CRAINDRE.... Perforation de la plèvre par l'aiguille contournant le bord supérieur de la 12e côte : pas d'accidents en général. En cas contraire, empêcher l'entrée de l'air par une suture des plans musculaires.

II. VESSIE

1. RAPPORTS DE LA VESSIE

INDICATIONS .... Nombreuses sont les interventions qu'on est appelé à faire sur elle et l'étude de ses rapports montre la voie à suivre.

RAPPORTS DE LA VESSIE.

Sa forme est assez régulièrement arrondie.

- **1° A l'état de vacuité**.........
  1. Cachée derrière le pubis.
  2. Le péritoine passe directement de la paroi abdominale antérieure sur elle.
  3. La vessie est difficilement abordable.
- **2° A l'état de réplétion (fig. 146).**
  - **1. Face antérieure. Est en partie.**
    1. Derrière le pubis.
    2. Au-dessus du pubis. C'est la portion chirurgicale ; le péritoine descend

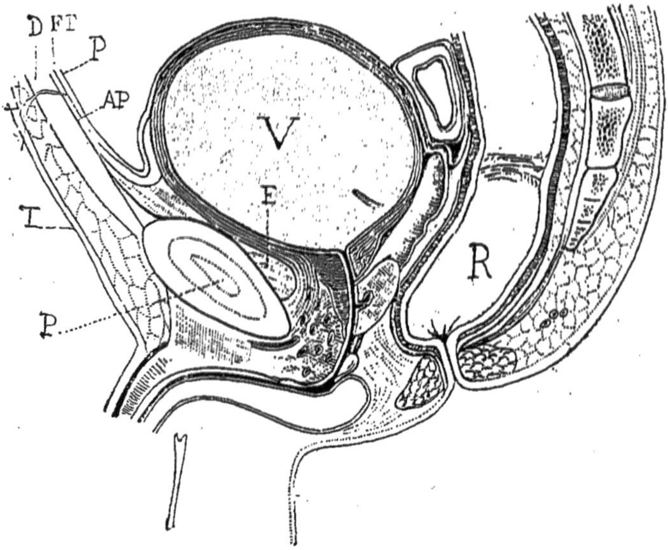

Fig. 146. — Schéma des rapports de la vessie chez l'homme.

T, peau de la paroi abdominale; D, muscle droit; FT, tissus transversalis; AP, aponévrose prévésicale; E, espace de Retzius; V, vessie; R, rectum; P, pubis; le péritoine en trait double.

sur elle en partie, se relève ensuite sur la paroi abdominale en formant un cul-de-sac vésico-pariétal.

Entre ce cul-de-sac et le pubis, la vessie est en contact médiat par l'aponévrose prévésicale avec la paroi : c'est par là qu'on l'atteindra.

Cet espace disponible mesure.
- 1 centimètre avec 150 grammes de liquide dans la vessie.
- 2 centimètres et demi avec 300 grammes.
- 4 centimètres si on applique un ballon de Petersen dans le rectum.
- 6 centimètres si on relève en haut le péritoine avec un écarteur.

  - **2° Face supérieure..** Est couverte par le péritoine.
  - **3° Faces latérales..** En partie sus et sous-péritonéales.
  - **4° Base** ....
    - 1. Chez l'homme.
      - 1. En avant, ferme en haut la loge prostatique et s'applique d'avant en arrière sur...........
        1. La base et le lobe moyen de la prostate.
        2. Les vésicules séminales et la fin des canaux déférents: dans le triangle interdéférentiel, mesurant 1 centimètre et demi en tous sens, on pourrait à la rigueur ponctionner la vessie, non extirper un calcul.
      - 2. En arrière, adhère au péritoine qui forme en se relevant sur le rectum le cul-de-sac vésico-rectal.
    - 2. Chez la femme...... La vessie adhère au vagin, d'où la possibilité chez elle d'explorer par cette voie la vessie, de sentir un calcul, de pratiquer la cystotomie.

2. PONCTION SUS-PUBIENNE DE LA VESSIE

INDICATIONS.....
- Rétention complète aiguë.
- Le cathétérisme de l'urètre est impossible.

OPÉRATION.....
- Raser la région sus-pubienne. — L'aseptiser.
- Fixer de la main gauche les téguments sus-pubiens.. — Et de l'index reconnaître le bord supérieur de la symphyse.
- La main droite tient l'aiguille n° 6 du Potain, aseptique, enduite de vaseline...... — Et l'enfonce perpendiculairement à la paroi, profondément, surtout chez les sujets gras dont l'espace vésical est augmenté par la graisse : la piqûre sera à 1, 2, 3 centimètres au-dessus du pubis, selon que la vessie contiendra plus de liquide.
- On retire le trocart.......
  - La chemise reste en place, la main presse sur le globe vésical et aide la sortie de l'urine : on peut aspirer au besoin.
  - L'évacuation ne sera pas complète pour éviter l'hémorragie vésicale par décompression.
- Si l'urine est claire........ — Retirer vivement l'aiguille dont l'orifice extérieur est bien bouché par l'index, pour éviter que son contenu ne tombe dans l'espace prévésical.
- Si l'urine est louche....... — Ammoniacale, infectée, laver la vessie avec de l'eau boriquée.
- Couvrir la piqûre de collodion ouaté.
- Essayer ensuite le cathétérisme. — Avec les sondes métalliques, uni ou bicoudées, filiformes, selon que l'on a affaire à un rétréci, un prostatique, etc.
- La ponction peut être pratiquée plusieurs fois de suite..... — Mais, si l'état de rétention se prolongeait, on pratiquerait la cystostomie sus-pubienne.

---

3. CYSTOSTOMIE SUS-PUBIENNE

DÉFINITION...... — Opération qui recherche l'établissement d'une fistule urinaire permanente, d'un vrai méat hypogastrique.

INDICATIONS.....
1. Rétention chez le prostatique......
   1. Infecté.
   2. Non infecté.
2. Cystites douloureuses, la vessie est mise au repos et les douleurs calmées.
3. Hémorragies vésicales par cystite ou sondages répétés.

MANUEL OPÉRATOIRE ..
- 1° Incision de la paroi et de la vessie ... — Comme pour la cystotomie.
- 2° Fixer la vessie à la paroi....... — Par six points de suture, la muqueuse vésicale faisant suite à la peau.
- 3° Mettre un drain siphon dans l'ouverture. — Mais il y a avantage à s'en passer.
- 4° La permanence de l'écoulement. — Est assurée par le passage continu de l'urine.
- 5° La continence de l'urine.. — A été recherchée en créant un trajet artificiel à travers les parties molles, les muscles ; les résultats sont variables : la continence existe dans la moitié des cas (Poncet).

---

4. TAILLE HYPOGASTRIQUE OU CYSTOTOMIE

DÉFINITION....... | Opération qui ouvre la vessie pour intervenir à son intérieur.

INDICATIONS PRINCIPALES...
- 1. Tumeur vésicale à extirper, bénigne ou maligne.
- 2. Calcul à enlever.
- 3. Corps étranger à extraire, etc.

OPÉRATION.

- **1° Rasage........** | Et asepsie de la région sus-pubienne.
- **2° Lavage de la vessie.........** | Introduction dans sa cavité de 150 à 300 grammes d'eau boriquée : on laisse la sonde et on enroule autour de la base du gland une sonde rouge dont on fixe les bouts avec une pince à forcipressure.
- **3° Introduction du ballon de Petersen......** | Vide et vaseliné dans le rectum : le remplir de 300 a 500 grammes d'eau.
- **4° Incision cutanée.......** | Bien médiane, de 10 centimètres de long, empiétant un peu sur le pubis.
- **5° Ouverture de la loge d'un muscle droit ..** | Le récliner en dehors, ouvrir la paroi postérieure de sa gaine.
- **6° Inciser le fascia transversalis..** | De bas en haut.
- **7° Reconnaître la graisse de l'espace prévésical ....** | Semblable à du beurre frais.
- **8° Le cul-de-sac vésico-pariétal vient faire quelquefois saillie.........** | Le faire relever par un écarteur mousse et mettre le sujet dans la position de Trendelenburg.
- **9° La vessie est vue arrondie ..** | Sillonnée de veines, semblable à une tête de fœtus.
- **10° L'inciser sur le milieu.........** | De haut en bas, sur une étendue de 3 à 4 centimètres : le liquide coule à flots.
- **11° Passer rapidement....** | Dans chaque lèvre de l'incision vésicale, à 1 centimètre du bord saignant, deux fils de soie en anse qui empêchent la vessie de se cacher sous le pubis, permettent d'écarter les bords de la vessie et de voir en dedans.
- **12° Agir dans la vessie ....** | Selon les indications.
- **13° Pour finir.....**
  - On peut alors, selon les cas..
    - 1. Drainer la vessie.
    - 2. La suturer totalement.
  - **1° Drainage ....** | Deux gros tubes sont introduits dans la vessie dont on réduit les dimensions de l'incision par un ou deux points ; suture partielle de la paroi ; pansement à plat.
  - **2° Suture totale quand l'urine n'est pas infectée.....**
    - 1. **Premier plan de points séparés de catgut......** | Qui prennent la couche musculaire seule et affrontent les deux lèvres d'incision.
    - 2. **Deuxième plan en surjet** | A la Lembert, adossant les parois musculaires.
    - 3. **Suture de la paroi abdominale.**
      - 1. Catgut sur le plan musculo-aponévrotique.
      - 2. Crins à la peau.
    - 4. **Drainage à demeure de la vessie...** | Par une sonde simple ou de Pezzer (celle-ci porte à son extrémité vésicale une tête qui l'arrête au niveau du col vésical).
    - 5. **Drainage de la plaie abdominale.** | Si l'on craint que la suture vésicale ne soit pas hermétique ou que l'espace de Retzius soit infecté.
  - *N. B.* — La taille transversale de Trendelenburg coupe horizontalement la paroi au-dessus du pubis et la vessie.
  - Elle a pour avantages...
    - 1. De moins exposer à blesser le péritoine.
    - 2. De permettre une exploration plus complète du trigone.
    - 3. De faciliter les manœuvres opératoires.

5. HYDROCÈLE

PROCÉDÉS......... Deux méthodes sont surtout employées....
- 1° La ponction suivie d'injection irritante.
- 2° La cure radicale.

I. — INJECTION IRRITANTE.

OPÉRATION.......

- **1° Déterminer**.. Exactement le siège de la glande pour la fuir.
- **2° Saisir**........
  1. De la main gauche la tumeur et la mettre bien en évidence.
  2. De la main droite le trocart, régler avec l'index la longueur à introduire et enfoncer d'un coup.
- **3° Retirer le trocart**..... Laisser couler le liquide. Injecter 4 à 5 grammes de solution de cocaïne à 1 p. 100. Évacuer après quelques minutes.
- **4° Injecter**..... De la teinture d'iode pure fraîchement préparée ou diluée à la moitié, au tiers, au quart, avec la solution iodo-iodurée. (Chez l'enfant, quelques gouttes d'alcool. Hydrocèle non communicante.)
- **5° Malaxer**..... Le scrotum quelques minutes.
- **6° Évacuer le liquide.**
- **7° Retirer vivement l'aiguille**.... Et appliquer un pansement compressif.

FAUTES A ÉVITER........
1. Piqûre du testicule.
2. Injection de l'iode dans la celluleuse sous-scrotale.

II. — CURE RADICALE.

PROCÉDÉS......... Deux procédés principaux.

OPÉRATION.

1° Excision de la vaginale......
1. Incision du scrotum de l'anneau inguinal à la partie la plus déclive de la tumeur.
2. Mise à nu de toute la tumeur vaginale sur tout son pourtour, et qu'on débarrasse de tout le tissu cellulaire sous-scrotal.
3. Ponction de la vaginale et évacuation.
4. Introduire les ciseaux par cet orifice et refendre longitudinalement la poche de haut en bas, largement.
5. Enlever les kystes, les corps étrangers.
6. Exciser la vaginale, en respectant les organes du cordon et ne gardant que le juste nécessaire pour habiller le testicule.
7. Frotter fortement la séreuse restante avec un liquide antiseptique.
8. Suturer au catgut ce qui reste de vaginale pour reformer une séreuse pariétale et une cavité vaginale.

N. B. — Nicaise décortique la séreuse au niveau du plan de clivage qui la sépare de la fibreuse commune, ce qui évite les hémorragies immédiates, mais surtout consécutives.

2° Éversion de la vaginale.......
1. Incision du scrotum, mise à nu de la tumeur, ponction et incision longitudinale.
2. Retourner la vaginale de telle sorte que sa face séreuse, sur le testicule comme sur la vaginale pariétale, soit au contact de la face cruentée scrotale et lui adhère plus tard; on évite ainsi la récidive, l'opération est très rapide.
3. Suture du scrotum.

6. PHIMOSIS

PROCÉDÉS......... | Deux principaux. — Insensibilisation à la cocaïne.

I. — INCISION DORSALE (fig. 147).

POSITION......... | Opérateur à droite du sujet.

OPÉRATION.

- **1° Saisir le prépuce.** | Entre le pouce et l'index.
- **2° Introduire**...... | Une sonde cannelée sur le milieu de la face dorsale du gland, sous le prépuce, jusqu'au sillon balano-préputial, la rainure en haut.

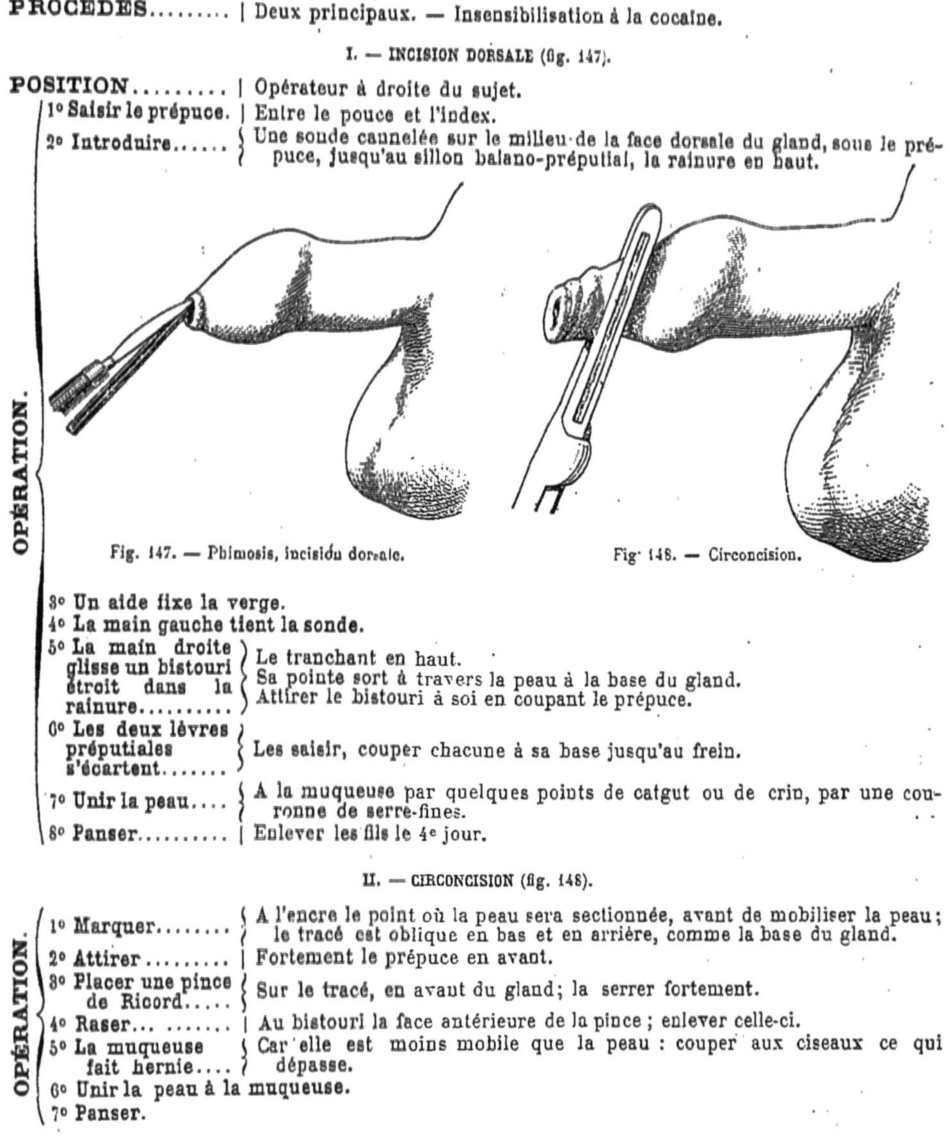

Fig. 147. — Phimosis, incision dorsale. Fig. 148. — Circoncision.

- **3° Un aide fixe la verge.**
- **4° La main gauche tient la sonde.**
- **5° La main droite glisse un bistouri étroit dans la rainure**.......... | Le tranchant en haut. Sa pointe sort à travers la peau à la base du gland. Attirer le bistouri à soi en coupant le prépuce.
- **6° Les deux lèvres préputiales s'écartent**....... | Les saisir, couper chacune à sa base jusqu'au frein.
- **7° Unir la peau**.... | A la muqueuse par quelques points de catgut ou de crin, par une couronne de serre-fines.
- **8° Panser**.......... | Enlever les fils le 4e jour.

II. — CIRCONCISION (fig. 148).

OPÉRATION.

- **1° Marquer**........ | A l'encre le point où la peau sera sectionnée, avant de mobiliser la peau ; le tracé est oblique en bas et en arrière, comme la base du gland.
- **2° Attirer**......... | Fortement le prépuce en avant.
- **3° Placer une pince de Ricord**..... | Sur le tracé, en avant du gland ; la serrer fortement.
- **4° Raser**... .... | Au bistouri la face antérieure de la pince ; enlever celle-ci.
- **5° La muqueuse fait hernie**.... | Car elle est moins mobile que la peau : couper aux ciseaux ce qui dépasse.
- **6° Unir la peau à la muqueuse.**
- **7° Panser.**

XVIII

OPÉRATIONS SUR LES MEMBRES

1. LUXATION CONGÉNITALE DE LA HANCHE

DÉFINITION...... Malformation de l'articulation coxo-fémorale consistant dans la situation de la tête fémorale hors de la cavité cotyloïde, non traumatique, se manifestant à la naissance ou dès les premières années de la vie.

ANATOMIE PATHOLOGIQUE.

- **1° Au début**....
  1. Cotyle étroit, plat, allongé dans l'axe vertical, plus ou moins comblé de tissu cellulaire.
  2. Tête fémorale effilée, conique, col raccourci.
- **2° Plus tard**....
  1. Cotyle se rétrécit, se comble.
  2. Tête aplatie, col absent.
  3. Muscles fessiers, pelvi-trochantériens rétractés.
- **3° Tête**.........
  1. Rarement en position pubienne.
  2. Généralement en iliaque.
  3. Remonte de plus en plus à mesure que l'enfant marche.

OPÉRATION.

- **1° Opération de Lannelongue**..
  1. Extension continue faite assez longtemps, avec des poids suffisants, pour réduire autant que possible la luxation.
  2. Injections de chlorure de zinc au 1/10e autour de la tête luxée, en haut et en arrière d'elle, dans le périoste coxal et les parties molles voisines.

  Les répéter toutes les trois ou quatre semaines.
  Elles provoquent une réaction, une production ostéo-fibreuse qui porte obstacle à l'ascension de la tête.
  La claudication qui persiste est celle des ankyloses de la hanche.
- **2° Opération de Hoffa**..........
  1. Incision de Langenbeck, comme pour la résection de la hanche.
  2. Ouverture de la capsule, section du ligament rond.
  3. Détacher à la rugine, en serrant l'os de près, les tendons insérés au grand trochanter : fessiers, pelvi-trochantériens.
  4. Ténotomie des muscles longs pelvi-fémoraux, à leurs extrémités supérieure ou inférieure : couturier, tenseur du fascia lata, droit antérieur, droit interne, adducteur.
  5. La tête peut être réduite en place sans obstacle.
  6. Chercher la cavité cotyloïde rétrécie; l'agrandir à la curette ou à la gouge.
  7. Mettre en place la tête fémorale.
  8. Suturer par-dessus, à la grosse soie plate, la capsule ouverte, puis, par un autre plan, les muscles, puis la peau.
  9. Faire marcher le malade de bonne heure : la tête modèlera une cavité cotyloïde nouvelle.
- **3° Opération de Lorenz**........
  1. Incision verticale, partant de l'épine iliaque antéro-supérieure.
     1. Longue de 6 à 8 centimètres.
     2. Coupant le tenseur du fascia lata.
  2. Incision transversale partant de la précédente, suivant le bord supérieur du trochanter.
  3. Ouvrir la capsule par sa face antérieure.
  4. Rendre possible la réduction de la tête......
     1. Ne pas désinsérer les pelvi-trochantériens qui sont allongés d'après Lorenz.
     2. Ténotomie des longs pelvi-fémoraux qui sont rétractés.
  5. Creuser le cotyle.
  6. Mettre la tête en place.
  7. Fermer la plaie par plans superposés : capsulaire, musculaire, cutané.
  8. Pansement. Cuisse immobilisée en légère abduction.
  9. Marche précoce.
- **4° Arthrodèse**.....

  Pour les malades âgés de plus de dix ans, chez qui la rétraction des parties molles et l'incurvation en avant du col fémoral s'opposent à la guérison.
  Dénuder l'os iliaque au voisinage du cotyle.
  Dénuder la tête ; appliquer l'une sur l'autre les parties dénudées : il se produit une ankylose.

2. SUTURE DE LA ROTULE

INDICATIONS....
- 1. Fracture de la rotule.
- 2. Possibilité d'une asepsie absolue.

OPÉRATION.

1° Incision concave en haut........ Sur la face antérieure du genou, passant entre les deux fragments.

2° Ouverture large de la jointure.... Permet.........
- 1. D'enlever les fragments esquilleux.
- 2. D'enlever les caillots sanguins.
- 3. De débarrasser la surface des fragments de caillots de débris fibreux.
- 4. De laver avec une solution aseptique.

3° Forage des trous.

Avec un poinçon à main.
Se correspondant exactement (fig. 149).
A trajet oblique de la surface à la profondeur.
Il est facile au fragment supérieur volumineux; au fragment inférieur, c'est plus difficile, car celui-ci éclate souvent, étant très grêle.

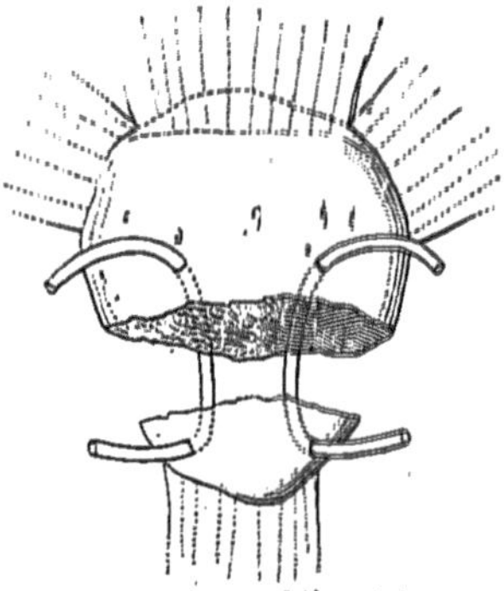

Fig. 149. — Suture de la rotule par points séparés.

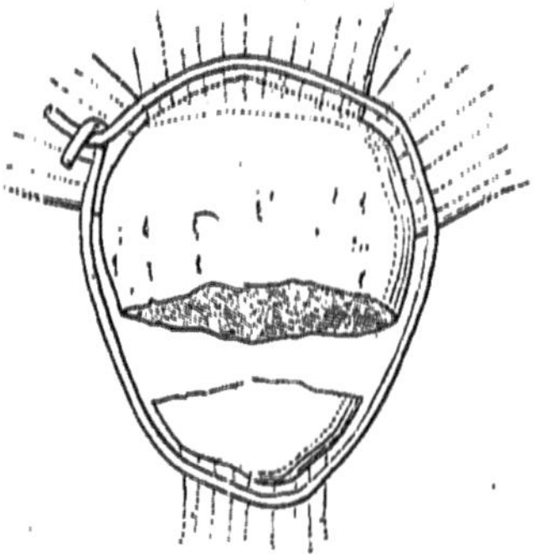

Fig. 150. — Cerclage de la rotule.

Le *cerclage* de la rotule peut lever la difficulté : passer le fil à travers le ligament rotulien (fig. 150).
Les fils sont passés dans l'œillet du poinçon ; ce sont des fils d'argent, gros d'un millimètre de diamètre.

4° Rapprochement des fragments.
- 1. Facile en général.
- 2. Difficile quelquefois.
- 3. On a conseillé.
  - 1. La section du tendon triceps.
  - 2. Des incisions libératrices en V.
  - 3. Le décollement des vastes interne et externe.
  - 4. La mobilisation de la tubérosité tibiale et sa fixation après le rapprochement par une cheville d'ivoire.

5° Suture de la peau.

6° Suites.......... Dès le 15e jour, on mobilise la jointure.

3. ANATOMIE PATHOLOGIQUE ET CAUSES DU PIED BOT VARUS ÉQUIN CONGÉNITAL

ANATOMIE PATHOLOGIQUE.. Indispensable à connaître pour la thérapeutique.

ÉLÉMENTS DE LA DÉFORMATION (Farabeuf).......

- 1° **Équinisme...**
  - Siège dans l'article tibio-tarsien.
  - *Deux éléments..*
    1. Extension forcée du pied.
    2. Flexion exagérée du dos du pied.
- 2° **Varus ....**
  - Siège dans le médio-tarse.
  - *Trois éléments..*
    1. Adduction de l'avant-pied.
    2. Flexion du bord interne.
    3. Supination, relevant le bord interne.

CAUSES ANATOMIQUES DE CES DÉFORMATIONS ET RÉSISTANCES S'OPPOSANT A LA RÉDUCTION.

- 1° **Équinisme . ...**
  - 1° **Extension forcée du pied est due à...........**
    1. La rétraction du tendon d'Achille.
    2. L'existence de trousseaux fibreux tendus du tibia au calcanéum.
    3. La déformation de l'astragale qui consiste en ceci......
       1. Formation d'une barre transversale sur la poulie astragalienne, dont la plus grande partie a perdu ses connexions avec le tibia : cette barre bute contre le bord antérieur de la mortaise tibiale dans les tentatives de réduction.
       2. Formation d'un tubercule externe empêchant l'astragale d'être contenu dans l'espace intermalléolaire.
  - 2° **Flexion exagérée du dos du pied due à** — La rétraction des ligaments plantaires.
- 2° **Varus ....**
  - 1° **Adduction de l'avant-pied..........**
    - Les lésions portent sur :
    - 1° **Les os** (fig. 151)......
      1. Scaphoïde se porte en dedans, sa tubérosité se rapproche de la malléole interne.
      2. Astragale présente sur la partie interne de sa tête une nouvelle facette pour le scaphoïde et la facette abandonnée forme un bec saillant.
      3. Cuboïde se porte en dedans sur la face interne de la grande apophyse du calcanéum.
      4. Calcanéum présente à ce niveau une facette néoformée et la facette abandonnée est saillante. Ces deux becs saillants de l'astragale et du calcanéum sont cause de l'instabilité de toute mise en place du cuboïde et du scaphoïde.

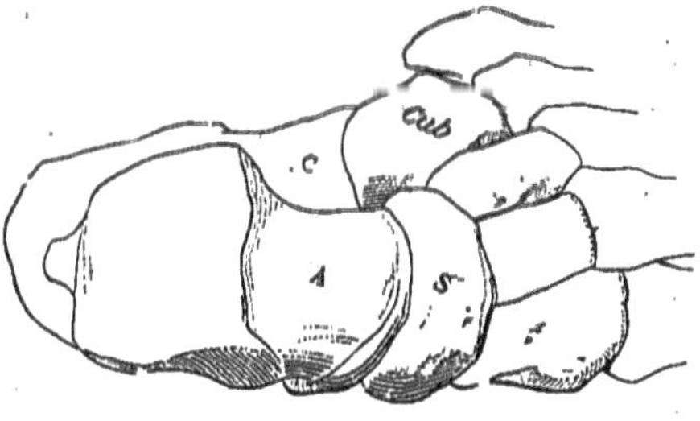

      Fig. 151. — Réduction de l'avant-pied.
      A, astragale; C, calcanéum; Cub, cuboïde; S, scaphoïde.
    - 2° **Le muscle jambier postérieur, rétracté.**
    - 3° **Les ligaments qui sont rétractés....**
      1. Ligament en Y.
      2. Ligament deltoïdien du calcanéo-scaphoïdien.
      3. Ligament calcanéo-cuboïdien.
  - 2° **Enroulement autour du bord interne.** — Mêmes causes que l'adduction de l'avant-pied.
  - 3° **Supination du bord interne.**
    1. Le calcanéum repose à terre par sa face externe.
    2. Distension du ligament calcanéo-astragalien.

4. TRAITEMENT DU PIED BOT VARUS ÉQUIN CONGÉNITAL

I. — REDRESSEMENT MANUEL.

INDICATIONS....
- 1. Pas de déformations osseuses (sujets jeunes).
- 2. Rétractions musculaires et fibreuses existent seules.

FINS A POURSUIVRE ET DÉFORMATIONS A COMBATTRE.
- 1. Corriger l'adduction et l'enroulement du bord interne.
- 2. Supprimer la flexion dorsale du pied et la supination du bord interne.
- 3. Combattre l'extension du pied sur la jambe.
- Après cela, appareils de contention : plâtre surtout, puis souliers orthopédiques.

II. — OPÉRATIONS SANGLANTES SANS ACTION SUR LE SQUELETTE.

I. — OPÉRATION DE PHELPS.

PROCÉDÉ OPÉRATOIRE..
- 1° Section de la peau........ Sur le bord interne du pied, perpendiculaire à ce bord dans le pli que forme l'enroulement du bord interne allant jusqu'au tiers interne ou au milieu de la plante.
- 2° Section......
  - 1. De la saphène interne entre deux ligatures.
  - 2. De l'aponévrose plantaire.
  - 3. Du tendon jambier postérieur.
  - 4. Des muscles du gros orteil.
  - 5. Du ligament plantaire entre le scaphoïde et la malléole interne.
- 3° Redressement forcé.
- 4° Ténotomie du tendon d'Achille..... Pour corriger l'équinisme.
- 5° Pansement.
- 6° Plâtre.

II. — OPÉRATION DE KIRMISSON.

PROCÉDÉ OPÉRATOIRE...
- Faire l'incision à 1 centimètre en dehors du tendon jambier postérieur.
- Et il ajoute à l'opération de Phelps : l'ouverture de l'interligne astragalo-scaphoïdien et même calcanéo-cuboïdien, si c'est nécessaire.
- La plaie bâille de 2 à 3 centimètres : on bourre de gaze iodoformée.
- On plâtre en bonne attitude.
- Il faut deux mois pour la guérison.

III. — OPÉRATIONS SANGLANTES PORTANT SUR LE SQUELETTE.

I. — TARSECTOMIE ANTÉRIEURE CUNÉIFORME.

OPÉRATION.......
- 1° Incision cutanée.... Sur le bord externe.
- 2° Ablation d'un coin osseux à base externe.... Comprenant le cuboïde, la tête de l'astragale, le scaphoïde, quelquefois les cunéiformes. Les résultats en sont incomplets.

II. — TARSECTOMIES POSTÉRIEURES.

OPÉRATION.

- 1° Opération de Nélaton.......
  - 1° Incision.....
    - 1. De 6 centimètres.
    - 2. Suivant le bord externe du pied.
    - 3. Partant du péroné.
    - 4. En dehors des tendons extenseurs.
  - 2° Ablation du tubercule astragalien.. Au ciseau : l'astragale réintègre la mortaise, l'équinisme est corrigé; on peut l'aider par la section du tendon d'Achille.
  - 3° Ablation de la tête astragalienne.
  - 4° Incision..... De 3 centimètres sur la grande apophyse du calcanéum.
  - 5° Ablation..... Partielle de celle-ci sur 1 à 2 centimètres de longueur; le valgus est corrigé.
- 2° Tarsectomies larges, préconisées par M. Lucas-Championnière..
  - « L'œuvre de redressement du pied doit être achevée par l'opération. » Convient surtout aux pieds bots invétérés.
  - 1° Ablation....
    - 1. De l'astragale.
    - 2. De la grande apophyse du calcanéum.
    - 3. Du scaphoïde.
    - 4. Du cuboïde.
    - 5. Des cunéiformes.
    - 6. D'une partie du 5e métatarsien même.
  - 2° Mobilisation précoce.

TABLE DES MATIÈRES

IV. OPÉRATIONS SUR LES OS

V. OPÉRATIONS SUR LES ARTICULATIONS

VI. OPÉRATIONS SUR LES MUSCLES ET LES TENDONS

VII. OPÉRATIONS SUR LES NERFS

VIII. OPÉRATIONS SUR LA TÊTE

IX. OPÉRATIONS SUR LA BOUCHE ET LES LÈVRES

X. OPÉRATIONS SUR LE COU

XI. OPÉRATIONS SUR LE THORAX

XII. OPÉRATION SUR L'ABDOMEN

XIII. OPÉRATIONS SUR L'ESTOMAC

XIV. OPÉRATIONS SUR LES VOIES BILIAIRES

XV. OPÉRATIONS SUR L'INTESTIN

XVI. OPÉRATIONS SUR L'ANUS ET LE RECTUM

XVII. OPÉRATIONS SUR LES ORGANES GÉNITO-URINAIRES

I. Rein.

II. Vessie.

XVIII. OPÉRATIONS SUR LES MEMBRES

TABLE ALPHABÉTIQUE DES MATIÈRES

6548-99. — Corbeil. Imprimerie Éd. Crété.

Atlas-Manuels de Médecine coloriés

COLLECTION NOUVELLE DE VOLUMES IN-16

Illustrés de très nombreuses planches coloriées

Reliés en maroquin souple.

Cette collection constitue une innovation des plus heureuses comme méthode d'enseignement par les yeux. En publiant ces Atlas en dix langues, on a pu établir des aquarelles irréprochables au point de vue scientifique et artistique, et les reproduire par les procédés les plus perfectionnés. La dépense étant répartie sur 10 éditions, on a pu, tout en employant les procédés les plus coûteux, établir chaque atlas à un prix dix fois inférieur à ce qu'aurait coûté toute publication du même genre isolée.

Atlas-Manuel de diagnostic clinique, par C. JAKOB. Édition française par les Drs A. LÉTIENNE, ancien interne des hôpitaux, et Ed. CART, lauréat de la Faculté de médecine de Paris. 1 vol. in-16 de 378 pages, avec 68 planches coloriées. Relié en maroquin souple.......... .... 15 fr.

Atlas-Manuel de médecine légale, par le professeur HOFMANN, de Vienne. Edition française par le Dr VIBERT, médecin-expert près le tribunal de la Seine. Préface par le professeur P. BROUARDEL, doyen de la Faculté de médecine de Paris. 1 vol. in-16 de 170 pages avec 56 planches coloriées et 193 figures. Relié en maroquin......... .... 18 fr.

Atlas-Manuel de chirurgie opératoire, par O. ZUCKERKANDL. Édition française par A. MOUCHET, ancien interne des hôpitaux. 1 vol. in-16 de 268 p., avec 271 figures et 24 planches coloriées. Préface par le Dr QUENU, professeur agrégé à la Faculté de médecine de Paris. Relié en maroquin souple... 15 fr.

Atlas-Manuel des fractures et luxations, par le professeur HELFERICH. Edition française par le Dr P. DELBET, chef de clinique de la Faculté de médecine de Paris. 1 vol. in-16 de 324 pages, avec 64 planches coloriées. Relié en maroquin souple...... .... 16 fr.

Atlas-Manuel d'ophtalmoscopie, par le professeur HAAB, directeur de la clinique ophtalmologique de l'Université de Zurich. Édition française par le Dr TERSON, chef de clinique ophtalmologique à l'Hôtel-Dieu. 1 vol. in-16 de 279 pages, avec 64 planches coloriées. Relié en maroquin souple...... 14 fr.

Atlas-Manuel des maladies du larynx, par GRUNWALD. Edition française, par le Dr CASTEX, chargé du cours de laryngologie à la Faculté de médecine de Paris, et P. COLLINET, ancien interne des hôpitaux. 1 vol. in-16 de 255 pages, avec 44 planches coloriées. Relié en maroquin souple....... 14 fr.

Atlas-Manuel du système nerveux à l'état normal et pathologique, par C. JAKOB. Edition française par le Dr RÉMOND, professeur de clinique des maladies mentales à la Faculté de Toulouse. 1 vol. in-16 de LXXVIII-220 pages, 78 planches noires et coloriées. Relié en maroquin souple............ 15 fr.

En préparation

Atlas-Manuel des maladies vénériennes, par le professeur MRACEK. Edition française par le Dr EMERY, chef de clinique de la Faculté de médecine de Paris. 1 vol. in-16 avec 71 pl. coloriées. Relié en maroquin souple.. 18 fr.

Atlas-Manuel des maladies externes de l'œil, par le professeur HAAB. Edition française par le Dr TERSON, 1 vol. in-16 de 250 pages avec 76 planches coloriées. Relié en maroquin souple.....................

Atlas de Microbiologie

Soixante planches coloriées (en 8 couleurs)

Par E. MACÉ

Professeur à la Faculté de médecine de Nancy, directeur de l'Institut sérothérapique de l'Est.

1 vol. gr. in-8 de 60 planches avec texte explicatif. Cartonné............ 32 fr.
Relié en maroquin souple... 34 fr.

Traité de Diagnostic médical et de Sémiologie

par le Dr MAYET, professeur à la Faculté de médecine de Lyon. 2 vol. grand in-8 de 1632 pages avec 191 figures .... 24 fr.

Ouvrage complet

Il est impossible d'analyser pareil livre ; disons seulement que nous ne connaissons, dans la littérature médicale de langue française, aucun ouvrage de ce genre aussi complet et qui soit empreint d'une aussi vaste érudition.

(*Archives médicales belges.*)

Cet ouvrage, rempli de faits suggestifs, constitue une source inappréciable de renseignements sur tous les problèmes du diagnostic médical. Il sera également utile à l'étudiant et au praticien. (*British Medical Journal.*)

C'est un ouvrage très classique et très moderne à la fois, où l'on trouve une foule de renseignements précieux, nécessaires pour faire un bon examen clinique à l'heure actuelle. (*Bulletin médical.*)

Grâce à des méthodes nouvelles d'investigation, la sémiologie s'est complètement transformée depuis vingt ans : le médecin peut faire appel pour le diagnostic à des renseignements variés fournis par la physique, la chimie, la micrographie et la microbiologie. Il était donc utile qu'un savant autorisé passât la revue des moyens nouveaux dont nous disposons pour l'étude des manifestations morbides et l'établissement du diagnostic. Telle est la tâche que s'est imposée le professeur Mayet. Cet ouvrage, très intéressant, est destiné à combler une lacune de la littérature médicale. (*Gazette des hôpitaux.*)

Il est impossible de donner une idée exacte, dans une courte analyse, d'une œuvre de cette importance. Ce qui donne à l'ouvrage de M. le professeur Mayet un très grand intérêt, et ce qui contribuera à lui faire valoir, de la part du public médical, un accueil très favorable, c'est le luxe de développement avec lequel sont exposées certaines notions diagnostiques, très écourtées même dans les meilleurs traités, par exemple la sémiologie du sang, celle de l'œil, ou encore celle du système nerveux, qui représente, tant par son étendue que par le nombre des documents amassés et judicieusement critiqués, un véritable traité spécial.

On ne pourrait se faire une idée du travail considérable qu'a dû nécessiter la composition de cet ouvrage et du soin avec lequel ses différentes parties ont été distribuées. Chaque chapitre est méthodiquement divisé et subdivisé; des tableaux synoptiques nombreux résument les principales causes des plus importants symptômes; les descriptions cliniques sont concises et frappantes ; mais là n'est pas l'unique qualité du livre : M. Mayet, qui a beaucoup vu dans sa carrière médicale déjà longue, aurait pu se contenter de consigner, dans ce traité, les résultats de son expérience clinique; il a voulu faire encore mieux, et a pensé que la science du diagnostic devait bénéficier de la nouvelle orientation de la médecine, et devait être la résultante de toutes les données histologiques, cliniques, bactériologiques, anatomiques, etc. En les mettant à contribution il n'a pas fait une compilation stérile, mais une œuvre utile à tous ceux qui voudront faire de la médecine vraiment scientifique. Dr J. COLLET. (*Lyon médical.*)

Guide et Formulaire de Thérapeutique générale et spéciale

par le Dr HERZEN. 1 vol. in-16 de 435 pages, cartonné .... 5 fr.

Ce formulaire est très clair et très pratique, les formules sont simples et bien choisies. Les noms des différentes maladies sont rangés par ordre alphabétique ; l'auteur précise d'abord les indications thérapeutiques médicales ou chirurgicales, et s'est tenu de préférence aux moyens recommandés par les professeurs de la Faculté et les médecins des hôpitaux de Paris, sans exclure, toutefois, ceux qui préconisent les cliniciens étrangers les plus renommés. Nous croyons que ce nouveau formulaire sera bien accueilli par les médecins. (*Journal des Praticiens*, 25 juin 1898.)

Concision, clarté, utilité pratique : telles sont les qualités de ce nouveau formulaire. Le jeune médecin y trouvera facilement, rapidement, le schéma, pour ainsi dire, de chaque cas particulier qu'il est appelé à traiter, sans perdre le temps à relire des descriptions pathologiques qu'il doit connaître, et sans se trouver embarrassé pour le choix des moyens thérapeutiques à employer.

L'auteur a adopté le style télégraphique : les noms des différentes maladies forment autant de titres rangés par ordre alphabétique ; les sous-titres indiquent les principales formes de chaque maladie ; ils sont rangés : tantôt par ordre alphabétique, tantôt par ordre de fréquence ou de gravité ; enfin, les principaux symptômes ou complications de chacune de ces formes se détachent en petits caractères gras, et c'est alors seulement que viennent les indications thérapeutiques ou chirurgicales les mieux adaptées à chaque cas particulier.

Grâce à cette subdivision, ce formulaire, tout en étant à certains égards plus complet que d'autres, est en même temps court, clair et pratique.

Enfin il a le mérite de donner les plus récents traitements préconisés non seulement en France, mais encore en Allemagne et en Angleterre.

FORMULAIRES 3 FR.

COLLECTION NOUVELLE

de 18 volumes in-18 comprenant 300 pages, illustrés de figures

à 3 fr. le volume cartonné.

Formulaire des Médicaments nouveaux pour 1899, par H. Bocquillon-Limousin, pharmacien de 1re classe, lauréat de l'École de pharmacie de Paris. Introduction par le Dr Huchard, médecin des hôpitaux. 10e *édition*. 1 vol. in-18 de 326 pages, cartonné.............................. 3 fr.

Formulaire des Alcaloïdes et des Glucosides, par H. Bocquillon-Limousin. Introduction par G. Hayem, professeur à la Faculté de médecine de Paris. 2e *édition*. 1 vol. in-18 de 318 pages, avec figures, cart........... 3 fr.

Formulaire de l'Antisepsie et de la Désinfection, par H. Bocquillon-Limousin, 2e *édition*. 1 vol. in-18 de 338 pages, avec fig., cart....... 3 fr.

Formulaire des Médications nouvelles, par le Dr H. Gillet, ancien interne des hôpitaux de Paris, chef du service des maladies des enfants à la Policlinique de Paris. 1 vol. in-18 de 280 pages avec fig. cartonné...... 3 fr.

Formulaire des Régimes alimentaires, par le Dr H. Gillet. 1 vol. in-18 de 300 pages, cartonné.............................. 3 fr.

Formulaire des Spécialités pharmaceutiques, composition, indications thérapeutiques, mode d'emploi et dosage, par le Dr Gautier, ancien interne des hôpitaux, et F. Renault, pharmacien de 1re classe, lauréat de l'Ecole de pharmacie. 1 vol. in-18 de 298 pages, cartonné.............. 3 fr.

Formulaire des Stations d'hiver, des stations d'été et de climatothérapie, par le Dr de la Harpe, 1 vol. in-18 de 300 pages, cartonné .... 3 fr.

Formulaire des Eaux minérales, de la Balnéothérapie et de l'Hydrothérapie, par le Dr de la Harpe, professeur à l'Université de Lausanne. Introduction par le Dr Dujardin-Beaumetz, de l'Académie de médecine. 3e *édition*. 1 vol. in-18 de 300 pages, cartonné.................... 3 fr.

Formulaire Dentaire, par le Dr N. Thomson, chirurgien-dentiste de la Faculté de médecine de Paris. 1 vol. in-18 de 288 pages, cartonné....... 3 fr.

Formulaire du Massage, par le Dr Norstrom. 1 v. in-18 de 268 p., cart. 3 fr.

Formulaire officinal et magistral international, comprenant environ 4000 formules tirées des Pharmacopées légales de la France et de l'étranger ou empruntées à la pratique des thérapeutistes et des pharmacologistes, suivi d'un mémorial thérapeutique. 4e *édition*, en concordance avec la dernière édition du Codex medicamentarius et du Formulaire des hôpitaux militaires, par le professeur J. Jeannel, 1 vol. in-18 de 1044 pages, cart.. 6 fr.

Formulaire de l'Union Médicale. Douze cents formules favorites des médecins français et étrangers, par le Dr Gallois, 4e *édition*. 1 vol. in-32 de 662 pages, cartonné.............................. 3 fr.

Formulaire des Vétérinaires praticiens, comprenant environ 1500 formules et rédigé d'après les nouvelles méthodes thérapeutiques, par Paul Cagny, vétérinaire, membre de la Société centrale de médecine vétérinaire, du Collège Royal vétérinaire de Londres, etc. 1897. 1 v. in-18 de 332 p., cart. 3 fr.

Formulaire d'Hygiène infantile individuelle. Hygiène de l'enfant à la maison, par le Dr H. Gillet, ancien interne des hôpitaux de Paris, chef du service des maladies des enfants à la Policlinique de Paris. 1 vol. in-18 de 288 pages, avec 59 figures, cartonné.............................. 3 fr.

Formulaire d'Hygiène infantile collective. Hygiène de l'enfant à l'école, à la crèche et à l'hôpital, par le Dr H. Gillet, ancien interne des hôpitaux de Paris, chef du service des maladies des enfants à la Policlinique de Paris. 1 vol. in-18 de 288 pages, avec 74 figures, cartonné.............. 3 fr.

Formulaire Hypodermique et Opothérapique. Injections sous-cutanées d'huiles médicamenteuses, d'essences, de substances minérales, d'alcaloïdes, de sucs animaux, de glandes, d'organes et de muscles, par le Dr E. Boisson et J. Mousnier, pharmacien de 1re classe, 1 vol. in-18 de 261 pages, avec 21 figures, cartonné.............................. 3 fr.

Formulaire du Médecin de campagne, Remèdes sous la main, petits moyens thérapeutiques, par le Dr M. Gautier, ancien interne des hôpitaux, 1 vol. in-18 de 288 pages, cartonné.............................. 3 fr.

Formulaire Hypodermique et Opothérapique

Injections sous-cutanées d'huiles médicamenteuses, d'essences, de substances minérales, d'alcaloïdes, de sucs animaux, de glandes, d'organes et de muscles, par le Dr E. BOISSON et J. MOUSNIER, pharmacien de 1re classe. 1 vol. in-18 de 261 pages, avec 21 figures, cartonné .... 3 fr.

Montrer l'inutilité des précautions antiseptiques poussées à l'excès, qui éloignent tant de médecins de la pratique hypodermique; faire disparaître les impedimenta qui arrêtent la médecine hypodermique en son essor; mettre sous les yeux du médecin les services qu'elle est appelée à rendre; signaler les bienfaits si grands et encore méconnus qu'on est en droit d'attendre d'elle; tel est le but que sont proposé MM. Boisson et Mousnier.

Voici bientôt dix années qu'ils se consacrent à l'étude de l'hypodermie, recherchant avec soin quelle est la meilleure instrumentation, quel est le mode opératoire supérieur aux autres, quelles sont les formules qui fournissent à la thérapeutique des médicaments injectables, dans l'acception propre du mot; quelles sont, au contraire, celles que l'on doit rejeter comme douloureuses et nuisibles.

La première partie est consacrée à la technique hypodermique; la deuxième partie est un formulaire des médicaments hypodermiques; la troisième, sous le titre de Mémorial hypodermique, passe en revue les diverses maladies justiciables de la pratique hypodermique.

L'ouvrage se termine par un *Formulaire opothérapique*. C'est une mise au point très exacte de cette nouvelle méthode thérapeutique qui consiste à utiliser les sucs extraits des glandes ou des parenchymes de provenance animale.

Formulaire du Médecin de campagne

Remèdes sous la main, petits moyens thérapeutiques, par le Dr M. GAUTIER, ancien interne des hôpitaux. 1 vol. in-18, de 260 pages, cartonné........................ 3 fr.

Sans médicaments, sans instruments ou appareils spéciaux, éloigné de toute pharmacie, le médecin peut trouver autour de lui des armes précieuses, susceptibles de lui rendre les plus grands services, s'il sait les manier.

Le médecin ne doit pas négliger l'emploi de ces petits moyens; ils n'éblouissent pas le vulgaire, mais ils sont d'un précieux secours au praticien qui sait s'en servir; Trousseau ne les méprisait pas, et son exemple peut être suivi.

Nous avons pensé être utile aux médecins praticiens en réunissant dans ce Formulaire les procédés de traitement les plus simples qu'on puisse mettre en œuvre au moyen des substances usuelles les plus communes.

Les médecins trouveront dans ce volume les moyens thérapeutiques applicables, dans les cas les plus fréquents de la pratique courante, en tirant parti des plus minces ressources qui se trouvent à leur portée. Bien entendu, le praticien, tout en mettant en œuvre les moyens thérapeutiques que nous indiquons, devra se procurer sans retard les médicaments ou instruments dont il ne saurait négliger l'emploi sans commettre une faute lourde.

Formulaire d'Hygiène infantile individuelle

Hygiène de l'enfant à la maison, par le Dr H. GILLET, ancien interne des hôpitaux de Paris, chef du service des maladies des enfants à la Policlinique de Paris. 1 vol. in-18 de 288 pages, avec 59 figures, cartonné............... 3 fr.

L'hygiène se compose aujourd'hui d'un corps de doctrines suffisamment établies pour qu'il soit possible d'en indiquer les exigences d'une façon claire et nette pour tout le monde.

L'étude des maladies infectieuses, qui comprennent actuellement la plus grande partie des états morbides, tout particulièrement à l'époque de l'enfance, a modifié la pratique médicale. A côté des prescriptions pharmaceutiques, le médecin fait figurer dans ses ordonnances des recommandations hygiéniques.

Chez l'enfant, le médecin a besoin de faire bien plus œuvre d'hygiéniste que de thérapeute; il lui faut donc détailler, *formuler* en termes précis les mesures qu'il conseille de prendre.

Formulaire d'Hygiène infantile collective

Hygiène de l'enfant à l'école, à la crèche et à l'hôpital, par le Dr H. GILLET, ancien interne des hôpitaux de Paris, chef du service des maladies des enfants à la Policlinique de Paris. 1 vol. in-18 de 288 pages, avec 74 fig., cart... 3 fr.

Non seulement dans la clientèle privée, mais encore en dehors de celle-ci, le praticien peut être, à titres différents, inspecteur des enfants en bas âge, inspecteur des écoles, membre de commissions d'hygiène, etc., consulté sur des questions d'hygiène infantile; il est bon qu'il puisse donner nettement son opinion. De même, le médecin, à la crèche, à l'hôpital, chaque fois qu'il se trouve en face d'une agglomération d'enfants, a mission d'empêcher la propagation des maladies.

Formulaire des Stations d'hiver,

des stations d'été et de climatothérapie, par le Dr DE LA HARPE. 1 vol. in-18 de 300 pages, cartonné.. .. .. 3 fr.

Dans la première partie, *Climatothérapie* et *Climatologie*, M. de la Harpe a résumé les notions essentielles de la climatologie et les applications générales du climat. La seconde partie comprend l'étude des diverses *stations d'hiver et d'été* : description sommaire de leur topographie et résumé de leur climatologie et de leurs indications. La troisième partie enfin traite des *applications thérapeutiques du climat*.

Manuel du Médecin praticien

par le professeur Paul Lefert. Collection nouvelle, 15 volumes in-18 de chacun 300 pages, cartonnés .... 3 fr.

La pratique des Maladies des enfants dans les hôpitaux de Paris

Aide-mémoire et formulaire de thérapeutique appliquée, par le professeur Paul Lefert. 2e *édition entièrement refondue*. 1 volume in-18 de 302 pages, cartonné .... 3 fr.

Tous les praticiens sauront gré à M. le Professeur Lefert de leur présenter en un petit volume clair et précis la *pratique* des médecins et des chirurgiens des hôpitaux qui s'occupent spécialement des maladies des enfants : Barbier, A. Broca, Brun, Cadet de Gassicourt, Comby, Descroizilles, d'Heilly, Grancher, Hutinel, Jalaguier, Josias, Kirmisson, Lannelongue, Legendre, Lesage, Marfan, Moizard, Netter, Richardière, Sevestre, Jules Simon, Variot.

On trouvera traitées dans ce livre les questions qui s'offrent chaque jour à l'observation : les *adénopathies*, les *angines*, l'*antisepsie*, la *bronchite*, la *broncho-pneumonie*, la *chorée*, les *convulsions*, la *coqueluche*, la *coxalgie*, la *diarrhée infantile*, la *diphtérie*, l'*entérite*, la *fièvre typhoïde*, l'*incontinence d'urine*, le *mal de Pott*, la *méningite*, la *pleurésie*, la *pneumonie*, les *purgatifs*, le *rachitisme*, la *rougeole*, la *scarlatine*, la *scrofule*, les *stomatites*, la *teigne*, les *vers intestinaux*.

Cet ouvrage est dû à la collaboration de soixante chirurgiens des hôpitaux de Paris, et renferme plus de 400 consultations sur les cas les plus nouveaux et les plus variés.

Il permet au praticien de se rappeler ce qu'il a vu, alors qu'il suivait les services hospitaliers, et de se tenir au courant des nouvelles méthodes de traitement.

Le praticien est toujours certain, quel que soit son choix, de s'appuyer sur les conseils d'un confrère dont le nom fait autorité.

Pour faciliter les recherches, le livre est complété par deux tables alphabétiques, l'une par noms d'auteurs, l'autre par ordre de matières. De telle sorte que l'on peut à la fois avoir l'opinion de tel ou tel professeur sur les diverses questions qui sont à l'ordre du jour et en même temps passer en revue l'opinion des divers chefs de service sur un sujet déterminé.

Lexique-formulaire des Nouveautés médicales

par le professeur Paul Lefert. 1 vol. in-18 de 336 pages, cartonné...... 3 fr.

Chaque jour apporte des découvertes nouvelles en pathologie, comme en thérapeutique. La terminologie médicale s'augmente constamment de termes nouveaux. Il est difficile de se tenir au courant de ces progrès incessants, plus difficile encore de noter et de retenir la foule des notions nouvelles.

Ce petit volume renferme des documents disséminés dans un nombre considérable de Traités et de Journaux de médecine, que les Dictionnaires les plus complets, les plus récents, ne renferment pas. Épargner au travailleur des recherches parfois longues et pénibles, secourir la mémoire du praticien, tel est le but du *Lexique-formulaire des Nouveautés médicales*.

Le lecteur y trouvera l'analyse des travaux, l'exposé des découvertes et des théories les plus récentes en *pathologie générale*, en *anatomie* et en *physiologie pathologiques*, en *clinique* et en *thérapeutique médicales* et *chirurgicales* ; l'indication des *nouvelles méthodes thérapeutiques*, des *nouveaux médicaments* et des *nouvelles opérations*.

Déjà Parus

La pratique journalière de la médecine dans les hôpitaux de Paris (Maladies microbiennes et parasitaires. — Intoxications. — Affections constitutionnelles). 1 vol. in-18, cart .... 3 fr.

La pratique journalière de la chirurgie dans les hôpitaux de Paris. 1 vol. in-18, cart .... 3 fr.

La pratique gynécologique dans les hôpitaux de Paris. 1 vol. in-18, cart. 3 fr.

La pratique obstétricale dans les hôpitaux de Paris. 1 vol. in-18, cart ... 3 fr.

La pratique dermatologique et syphiligraphique dans les hôpitaux de Paris. 1 vol. in-18, cart .... 3 fr.

La pratique des maladies du système nerveux dans les hôpitaux de Paris. 1 vol. in-18, cart .... 3 fr.

La pratique des maladies de l'estomac et de l'appareil digestif dans les hôpitaux de Paris. 1 vol. in-18, cart .... 3 fr.

La pratique des maladies des poumons et de l'appareil respiratoire dans les hôpitaux de Paris. 1 vol. in-18, cart .... 3 fr.

La pratique des maladies du cœur et de l'appareil circulatoire dans les hôpitaux de Paris. 1 vol. in-18, cart .... 3 fr.

La pratique des maladies des voies urinaires dans les hôpitaux de Paris. 1 vol. in-18, cart .... 3 fr.

La pratique des maladies des yeux dans les hôpitaux de Paris. 1 vol. in-18, cartonné .... 3 fr.

La pratique des maladies de la bouche et des dents dans les hôpitaux de Paris. 1 vol. in-18, cart .... 3 fr.

La pratique des maladies du larynx, du nez et des oreilles dans les hôpitaux de Paris. 1 vol. in-18, cart .... 3 fr.

Tableaux synoptiques de Thérapeutique descriptive et clinique

Par le Dr H. DURAND
Ancien interne des hôpitaux.

1 vol. gr. in-8, de 200 pages, cartonné (*Collection Villeroy*)........ 5 fr.

Les *Tableaux synoptiques* de *Thérapeutique* se composent de deux parties. Une première partie est consacrée à la *Thérapeutique descriptive*, c'est-à-dire à l'étude des médicaments : l'auteur donne d'abord, pour chaque substance, l'*Action physiologique* sur laquelle sont basées les indications thérapeutiques. Puis il donne les *indications*, *contre-indications* et *propriétés thérapeutiques* de chaque médicament. Vient ensuite la *pharmacologie*, où se trouvent les doses et les modes d'administration ; s'il y a lieu, il énumère les *eaux minérales* et les *succédanés*. Il s'est enfin attaché à faire, pour tous les médicaments importants, un chapitre d'*intoxication* comprenant l'énoncé de la *dose toxique*, l'étude des *symptômes* et aussi du *traitement* de cette intoxication.

La seconde partie du livre est consacrée à la *Thérapeutique clinique*, c'est-à-dire à l'étude du traitement des maladies, dans leurs divers symptômes et à leurs diverses périodes. Dans cette seconde partie, l'auteur énonce les médicaments et la dose propre à la maladie étudiée. Après avoir exposé la *prophylaxie* et la *ligne de conduite* à tenir lorsque le diagnostic est posé, il indique l'*hygiène* et l'*alimentation* propres à chaque maladie, puis vient la *médication* à employer dans les différentes phases d'une affection et suivant les formes cliniques. Enfin, il énumère les soins à donner pendant la *convalescence*. Il fait suivre le traitement de chaque maladie d'un certain nombre de *formules* se rapportant aux médicaments les plus employés. Ces formules, choisies parmi les plus simples, sont faciles à retenir.

Les Tableaux seront utiles aussi bien pour les étudiants désireux de classer dans leur esprit des connaissances que, seule, une revision méthodique rendra définitives, que pour les praticiens, souvent embarrassés dans la direction d'une thérapeutique ou l'emploi d'un médicament.

On y trouvera signalés les traitements les plus récents.

Tableaux synoptiques de Pathologie interne

Par le Dr VILLEROY
Ancien interne des hôpitaux.

2e *édition*. 1 vol. gr. in-8 de 208 pages, cart........................ 5 fr.

Le succès des *Tableaux synoptiques de Pathologie interne*, dont la 1re édition a été épuisée en quelques mois, imposait à l'auteur un travail scrupuleux de revision. Cette deuxième édition a été modifiée dans le fond comme dans la forme. Les différents chapitres et paragraphes ont été disposés avec encore plus de méthode et de précision. Un certain nombre de chapitres nouveaux ont été ajoutés. Citons en particulier : Obésité, Scrofule, Rachitisme, Adénopathie trachéo-bronchique.

Tableaux synoptiques de Pathologie externe

Par le Dr VILLEROY

1 vol. gr. in-8, de 208 pages, cart................................ 5 fr.

Comme les *Tableaux de Pathologie interne*, les *Tableaux de Pathologie externe* ont obtenu un succès que justifie l'idée pratique qui a présidé à la conception et à la réalisation de cette méthode d'enseignement.

L'auteur a tenu à revoir l'ouvrage tout entier, de façon à en faire disparaître les imperfections.

Enfin il a ajouté plusieurs tableaux nouveaux : Mal vertébral sous-occipital, Dacryocystite, Cancer et Corps étrangers de l'œsophage, Abcès rétropharyngiens, Polypes nasopharyngiens, Tuberculose et Syphilis du testicule, Hématocèle péri-utérine.

Tableaux synoptiques de Diagnostic sémiologique et différentiel

Par le Dr COUTANCE
Ancien interne des hôpitaux.

1 vol. gr. in-8 de 208 pages, cartonné (*Collection Villeroy*)........ 5 fr.

Ce livre est essentiellement un livre de clinique ; on a éloigné de ces tableaux tout ce qui pouvait avoir un caractère théorique ou d'ordre purement scientifique pour ne s'attacher qu'à mettre en relief les *caractères différentiels* qui permettent, au lit du malade, de reconnaître après un examen, quelquefois rapide, l'affection dont est atteint le sujet qu'on examine.

Chaque tableau se divise en deux parties : l'une de *diagnostic sémiologique* ou étude des signes des maladies, l'autre de *diagnostic différentiel* où sont énumérés les signes dissemblables de l'affection étudiée avec les affections voisines.

Tableaux synoptiques de Pathologie générale

Par le Dr COUTANCE

1 vol. gr. in-8 de 208 pages, cartonné (*Collection Villeroy*)......... 5 fr

CORBEIL. Imprimerie ÉD. CRÉTÉ.

www.ingramcontent.com/pod-product-compliance
Ingram Content Group UK Ltd.
Pitfield, Milton Keynes, MK11 3LW, UK
UKHW020951230726
13923UKWH00007B/240